— 신규 간호사를 위한 진짜 실무 팁 —

# 프셉마음

Dream nurse

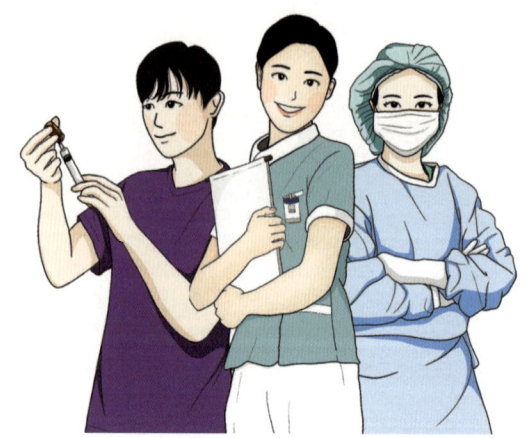

"꿈꾸는 간호사들의 디딤돌, 드림널스입니다."

### 💬 프셉마음 도서 특징

#### 친숙함을 담은 대화체
'프셉마음'은 전반적으로 프리셉터와 프리셉티의 1:1 대화 컨셉으로 구성되어있습니다. 많은 프리셉티분들이 업무 중 궁금했던 부분을 모아 담았습니다.

#### 실무의 현장감을 담은 특별한 구성
'프셉마음'은 실제 업무에서 볼 수 있는 현실적인 CASE를 기반으로 프리셉터가 알려주는 실무 팁, 프리셉티가 할 수 있는 사소한 오류들까지 생생하게 담았습니다. 타 도서와는 차별화된 구성으로 실무의 핵심을 짚어드립니다.

#### 전문 프셉마음 자문·감수단을 거쳐 높아진 전문성과 신뢰도
'프셉마음'은 실제 임상에서 볼 수 있는 실무를 담은 실무서입니다. 전국의 수많은 병원, 그 아래 속한 다양한 부서들의 특성을 담아보고자 여러 병원, 각 분야의 현직 간호사를 포함한 전문가분들께 자문 및 감수를 받아 제작하였습니다.

다만, 실무서인 만큼 병원별로 원내 지침에 따라 다를 수 있습니다. 해당 도서를 참고로 각 병원별, 부서별 지침에 따라 실무에 적용하는 것을 추천드립니다.

드림널스는 앞으로 나아갈 후배 간호사분들을 위해 꾸준하게 간호 교육 콘텐츠를 개발하겠습니다. 함께 같은 길을 걷게 된 모든 여러분을 응원합니다.

## 💬 프셉마음의 기본 구성

프셉마음은 간호 근거 이론을 기반으로 실무의 현장감을 담아 제작한 실무서입니다.
기존 도서에는 없었던 프셉마음 도서만의 특별함을 알려드립니다.

### Case

업무를 하다 보면 정말 새로운 상황이 많이 생기죠?
실제 업무를 하며 자주 볼 수 있는 상황을 CASE로 담아 어떻게 해결해야 하는지 차근차근
알려드릴게요.

### ✓ TIP

선배만의 실무 노하우를 소개하는 코너예요. 임상 간호 꿀팁과 함께 알아두면 좋을 탄탄한 기초
지식을 담았어요. 혼자서 척척 해내는 멋진 간호사로 만들어드릴게요!

### ❗ 잠깐

잠깐! 코너는 집중이 필요한 코너예요. 실제 간호 업무를 하면서 발생 가능한 환자안전사고,
주의사항, 업무 중 놓치기 쉬운 사항을 담았어요. 지피지기면 백전백승, 미리 알아두고 실수
하지 않도록 해요!

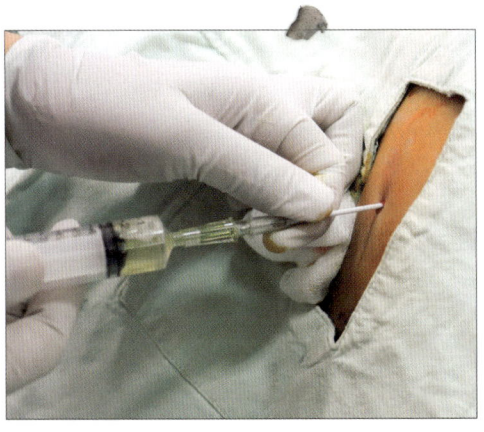
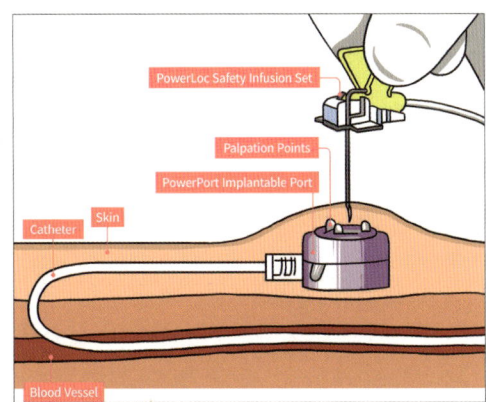

생생한 일러스트와 실제 의료현장을 담은 사진으로 프셉마음 도서에 현장감을 높였습니다.

## 머리말

저도 신규간호사 시절 마취회복간호사로 처음 임상에서 일했을 때 생소한 수술실, 복잡한 마취기와 관련 장비들, 무척 빠르게 진행되는 어려운 수술들, 계속되는 긴장감과 빠른 교수님들의 지시 등으로 어쩔 수 없이 점점 작아지는 자신감으로 적응하기가 무척 어려웠습니다. 특히 마취간호에 대한 마땅히 참고할만한 책이 없어서 마취통증의학서를 보고 공부를 해야 하는 것이 제일 어려운 부분이었습니다. 그래서 마취간호를 처음 접하는 신규간호사들을 위해 어려운 이론은 쉽게 설명하고 임상에서 꼭 알아야 하는 간호를 쉽게 전달하고자 집필하게 되었습니다.

- **PART 별 주요 내용**

### PART 1
마취총론에 해당하는 마취기와 마취 장비 소개, 마취 약물, 기본 마취 준비물, 병원에서 주로 사용하는 약물을 중심으로 설명했습니다. 기본 모니터와 특수 장비들을 사진과 함께 사용하는 방법을 구체적으로 서술하였습니다.

### PART 2
전신마취, 부위마취 간호까지 임상매뉴얼을 토대로 신규들이 꼭 알아야 할 실무로 구성하고 이에 따른 정확한 이론을 제시하였습니다.

### PART 3
각 진료과별(심장, 뇌신경, 정형외과, 산부인과, 노인과 소아 마취) 중요 마취에서 꼭 알아두어야 할 마취간호 중심으로 서술하였고 장기이식마취, 출장마취, 진정마취, 로봇마취까지 마취간호를 하는데 실무에서 꼭 알아야 할 내용을 요약 정리하여 서술했습니다.

### PART 4
마취회복실, 당일수술간호를 실무에 활용가능하게 실제 환자를 보는 흐름으로 입실부터 퇴실까지 업무중심으로 기술하였습니다.

### PART 5
APS(급성 통증)가 마취적정성 평가 기준이 되면서 많은 마취통증의학과에서 관심을 보이는 부분이며 앞으로 대형 병원에서 꼭 도입해야 하는 제도로, PCA와 통증 간호 업무 중심으로 서술했습니다.

이 책을 통해 마취통증간호사들의 많은 참고서가 발행되기를 희망하고 조금이나마 임상에서 실질적 도움이 되었으면 합니다. 그리고 마취전문간호사가 되고 싶어 하는 간호사들께 이 책이 안내서 역할을 해 줄 수 있기를 고대합니다. 끝으로 많은 도움을 주신 저희 마취회복Unit 간호사님들과 세심히 자문해주신 교수님과 마취전문간호사님들, 가족에게 무한한 감사를 드립니다. 서툴고 미숙한 문장을 많이 교정해주신 드림널스 대표님과 편집부에도 감사를 드립니다.

저자 김명희

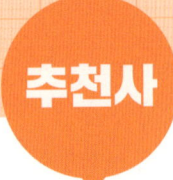
## 추천사

신규 시절 마취회복실파트는 특히나 일반 병동과 다른 용어들도 많고 마취라는 특수한 상황에서 간호사로 어떻게 해야 할지 두려움과 막막함이 많았던 기억이 납니다.

프셉마음 책은 수련 후 독립하여 혼자 환자를 보고 있음에도 프리셉터가 계속 내 뒤에 든든히 자리 잡고 있으면서 궁금한 것에 대해 속속 알려주는 느낌이 들었습니다. 이 책의 출간으로 마취회복실파트의 간호사들이 업무를 익히는 데 많은 도움이 될 것이라 확신이 듭니다.

- 이서현, 삼성서울병원 마취통증의학과 전문간호사

---

학생 때에는 마취와 회복에 관하여 깊이 있게 배우지 않아 처음에는 낯설게 느껴질 것입니다. 실제 임상 현장의 모습에 프리셉터의 경험담과 팁을 함께 포함한 이 책은 신규 간호사들에게 좋은 길잡이가 되어줄 것입니다.

또 한 명의 프리셉터를 만나는 마음으로 이 책을 읽어가다 보면 어느새 많이 성장한 마취회복간호사로서의 자신을 발견하실 수 있을 것입니다. 마취회복실 간호사로 첫걸음을 내딛는 선생님들을 환영하며, 응원합니다!

- 정수아, 연세의료원 신촌세브란스 수술간호팀 회복파트 간호사

---

신규 간호사님들에게 마취 분야는 다소 생소할 것입니다. 막연하게 마취 분야를 알고 있었겠지만, 환자의 안전이 중요시되는 임상 현장에서 업무를 시작해보면 할 일도 많고, 알아야 할 것도 많은데, 이러한 일들을 빨리 실수 없이 수행해야 하는 현실에서 많은 긴장감과 어려움을 느낄 수 있습니다.

이 책에서는 경험 많은 프리셉터가 마취회복실 업무를 문답식으로 정리하였으므로, 곁에 두고 필요할 때 찾아보시면 많은 도움을 받으실 수 있을 것입니다. 여러분 앞날의 무궁한 발전을 기원합니다.

- 박종연, 울산대학교 서울아산병원 마취통증의학과 교수

# 목차

## PART 1 마취회복간호사, 기초 다지기

### UNIT 1   마취 전 준비 간호(마취 준비는 무엇부터 해야 할까?)
1) 마취 전 환자평가 · 15
2) 마취기 준비 · 22
3) 마취 준비 · 28
4) 각종 라인 및 기도유지 준비 · 32
5) 특수 장비 관리 · 45
   : 수액주입장치, FMS, Cell saver, TEE, 초음파, ROTEM, 혈액가스분석기, 제세동기, 가온 장비

### UNIT 2   마취 약물(약을 흡입하면 마취가 된다고?)
1) 마취제 : 흡입마취제, 정맥마취제 · 65
2) 근이완제 · 73
3) 국소마취제 · 76
4) 마약, 향정약품, 고위험 의약품 · 78

### UNIT 3   마취환자 감시 장치(이것만은 꼭! 마취환자 모니터링하기)
1) 활력징후 감시 장치 : HR, BP, BT, $ETCO_2$, $SpO_2$, CVP · 81
2) 마취심도 감시 장치 : BIS, TOF · 93

## PART 2 마취간호 이해하기

**UNIT 1**    전신마취간호(전신마취 환자는 어떻게 간호할까?)
      1) 전신마취 유도 시 간호      •**99**
      2) 전신마취 중 간호      •**108**
      3) 전신마취 종료 시 간호      •**110**

**UNIT 2**    부위마취간호(수술하는 부위만 마취할 수는 없을까?)
      1) 척추마취      •**115**
      2) 경막외마취      •**119**
      3) 척추경막외 병용요법      •**122**
      4) 말초신경차단      •**125**

**UNIT 3**    마취 중 수액/수혈 간호(마취시 수액 투여는 어떻게 결정하지?)
      1) 수액 및 전해질      •**131**
      2) 수혈      •**136**

# 목차

## PART 3 Case로 보는 마취 분야별 간호

### UNIT 1 과별 마취간호(주요 과별 마취간호 완전 정복!)

1) 심폐수술 마취(Anesthesia for Cardiothoracic surgery) •147
   : 심장수술 마취, 폐수술 마취
2) 신경외과 수술 마취(Anesthesia for Neurologic surgery •166
   : 뇌신경수술 마취, Awake surgery 마취, 경추 수술 마취)
3) 정형외과 수술 마취(Anesthesia for Orthopedic surgery) •179
   : TKRA 마취, 척추 수술 마취
4) 산부인과 수술 마취(Anesthesia for Obstetrics and gynecologic surgery) •190
   : C/sec 마취, 부인과 수술 마취

### UNIT 2 장기이식 마취간호(이식 수술시 마취는 어떻게?)

1) 심장 이식(Heart transplantation) 마취 •199
2) 간 이식(Liver transplantation) 마취 •207
3) 신장 이식(Kidney transplantation) 마취 •220
4) 폐 이식(Lung transplantation) 마취 •225

### UNIT 3 연령별 마취간호(남녀노소 마취간호 파악하기!)

1) 소아 마취 •231
2) 노인 마취 •241

### UNIT 4 특수마취간호(로봇손으로 수술을 한다고?)

1) 로봇수술(Robotic surgery) 마취 •245
2) 진정마취(Sedation anesthesia) •250

# PART 4 PACU, 당일수술센터 간호

### UNIT 1 PACU 간호(마취회복간호는 이렇게!)
  1) PACU(Post Anesthesia Care Unit, 마취 후 회복실) 간호 •261
  2) ECT(Elelctro Convulsive Therapy, 전기 경련요법) 간호 •284

### UNIT 2 당일수술센터 간호(수술하고 하루만에 퇴원이라고?) •289

# PART 5 통증 간호

### UNIT 1 수술 후 통증 간호(마취간호만큼 중요한 통증 간호!) •309

## PART 1

## 마취회복간호사, 기초 다지기

| UNIT 1 | **마취 전 준비 간호** | •15 |
| (마취 준비는 무엇부터 해야 할까?) | | |
| UNIT 2 | **마취 약물** | •65 |
| (약을 흡입하면 마취가 된다고?) | | |
| UNIT 3 | **마취환자 감시 장치** | •81 |
| (이것만은 꼭! 마취환자 모니터링하기) | | |

**UNIT 1** 마취 전 준비 간호(마취 준비는 무엇부터 해야 할까?)

1) 마취 전 환자평가
2) 마취기 준비
3) 마취 준비
4) 각종 라인 및 기도유지 준비
5) 특수 장비 관리
   : 수액주입장치, FMS, Cell saver, TEE, 초음파, ROTEM, 혈액가스분석기, 제세동기, 가온 장비

# 1 마취 전 환자평가

 선생님! 마취회복실에 배정받았는데, 일반 병동과는 많이 다른 것 같아서 걱정돼요.

 반가워요. 신규 간호사에게 마취회복간호사의 업무가 무척 낯설게 느껴질 거로 생각해요. 하지만 일을 할수록 마취회복간호사의 역할이 중요하고 매력이 있다는 것을 알 수 있을 거예요. 이제부터 마취회복간호에 대해 상세히 알아보도록 해요.

 저는 마취를 한다는 것이 환자에게 어떤 치료를 제공하는 것인지 정확히 알고 싶어요.

 일반적으로는 마취를 단순히 수술 중 환자를 재워주는 것으로만 생각할 수 있어요. 하지만 수술 중 마취는 수술하는 동안에 환자의 의식과 감각을 차단하여 통증을 못 느끼게 해요. 그리고 운동 차단으로 환자의 근육을 이완시키고 반사작용을 둔하게 하거나 소실된 상태를 유지하게 하죠. 이렇게 마취는 환자의 항상성(Homeostasis)을 유지하고 장기손상을 방지하기 위한 적극적 치료를 하는 의료행위예요.

 수업 시간에 항상성에 대해서 들어본 적이 있어요. 항상성은 무엇인가요?

 항상성은 외부환경이나 자극에도 몸 안의 환경을 일정하게 유지하려는 성질을 말해요. 수술이라는 외부자극에 대해 환자의 항상성을 유지하는 거죠.

 단순히 수술 중 잠을 재우는 과정이라 생각했는데 좀 더 복잡하네요.

 최근 마취통증의학은 엄청난 발전이 있었어요. 마취 약제뿐만 아니라 마취 술기, 마취 장비도 비약적으로 발전했죠. 그리고 마취통증의학과 의사의 영역도 수술 전, 중, 후의 환자 관리는 물론이고 수술실 밖에서 할 수 있는 마취, 각종 자문, 중환자 관리, 통증관리 등 매우 다양하게 발전되어 마취통증의학의 영역은 더 확장되어 있어요.

 그럼 저희 마취회복간호사의 역할은 무엇인지 알려주세요.

 마취통증의학 업무영역이 넓어졌기 때문에 마취회복간호사 역할도 다양해요. 마취회복간호사 역할은 전신, 부위마취간호, 회복실 간호, 당일수술센터 간호, 진정마취간호, 통증 간호의 업무로 나누어져 있어요. 한 분야에서 고정되어 일하기도 하지만, 로테이션(Rotation, 순회)과 교대 근무를 하는 경우가 많아서 여러 업무를 파악하고 있어야 하죠.

 분야마다, 업무마다 차이점이 많나요?

마취 전, 중, 후 간호 업무마다 차이가 있어서 처음엔 배우기 힘들 수 있지만 각 업무를 파악할 때 잘 익혀두면 돼요. 업무를 익힐 때는 가장 먼저 전신, 부위마취간호를 익히고 회복실, 당일 수술센터, 진정, 통증 간호 순으로 익혀두는 게 좋아요.

 전신, 부위마취간호사는 어떤 일을 하는지 궁금해요.

 전신, 부위마취간호사는 수술실에서 마취 전 마취에 필요한 물품, 약물, 기구, 장비와 모니터를 준비해요. 전신마취 유도와 부위마취를 보조하고 마취 중에는 지속해서 환자 상태를 모니터해요. 마취의의 지시에 따라 필요한 검사를 시행하고 수액과 약물, 혈액을 투여하기도 한답니다. 물론 준비한 마취기와 모니터의 상태도 점검, 안전도 확보해야 하죠.

 수술이 끝난 후에는 마취간호사는 무엇을 하나요?

 마취간호사는 회복실에 환자의 상태와 처치를 인계해요. 그리고 수술하면서 사용한 물품을 채우고, 약물을 처방받죠. 수술하는 동안 마취에 사용한 기구와 장비를 필요에 따라 소독을 보내고, 청결하게 세척하거나 닦고, 물품이 있던 자리에 다시 정리해둬요.

 그럼 회복실 간호사는 어떤 업무를 하나요?

 회복실 간호사는 수술 후 마취에서의 환자의 회복과 활력징후의 안정을 확보해요. 수술 후 합병증 유무도 관찰하고, 환자의 통증을 조절해요. 그리고 환자에게 처방된 필요한 검사를 시행하고 병동으로 환자를 인계하는 업무를 해요.

 마취회복간호사는 수술 후 마취에서의 환자의 회복을 간호하다 보니 통증 간호도 포함되는 거겠군요.

 네, 맞아요. '마취통증의학과' 이름에서 보듯이 수술 후 통증관리도 마취 영역에서 큰 비중을 차지해요. 그래서 각 병원에서 APS(Acute Pain Service team, 급성 통증 서비스팀)을 운영하고 있고 이 팀에서는 마취회복간호사의 역할이 중요답니다.

 마취간호를 하기 전에 준비해야 할 것에는 어떤 것이 있을까요?

 가장 먼저 알아야 하는 것은 마취 전 환자평가(Preanesthetic Evaluation)예요. 마취 전 환자평가 및 마취 전 환자평가서 작성은 마취통증의가 하는 업무이지만, 간호사는 이 마취 전 환자평가서를 보고 환자를 파악하고 적절한 마취를 준비할 수 있어요. 안전한 마취를 위한 첫 단계인 거죠. 다음 예시와 같은 마취 전 환자평가서의 양식은 병원마다 세부 형식은 다를 수 있으나, 기본 구성은 비슷해요.

| | 마취 전 환자평가서 예시 | | | | | |
|---|---|---|---|---|---|---|
| 등록번호 | 1234567 | | | 병동/병실 | 000-00 | |
| 성명 | 김OO | 성별/나이 | F/OO | 생년월일 | 0000-00-00 | |
| 진단명 | Rheumatic mitral valve regurgitation | | | | | |
| 예정 수술명 | postoperative bleeding control | | | | | |
| 예정 수술일 | 0000-00-00 | | | | | |
| 신체 계측 | 키 156 cm | | 체중 70.0 kg | | 혈액형 O + | |
| 마취 유도 직전 | 혈압 147/72 mmHg | | 맥박 90 회/분 | | 체온 37.4℃ | |
| | 호흡 27 회/분 | | SpO$_2$ 97 | | % | |
| | EKG ■ normal □ abnormal | | | | | |
| NPO 여부 | □ No ■ Yes | | 알레르기 | ■ No □ Yes | | |
| 상기도 평가 | (Modified Mallampati's class) | | | | | |
| | □ I ■ II □ III □ IV □ 해당없음 | | | | | |
| 치아 상태 | ■ norma  □ abnormal  REMARKI | | | | upper jaw / lower jaw | |
| 마취과적 신세상태 분류 (ASA PS) | □ 1 □ 2 ■ 3 □ 4 □ 5 □ 6 ■ E | | | | | |
| 마취과적 문제점 | □ No ■ Yes | | | | | |
| | post OP bleeding | | | | | |
| | VA ECMO | | | | | |
| 출혈 위험성 | (500mL이상, 소아의 경우 7mL/kg) | | | | | |
| | □ No ■ Yes(two IV/ central acess, fluid plan ) | | | | | |
| 혈액 준비 여부 | □ No □ Yes | | | | | |
| 마취 전 투약 | ■ None □ PO midazolam □ IV midazolam □ 기타 | | | | | |
| 마취 방법 | ■ general □ epidural □ spinal □ nerve block □ MAC | | | | | |
| | □ blanced | ■ TIVA (■ TCI □ continuous infusion) | | | □ inhalation □ VIMA | |
| 환자 확인 | ■ Yes | | | | | |
| 수술명 확인 | ■ Yes | | | | | |
| 수술 부위 확인 | ■ Yes | | | | | |
| 마취 기계 점검 | ■ Yes | | | | | |
| 수술 및 마취 동의서 확인 | ■ Yes | | | | | |

마취 전 환자평가가 무엇이고, 어떻게 하는 건가요?

마취 전 환자평가서는 마취 전 마취통증의가 마취 예정 환자의 마취 중, 후에 있을 수 있는 여러 문제에 대한 면밀한 평가하는 거죠. 환자의 진료기록 검토와 면담, 병력 조사와 신체 검사를 통해서 마취 전 환자평가를 해요.

그래서 마취 전 환자평가가 필요한 것이군요.

마취 전 환자평가서는 환자의 자료와 검사 및 각종 기록을 기반으로 환자와 면담을 통해서 작성돼요. 면담을 통해 심리적 부담감이 있을 환자와 보호자에게 마취에 대해 자세한 설명을 통해 신뢰감을 쌓고 마취에 대한 서면 동의를 받고 있어요.

마취 전 환자평가로 어떤 항목들을 확인하는지 궁금해요.

ASA 분류와 상기도검사, 치아 상태를 평가해요. 이 평가내용에 따라서 필요하면 마취 전 투약(Premedication)을 처방하고 혈액을 준비시키기도 해요.

■ 마취 전 환자평가 내용

| 평가 내용 | 확인 사항 |
| --- | --- |
| 진료기록 | 환자의 성별과 나이, BMI(Body Mass Index, 신체비만지수), 계획된 수술명과 수술 과정, 진료 내역과 투약기록, 이전 수술과 마취 내역 |
| 사회력 | 음주, 흡연 정도, 불법 약물 복용 유무, 종교 |
| 환자 특이사항 | 가족력, 알레르기 반응, 폐쇄 수면 무호흡 증후군 |
| 신체검사와 병리검사 | 활력징후, 상기도평가(Mallampati Class 사용), 주요 장기 기능 평가, 치아 평가, 각종 검사 결과 |
| 과거나 현재 병력 | 내과적 동반 질환 유무와 중등도, 유전 질환 |

정확한 마취 전 환자평가가 중요하겠네요. ASA 분류란 무엇을 말하는 건가요?

ASA 분류[The American Society of Anesthesiologist Physical status Classification system(ASA PS), 미국 마취과학적 신체 사정 분류]는 마취통증의가 마취 전 평가를 통해서 마취과적 환자 상태를 분류(1~6점)한 것이에요. 점수가 높을수록 마취에 따른 위험도도 높아요.

■ **ASA 분류**

| ASA | 기준 |
|---|---|
| 1 | 정상적인 건강한 환자 |
| 2 | 기능 장애가 없는 정도의 경미한 전신 질환이 있는 환자 |
| 3 | 약간의 장애가 있는 중등도에서 중증의 전신 질환이 있는 환자 |
| 4 | 지속적으로 생명을 위협하는 중증의 전신 질환이 있는 환자 |
| 5 | 수술하지 않으면 24시간 이상 생명을 유지할 수 없는 중증 질환이 있는 환자 |
| 6 | 장기 공여를 위한 수술 예정인 뇌사자 |
| E | 응급 수술인 경우 추가 기록 |

그렇다면 ASA 분류에서 점수가 높으면 마취를 준비할 때 더 신경을 써야겠어요.

ASA 분류의 점수가 높으면 응급 약물을 준비하거나, 마취의 위험도에 따른 특수 모니터 장비를 더 준비해야 해요.

상기도 평가는 어떻게 하나요?

상기도 평가는 환자 신체검사 중 기관 내 삽관 시 중요한 의미가 있는 검사예요. 환자에게 입을 벌리게 한 뒤 입안의 구조와 혀 크기를 보고 Mallampati Class(Mallampati Score라고도 부름)를 사용해서 평가하죠. 상기도 평가를 통해 '어려운 기관 내 삽관(Difficult Intubation)'을 해야 하는지, '일반 기관 내 삽관'이 가능한지 알 수 있어요.

■ Mallampati Class

| Class | 관찰 가능 입 안 구조물 | 기관 내 삽관 |
|---|---|---|
| I | 편도(Tonsil), 목젖(Uvula) 전체, 연구개(Soft Palate), 경구개(Hard Palate)가 잘 보일 때 | 어렵지 않음 |
| II | 편도, 상부 편도, 목젖 일부만 보일 때 | 어렵지 않음 |
| III | 목젖 기저부, 연구개와 경구개만 보일 때 | 어려울 가능성 있음 |
| IV | 경구개만 보일 때 | 어렵거나 불가능할 수 있음 |

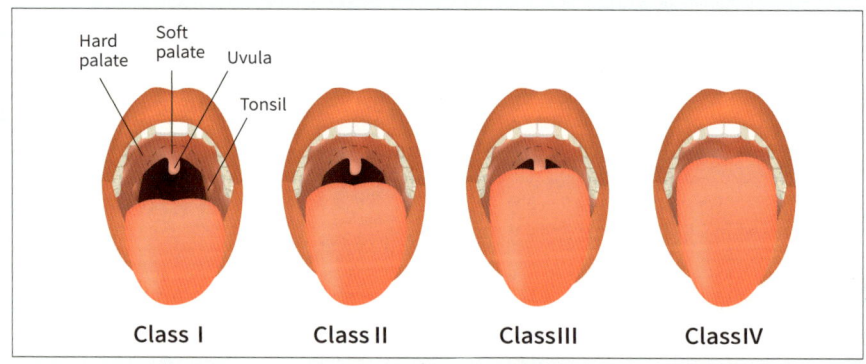

기관 내 삽관을 할 때 치아가 손상될 수도 있으니 치아 상태도 봐야 할 것 같아요.

네, 맞아요. 기관 내 삽관과 기도유지 시 환자의 치아가 손상될 수 있어요. 이로 인해 환자가 배상 문제를 제기할 수 있으므로 환자의 치아 상태(흔들리는 치아, 결손 치아)도 잘 기록 해두어야 해요. 그리고 환자가 틀니(의치)를 하고 있다면 수술 시에는 반드시 빼고 와야 한다고 설명해야 하죠. 만약 뺄 수 없는 보철물(라미네이트, 크라운, 브릿지, 임플란트 등)을 하고 있다면, 마취 중 보철물 및 치아가 손상될 수 있다는 설명을 미리 해요. 이 또한 마취 전 평가서에 기록해둬요.

'어려운 기관 내 삽관'은 '일반 기관 내 삽관'과 어떻게 다른지 궁금해요.

상기도 평가에서 Mallampati Class III, IV처럼 높은 Class로 분류되면 기관 내 삽관이 어려울 수 있어요. 어려운 기관 내 삽관의 경우 여러 종류의 후두경과 삽관 튜브를 준비해야 해요. 마취회복간호사는 마취 전 환자평가서를 보고 마취의 위험도를 고려해서 마취 준비물을 철저하게 준비해야 하겠죠?

수술 전에는 금식도 필요하다고 알고 있어요. 보통 몇 시간 금식하고 수술을 하나요?

위 내용물의 기도 내 흡인을 예방하기 위해 수술 전 금식이 필요해요. 보통 성인은 최소 8시간 금식을 하게 돼요. 그리고 소아와 영아는 우유와 주스는 6시간, 모유는 4시간, 맑은 물은 2시간 전부터 금식해야 한답니다.

그렇군요. 마취하기 전에 약물을 투여하던데, 어떤 약물이 언제 투여되는지 궁금해요.

마취를 하기 전에 투여되는 Premedication은 마취 전 환자평가 후 마취통증의 판단에 따라 어떤 약물로, 언제 투여되는지 결정돼요. Premedication 투여로 환자의 수술과 마취에 대한 불안을 낮추고 위 내용물의 양과 산도를 줄이기 위함이죠.

마취 유도를 할 때 분비물과 호흡계통 반사를 억제하기 위해서 Premedication이 처방되면 병동에서 수술 전날 저녁이나 당일 아침에 투약하고 환자를 수술실로 보내요. 그러면 마취 회복 간호사는 Premedication 투여 여부만 확인하면 돼요.

MEMO

## 2 마취기 준비

### Case
수술실에 환자를 마취하기 위한 마취기가 준비되어 있다. 마취기를 사용하기 위해서는 마취호흡회로를 장착해야 한다는데 어떻게 해야 할까?

저는 마취기만 봐도 너무 어려운 것 같아요. 장비도 많고 복잡해 보여요.

마취기는 굉장히 안전하게 구성된 기계예요. 처음 보는 기계라서 어렵게 느껴질 수는 있어요. 하지만 마취기의 기본 구성부터 하나씩 배우고 나면, 마취기를 다루는 게 어렵지만은 않을 거예요.

마취기는 어떤 기계인가요?

마취기는 여러 안전장치와 감시 장치, 마취 인공호흡기(Anesthesia Ventilator)로 구성되어 있어요. 제조회사마다 마취기 모습은 조금씩 다르지만, 기본 장비는 비슷해요. 더 깊게 알고 싶으면 제조회사 장비 매뉴얼도 참고해서 알아보는 것이 좋겠죠? 그럼 마취기의 기본 구성부터 살펴보도록 해요.

■ 마취기의 기본 구성

| 구성 | 역할 |
| --- | --- |
| 이동식 기통<br>(Cylinder) | 고압의 산소, 의료용 Air, 아산화질소(Nitrous oxide)가 감압 밸브를 통해 감압 되어 공급됨 |
| 안전장치 밸브<br>(Fail-safe Valve) | 산소공급압력이 감소하였을 때 저산소성 혼합가스가 환자에게 투여되는 것을 방지하는 안전장치 |
| 유량계<br>(Flow Meter) | 환자에게 공급되는 가스의 유량을 조절하는 장치 |
| 기화기<br>(Vaporizer) | 실온에서 액체 상태인 휘발성 마취제를 기화하여 원하는 분압으로 환자에게 투여하는 조절 장치 |
| 소다라임<br>(Soda Lime) | 호기 중에 포함된 이산화탄소를 마취호흡회로에서 흡수, 제거하는 장치 |
| 일방 밸브<br>(Unidirectional Valve) | 마취호흡회로 내에는 흡기 및 호기 가스가 항상 일정한 방향으로 흐르게 조절하는 밸브 |
| 마취 인공호흡기<br>(Anesthesia Ventilator) | 마이크로프로세서에 의하여 조절되는 인공호흡기 |

| | |
|---|---|
| 제거 체계<br>(Scavenging System) | 수술실 오염을 줄이기 위해 일정한 배출 창으로 환자가 소모하고 남은 마취 가스를 제거하는 체계 |
| 배기 판막<br>(Adjustable Pressure Limiting valve, APL valve) | 환자가 소모하고 남은 마취 가스를 마취호흡회로 밖으로 배출하는 장치 |

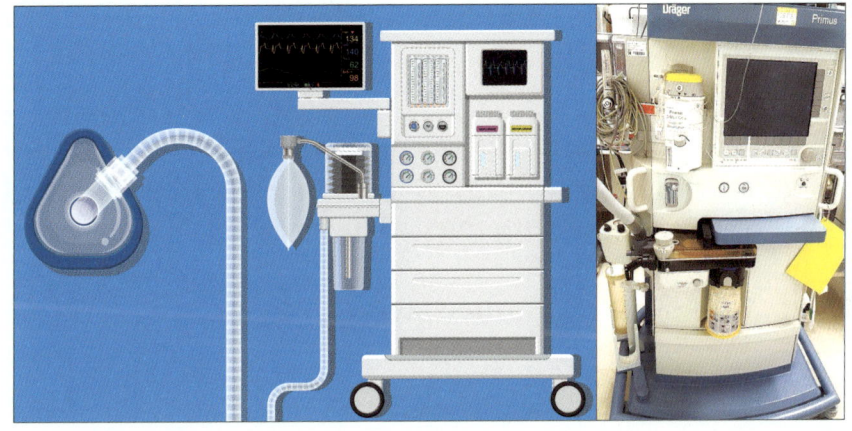

 표로 정리해보니 마취기의 기본 구성을 알 것 같아요. Cylinder는 산소나 공기, 아산화질소를 감압해주는 역할을 하는군요. 그럼 안전장치 밸브(Fail-safe Valve)는 어떻게 기능을 하나요?

 안전장치 밸브(Fail-safe Valve)는 어떠한 이유로든 산소 공급이 감소하였을 때 Air나 아산화질소가 투여되는 것을 방지하는 대표적 안전장치예요. 산소의 압력이 설정된 기준치 이하로 떨어지면 다른 가스의 공급도 차단하죠.

 실수로 산소 유량계(Flow meter)를 틀지 않고 아산화질소만 틀면 어떻게 되나요?

 산소 유량계를 틀지 않고 다른 가스만 틀면 호흡 회로 내로 저산소성 혼합가스가 유입되지 않도록 마취기의 비례 체계(Proportioning System)가 작동해요. 이 비례 체계가 혼합가스 공급 부위의 산소 농도를 보통 최소한 23~25%가 되도록 조절해 줘요.

 기화기(Vaporizer)는 여러 종류가 있던데요.

 마취제에 따라 서로 다르게 제작된 마취제 특정 기화기를 사용해요. 마취제에 따라 적절한 기화기로 선택해서 사용하면 돼요.

 소다라임(Soda Lime)은 이산화탄소를 흡수해서 제거해 주는 장치인가 보네요.

소다라임은 Calcium Hydroxide Lime과 같은 이산화탄소 흡수제가 담긴 용기예요. 보통 두 개의 용기(Dual)로 되어있고, 환자의 호기 가스를 통과시켜 이산화탄소를 제거하죠. 제거 능력이 다 되면 소다라임이 흰색에서 보라색으로 변해요. 그걸 통해 교환 주기를 알 수 있어요. 최근에는 소다라임을 일회용으로 사용해서 한 개의 용기를 환자마다 교환해가면서 쓰는 병원이 늘어나고 있어요.

그런데 왜 일방밸브(Unidirectional Valve)를 통해 흡기와 호기 가스가 한 방향으로만 흘러야 하는 건가요?

환자의 호기와 흡기가스가 섞이면 이산화탄소가 제거되지 못한 호기 가스를 환자가 다시 호흡하게 돼요. 이런 경우 과이산화탄소혈증이 발생할 수 있죠. 그래서 일방밸브는 마취호흡회로 내에서 흡기와 호기 가스가 항상 일정한 방향으로만 흐르게 조절하는 중요한 안전 장치랍니다.

마취 인공호흡기(Anesthesia Ventilator)의 사용은 어떻게 하나요?

마취통증의가 환자에게 맞는 1회 호흡량과 호흡 횟수를 선택하여 적절한 호흡량을 설정해요. 그리고 Ventilator 설정에 맞게 환자가 호흡하는지 Volume Monitor를 할 수 있어요.

마취 인공호흡기(Anesthesia Ventilator)는 마취기의 Bellows Chamber 속 Bellows가 압축 산소와 공기에 의해 Bellows를 구동하여 마취 가스를 환자에게 공급하는 방식이에요.

최근에는 전기로 구동되는 피스톤형 환기가 사용되어 흡기 때 유입된 혼합가스가 환자의 마취 호흡회로와 호흡낭(Reservoir bag)에 저장되고, 호기 때 환자가 소모하고 남은 가스가 배출되는 방식으로 되어있어요.

배기 판막(Adjustable Pressure Limiting valve, APL valve)은 어떻게 조절하나요?

환자의 자발 호흡 중에는 배기 판막을 열어서 넘치는 가스의 양을 최소한의 저항으로 나갈 수 있도록 조절하며, 보조 호흡 중에는 배기 판막을 조금만 열어주어 손으로 호흡낭(Reservoir bag)을 눌러서 적당하게 가스가 유지되게 하고 인공호흡기를 사용할 때에는 배기 판막을 닫아서 환자가 소모하고 남은 가스를 배출하게 하죠.

혹시 수술 중 마취기에 문제가 생겨서 마취사고가 생길까 봐 걱정돼요.

그래서 마취 전에는 마취기를 점검해서 사용하기에 적절한 상태인지 점검이 필요해요. 마취 장비의 점검은 굉장히 중요한 업무 중 하나예요. 요즘은 마취기 자체적으로 자가 진단 검사를 시행하도록 설계되어 있어요.

그럼 기계가 알아서 점검되니까 자체 자가 진단 검사가 시행이 되었는지를 확인하면 되겠네요.

 하지만 기계는 기계이다 보니 오류가 있을 수도 있어요. 그래서 마취기 자체의 자가진단검사만 믿지 말고 각각 마취기의 점검 매뉴얼을 파악하고 마취기 수동 점검(Manual LeakageTest)을 해야 하죠. 그리고 점검에서 마취기에 문제가 있다면 의공학과(부서마다 명칭이 다를 수 있음)에 연락해서 점검받고 수리하기도 해요.

 마취기 수동 점검(Manual Leakage Test)은 어떻게 하면 되나요?

 가장 먼저, 배기 판막을 잠그고 Corrugated tube(파형 도관)의 Y관 입구를 손으로 막은 후 산소를 호흡 회로 내에 흘러 들어가게 해요. 그리고 Reservoir bag을 눌러서 호흡 회로에서새는 곳이 없는지 확인해요. 그다음에 Y관에 Reservoir bag을 연결하고 산소유량계를 1L/min 이하로 조절해요. 그리고 Ventilator를 켜서 Bellows Chamber의 정상적으로 작동하는지 확인하는 방법으로 마취기를 수동 점검할 수 있어요.

 마취기를 사용할 때 회로가 필요하던데요. 마취호흡회로는 무엇인가요?

 마취호흡회로는 마취기에서 나오는 흡입마취제와 산소를 환자에게 일정하게 공급해요. 그리고 이산화탄소를 제거한 호기 가스를 재호흡하는 것으로 열과 수분의 소실 및 마취제의 사용을 최소화할 수 있도록 구성되어있답니다. 보통 신선가스공급원, 호기 및 흡기 일방밸브, 호기와 흡기의 파형 도관(Corrugated tube), Y관, 배기밸브, Bag, 이산화탄소 흡수장치가 원형으로 연결된 순환식 호흡 회로를 이용해요.

아직은 명칭이나 장비가 어렵겠지만, 실제로 업무를 하다 보면 충분히 할 수 있을 거예요. 실제 마취기 세팅(Setting)하는 방법에 대해서 순서대로 해볼까요?

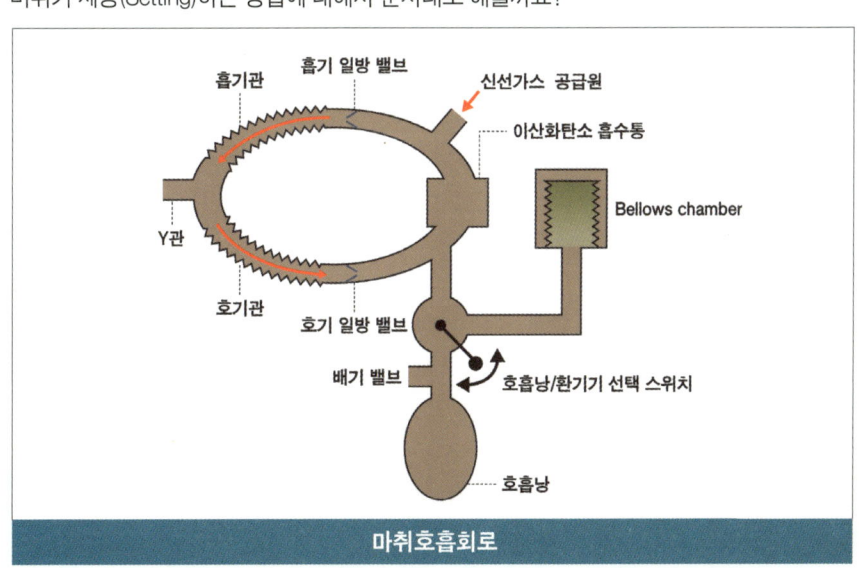

마취호흡회로

[ PART 1 ] 마취회복간호사, 기초 다지기

네, 마취호흡회로를 연결할 때 먼저 무엇을 해야 할까요?

 우선 의료용 가스를 연결하면 병원 배관을 따라서 가스가 공급돼요. 수술실에는 산소(녹색), 의료용 Air(노란색), 아산화질소(파란색)로 된 CPS(Central Piping System, 중앙가스 공급판)가 있어요. 마취기의 가스 연결 호스마다 Diameter-index Safety System으로 크기가 다르게 되어있어서 알맞은 가스 호스와 CPS에 안전하게 연결할 수 있어요.

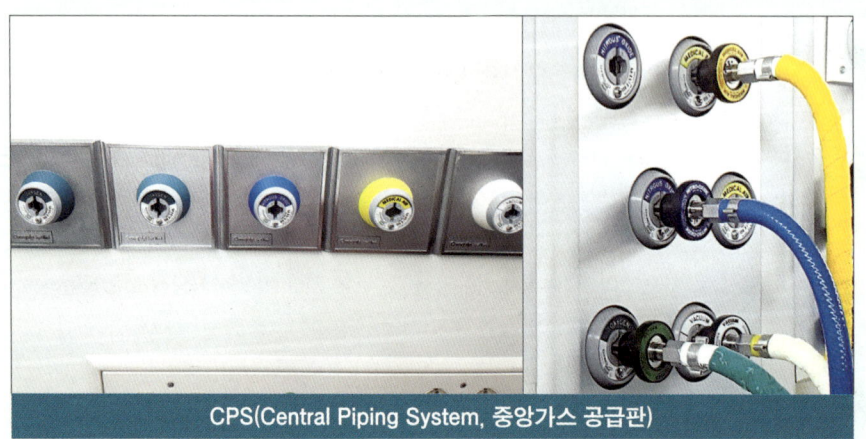

CPS(Central Piping System, 중앙가스 공급판)

 마취기의 가스 호스를 CPS에 연결했으니 이제 마취기의 전원을 켜면 되겠죠?

 네. 이제 전원을 연결하고 기계를 켜요. 참고로 마취기는 고위험 의료기기이기에 응급 상황에 대비해서 전원이 연결되어 있지 않아도 2~3시간 사용할 수 있답니다.

 마취기의 유량계에도 확인할 부분이 있는지 궁금해요.

 유량계는 산소를 켜서 유량계 부표가 평형을 유지하는지 확인해야 해요. 사용할 마취제에 따라 기화기를 준비하고, 기화기 속에 흡입마취제의 양이 충분한지도 봐야 해요.

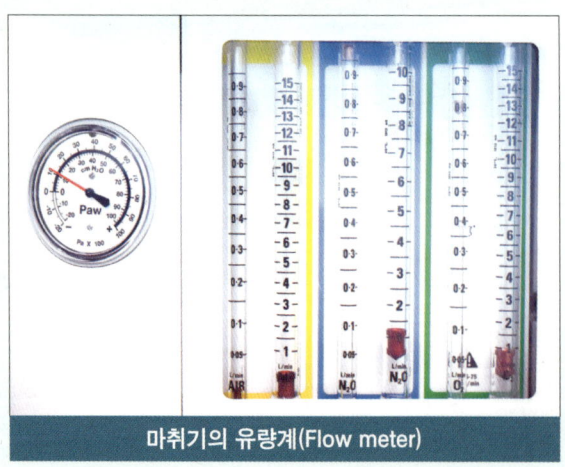

마취기의 유량계(Flow meter)

이제 기계에 마취호흡회로를 연결하면 될까요?

마취호흡회로를 연결할 때는 수술 환자가 성인인지 소아인지를 확인하고 그에 맞춰서 준비해요. 환자에게 맞는 Corrugated tube, Reservoir bag, Ventilator Bellows Chamber를 선택해요. Corrugated tube를 흡기와 호기에 각각 한 쪽씩 연결하고 Bag, Ventilator BellowsChamber를 장착하여 Manual Leakage Test를 실행해요.

회로를 연결하고 점검까지 끝냈으니 이제 준비가 끝난 것 같아요.

마지막으로 소다라임을 확인해야 해요. 앞서 설명한 것처럼 소다라임은 교환 시기가 되면 보라색으로 변해요. 마취기를 점검하면서 소다라임의 색이 보라색이라면 새것으로 교환해서 준비해야 하죠. 그리고 마취기의 마취제 배출 라인을 배출 창에 잘 꼽아 수술실 내가 마취제로 오염되지 않도록 해요. 그럼 이제 마취기의 마취준비는 다 된 거예요.

# 3 마취 준비

## Case

수술 예정인 환자의 마취 전 필요한 물품을 준비해야 한다. 마취를 위해 어떤 물품을 준비해야 할까?

마취에 필요한 물품은 어떻게 준비해야 하나요?

본격적 마취에 앞서 마취에 필요한 준비 물품을 잘 챙기는 것이 중요해요. 마취 전 환자평가서와 환자 진료기록으로 환자의 나이, BMI, 환자 상태, 수술명 등을 고려해서 마취에 필요한 물품의 적절한 크기와 사용 용도에 따라서 준비해야 하죠.

마취를 위해 준비해야 할 물품에는 어떤 것들이 있는지 궁금해요.

먼저 흡기와 호기 통로의 역할을 할 Corrugated tube(Circuit)가 필요해요. 호기와 흡기 부분에 Inter-surgical Filter를 사용하여 마취호흡회로의 오염을 방지하도록 해요. 최근에는 환자의 호기 부분에 연결한 대신 환자 마스크(Mask)에 연결하여 사용하기도 해요.

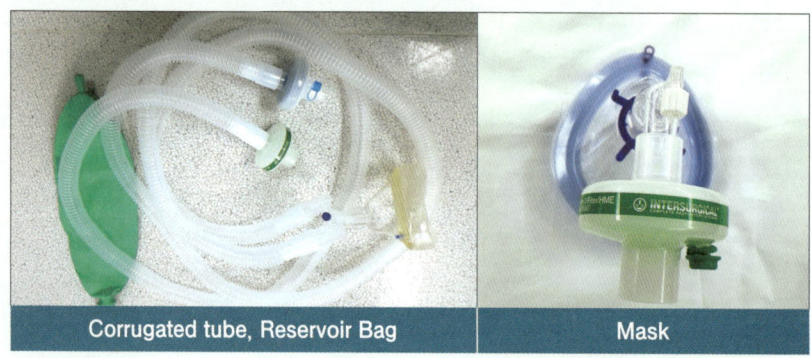
Corrugated tube, Reservoir Bag | Mask

그럼 환자에게 마취할 때 Corrugated tube에 연결해서 적용할 마스크도 필요하겠네요.

그렇죠. 마취 유도 시 사용되는 Reservoir bag, 환자의 호흡을 유도하기 위해 사용하는 Mask, 기도유지를 위한 Airway가 필요해요. 환자의 개인차를 고려하여 Mask와 Airway는 각각 크기가 다른 두 종류 이상을 준비해요.

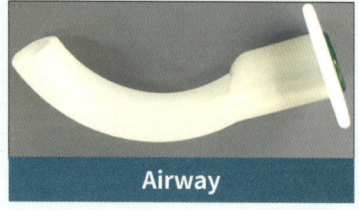
Airway

기관 내 삽관(Intubation)할 때는 어떤 것을 준비해야 할까요?

 기관 내 삽관을 할 때 성문(Glottis)을 확인하기 위해 사용하는 Laryngoscope(후두경)은 수술에 따라 종류를 다르게 준비할 수 있어요. Laryngoscope의 각 종류와 사용 방법을 미리익혀두고 사용 전 반드시 Blade의 불빛이 잘 보이는지 확인이 필요하죠.

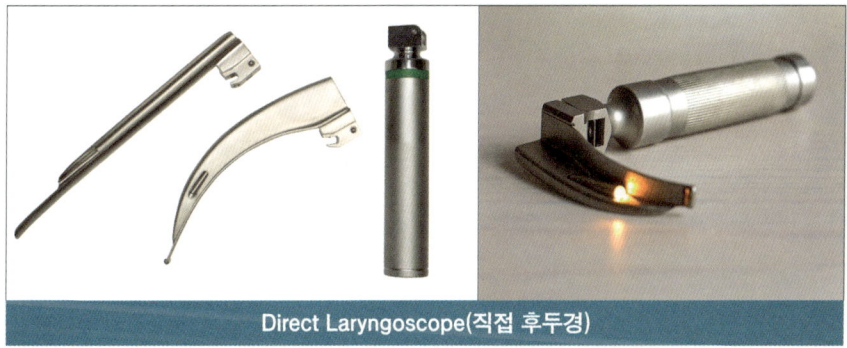

**Direct Laryngoscope(직접 후두경)**

 기관 내 삽관할 때 사용할 Endotracheal tube(E-tube)는 어떤 것으로 준비해야 하는지 궁금해요.

 E-tube는 사용 용도와 환자에게 맞는 종류를 선택해야 해요. 환자에게 적절하다고 판단된 사이즈의 튜브를 준비하고, 기관 내 삽관 시에 어떤 변수가 있을지 모르니 그 사이즈에서 0.5mm 큰 것과 작은 것으로 2개 정도는 더 준비하는 것이 좋아요.

---

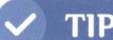 **Endotracheal tube 사이즈**

- 성인 남자는 E-tube 사이즈 8.0mm이 가장 많이 사용됨(준비는 7.5, 8.0, 8.5mm)
- 성인 여자는 E-tube 사이즈 7.5mm이 가장 많이 사용됨(준비는 7.0, 7.5, 8.0mm)

---

 E-tube를 준비할 때 확인해야 할 부분이 있나요?

 E-tube를 삽관 후 Balloon을 해서 기관 내에 tube가 고정되도록 해요. 보통 10cc Syringe로 Balloon을 해두는데, Intubation하기 전에는 미리 E-tube의 Balloon에 이상이 없는지 확인해야 해요. E-tube의 Balloon에 최대로 부풀린 상태로 증류수에 넣어서 공기 방울이 생기는지를 보고 Balloon이 새는 곳이 없는지 알 수 있어요.

## ✓ TIP  Endotracheal tube의 Balloon 확인하기

E-tube의 Balloon을 확인할 때 Balloon 자체뿐만 아니라 특히 E-tube에 인접한 Balloon 주입 라인 사이가 찢어져 바람이 새지 않는지도 점검해야 해요.

그런데 E-tube는 쉽게 구부러져서 삽관할 때 힘이 들어가지 않을 것 같아요.

맞아요. 그래서 사용하는 것이 Stylet이에요. Stylet은 삽관할 때 E-tube의 굴곡을 변형시켜 성문에 도달을 쉽게 해요. Intubation할 때는 Stylet을 삽입한 Endotracheal tube를 미리 굴곡을 줘서 사용해요. 그리고 삽관한 후에 E-tube를 고정할 Tape도 미리 준비해둬요. 고정 Tape는 보통 30cm 길이로 2개 정도 준비해 두는 것이 좋아요.

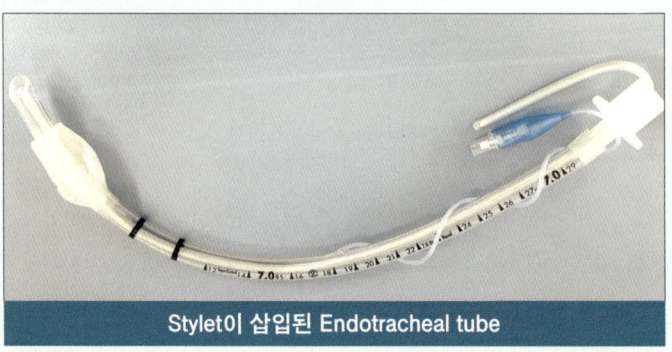
Stylet이 삽입된 Endotracheal tube

Intubation을 하고 난 후에 적절히 되었는지는 어떻게 확인할 수 있나요?

Intubation이 적절히 되었는지는 의사가 청진기로 폐음을 청진하는 것으로 확인해 볼 수 있으니 청진기도 함께 준비해 두도록 해요. 그리고 Intubation을 확실하게 확인하는 방법은 X-ray를 촬영해보는 것이에요. 모니터의 $ETCO_2$의 Capnograpy로도 Intubation이 적절히 되었는지 알 수 있어요. $ETCO_2$에 대해서는 기본 모니터 설명할 때 더 알아보도록 해요.

Suction catheter는 언제 사용하나요?

Intubation 전, 중, 후에 환자의 입안과 콧속, 기도 내 분비물을 흡입하기 위해 사용해요. Suction catheter는 Oral, Endotracheal 용으로 두 개 이상 준비해야 하죠. 그리고 증류수도 미리 준비해 둬야 해요. 증류수는 E- tube와 Suction catheter의 윤활제 역할을 하고, Suction catheter 내 이물질을 제거하기 위해 사용된답니다.

마취 준비 카트도 있던데, 카트에는 어떤 것들이 들었나요?

마취 준비 카트는 마취할 때 사용하는 여러 물품이나 투여 약물들을 수술실 내에 정리해둔 카트예요. 보통 3단 이상의 카트로 물품 위치와 종류별로 서랍마다 마킹되어 있죠.

 카트에 마킹이 되어있으니, 필요한 물품을 쉽게 찾을 수 있겠네요. 물품을 넣는 서랍의 순서가 정해져 있나요?

 첫 칸은 응급 약물을 준비하고, 그다음부터는 딱히 정해져 있지는 않아요. 보통 자주 사용하는 물품부터 위 칸에 넣어둬요. 그리고 무거운 수액들은 맨 밑 칸에 두죠. 부서원들 간의 약속으로 카트 안의 물품 위치가 정해진 것이니 사용한 후에는 항상 원래대로 정리해둬야 해요.

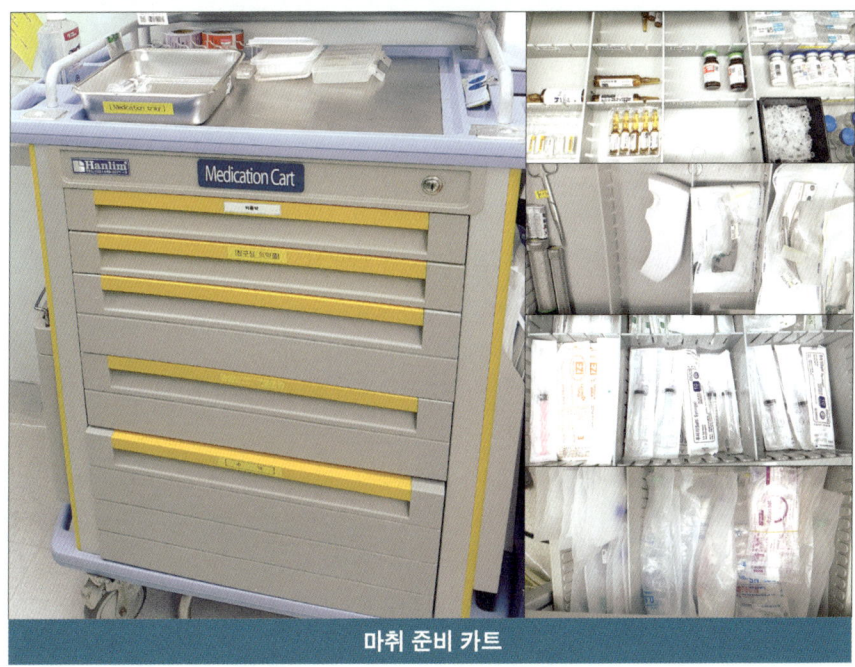

마취 준비 카트

 응급 상황에서도 바로 찾아서 쓸 수 있게 마취 준비 카트 물품을 잘 정리해둬야겠군요.

 그럼요. 응급 상황에서 당황하지 않고 빠른 대처를 하려면 사용 후에는 반드시 약물은 처방 받고, 물품은 처방해서 물품과 약물을 꼭 다시 카트에 채워둬야 하죠.

수술의 규모에 따라 마취 준비 카트 안에 있는 것보다 준비물이 더 많이 필요할 수도 있어요. 병원마다 다르겠지만, 보통 수술실 내 마취 준비 구역이 따로 있어서 마취에 필요한 물품을 더 준비할 수 있어요. 그래서 각 수술실 내 마취 준비 물품의 위치를 잘 파악하고 준비해 두는 것도 필요해요.

## 4 각종 라인 및 기도유지 준비

### Case

수술을 위해 마취된 환자에게 많은 라인이 연결되어 있다. 모니터링을 위한 라인도 있고, 수액 주입을 위한 라인까지 다양하다. 프리셉터 선생님께서 라인 정리를 하라고 하는데, 뭐가 무슨 라인인지 몰라서 어떻게 정리해야 할지 모르겠다. 환자에게 적절한 마취간호를 하기 위해 각종 라인에 대해서 알아야 할 것 같다. 어떻게 해야 할까?

환자가 마취되어 있을 때 적용될 수 있는 라인(Line)에는 어떤 것이 있을까요?

기본적으로 투약, 수액주입과 수혈을 위한 정맥 라인(Intravenous catheter, IV)이 있어야 해요. 그리고 모니터와 각종 투여를 동시에 할 수 있는 C-line(Central-line, 중심정맥관)와 Swan-Ganz catheter(스완-간즈 카테터, 폐동맥 카테터), 동맥압을 직접적으로 관찰할 수 있는 A-line(Arterial-line)이 있어요.

그런데 수술할 때 IV는 병동에서 확보하고 오지 않나요?

IV은 마취 유도 시 약물 투여를 위해 사용해요. 보통 수술실에 오기 전에 병동 간호사가 수술을 위한 IV를 미리 삽입해요. 하지만 수술 중에는 갑작스런 출혈과 신체 이상 징후로 다량의 수액과 수혈, 응급 약물을 투여해야 하는 경우가 있어 주삿바늘이 굵은 18~16G(Gauge)로 IV를 더 확보하기도 해요. 주로 생리식염수와 Plasma solution을 수술 중에 사용해요. 이러한 수액은 수액세트에 연결한 상태로 한 개 이상을 준비해야 해요.

IV만 확보하고 수술을 하는 환자도 있던데, C-line은 어떤 경우에 삽입하는 건가요?

C-line은 수술 중 다량의 출혈이 있을 수 있는 대수술일 때 수술 전에 미리 확보하게 돼요. 환자가 지혈이 잘 안 되는 질환이나 그와 관련된 투약을 할 때 중심정맥과 같은 큰 혈관을 확보해서 처치할 수 있도록 C-line을 삽입하게 돼요. C-line은 CVP(Central Venous Pressure, 중심정맥압)의 측정과 수술의 중등도에 따라 다량의 투약, 수액, 수혈을 동시에 할 수 있어요.

C-line으로 삽입되는 Catheter는 종류가 다양하던데요.

보통 C-line으로 삽입되는 Catheter는 7Fr Double/Triple Lumen, 8.5Fr Four Lumen, 9Fr AVA/MAC(Advanced Venus Access catheter 2-lumen/Multi-lumen Access Catheter 3-lumen), 12Fr Large Bore 등을 사용해요(참고로 1mm=3Fr입니다).

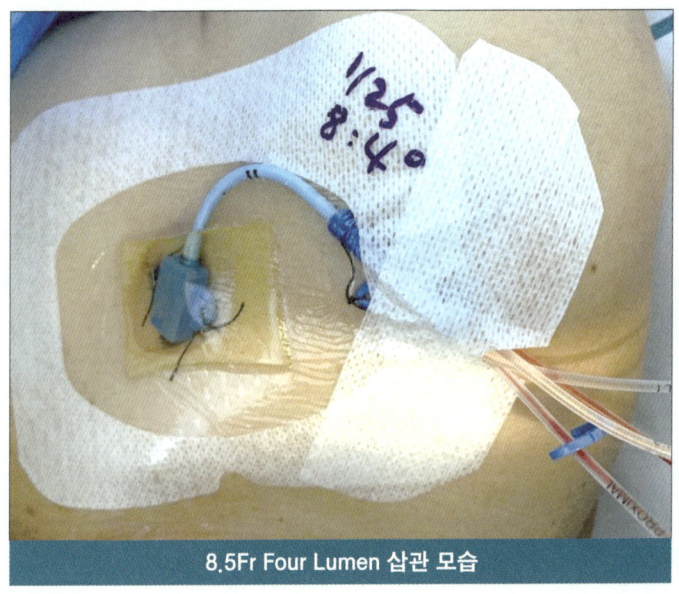

8.5Fr Four Lumen 삽관 모습

 C-line을 삽입할 때는 어떤 것들을 준비해야 하나요?

 병원 지침이나 삽입하는 의사에 따라 준비 물품은 달라질 수 있어요. 보통 Jugular set(Subclavian Catheter Set; Forceps, Bowl, Scissor, Needle holder 등 삽입에 필요한 소독 물품이 들어있음), C-line 삽입패키지(소독포, 구멍포, 가운 등), 소독액, 거즈, 생리식염수, 외과용 소독 장갑, 삽입할 Catheter set, 고정용 실과 Blade#11, 고정할 드레싱 물품[Ex. Tegaderm CHG(Antimicrobial 제제인 Chlorhexidine Gluconate가 포함됨)] 등이 필요해요.

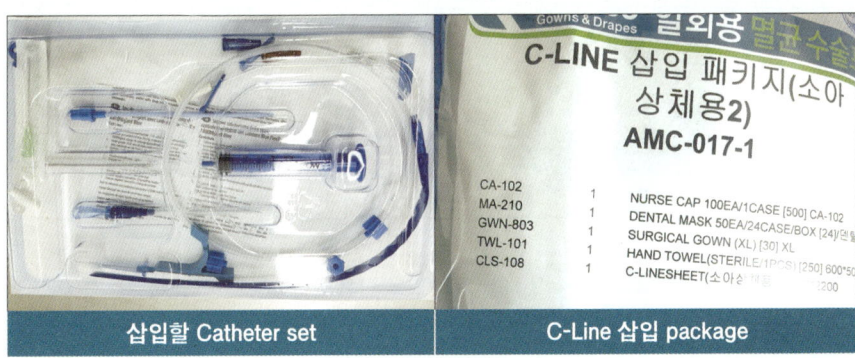

삽입할 Catheter set | C-Line 삽입 package

## ✓ TIP  초음파 기계 준비하기

수술실에서 A-line, C-line을 삽입할 때는 초음파(Ultrasound Guided Technique)를 사용하는 경우가 많아요. 삽입에 필요한 물품과 초음파 기계를 준비해 두는 것이 좋겠죠?

Swan-Ganz catheter는 어떤 것을 모니터할 수 있나요?

Swan-Ganz catheter를 삽입하면 CVP, PAP(Pulmonary Arterial Pressure, 폐동맥압), PCWP(Pulmonary Capillary Wedge Pressure, 폐동맥쐐기압)로 심장 박출량을 지속해서 관찰할 수 있어요. CVP, PAP, PCWP는 환자의 혈액학적 상태를 파악하는 데 도움이 되기에 수술에 따라 삽입될 수 있어요. Swan-Ganz catheter를 준비하고, 그 외에는 C-line 삽입 준비물과 같아요. Swan-Ganz catheter는 삽입하기 전에 Catheter의 Balloon에 1.5cc정도의 공기를 넣어서 미리 Balloon에 이상이 없는지 확인해야 해요.

## ✓ TIP  Swan-Ganz catheter의 삽입 깊이

Swan-Ganz catheter의 삽입 깊이에 따라 어떤 지표를 확인할 수 있는지 달라져요.

Swan-Ganz catheter 삽입 깊이를 기준으로 20~25cm는 CVP파형, 30~35cm는 RV(Right Ventricle), 40~45cm은 PA(Pulmonary Artery), 45~55cm는 PCWP 파형을 관찰할 수 있어요.

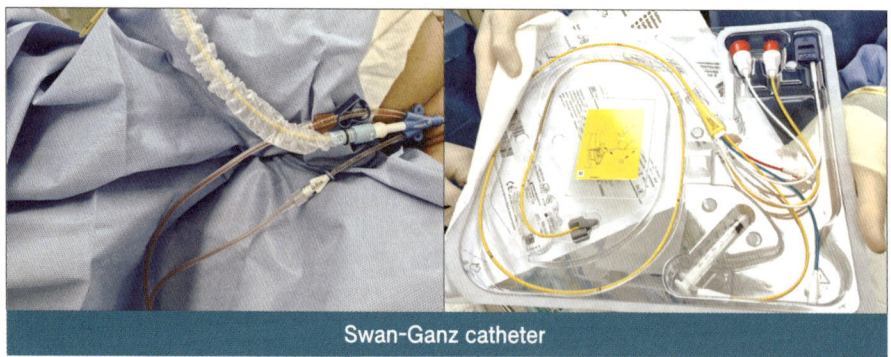
Swan-Ganz catheter

A-line(Arterial line)을 확보하면, 동맥압을 직접 관찰할 수 있다고 하였는데, 어떤 방법으로 아는 것인지 궁금해요.

A-line은 동맥에 삽입되어 동맥압을 직접적으로 계속 측정할 수 있죠. ABGA(arterial Blood Gas Analysis, 동맥혈 가스 분석) 검사 시에도 A-line을 통해 동맥혈을 채취해서 검사할 수 있어요. 마취 시 필요에 따라, 마취통증의의 판단에 따라 삽입하게 돼요

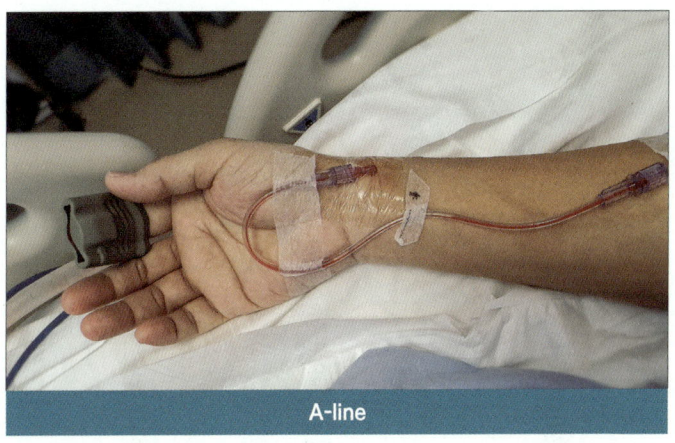

 A-line 삽입할 때는 무엇을 준비해야 하는지 알려 주세요.

 Angio catheter(보통 성인은 20G, 소아는 22G), A-line 삽입 후 연결하는 Transducer[Ex. Edwards Pressure Monitoring Kit(P.M Kit) 등]와 모니터 Cable, 고정할 드레싱 물품(Tegaderm 작은 것), 외과용 소독 장갑, 소독 물품을 준비해요.

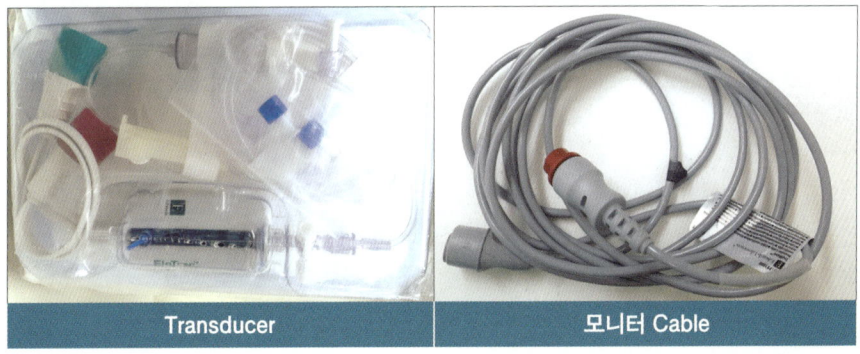

 A-line은 모니터링을 하는 데 사용된다고 하였는데, 왜 수액이 연결되어 있나요?

 A-line의 개방성을 유지하기 위해서 사용되는 수액이에요. 이 수액은 생리식염수 1L에 Heparin 2,000unit을 혼합한 것이에요. 이 수액에 압력을 가해줄 Pressure bag도 필요해요.

 A-line 모니터링할 때, Pressure bag은 왜 필요한지 궁금해요.

A-line은 동맥에 삽입되어 있다 보니, 동맥압에 대응하여 수액으로 A-line의 개방성을 유지하기 위해서 압력이 필요해요. 보통 A-line에 연결한 Pressure bag은 300mmHg 정도가 유지되도록 압력을 가해요. A-line으로 혈압을 측정하는 것은 수액에 부딪히는 환자의 혈압을 측정하는 원리를 이용해요. 혈압을 측정할 때, 환자의 혈압보다 수액의 압력이 더 높아야 제대로 측정될 수 있으므로, 수액에 Pressure bag을 이용해 압력을 가하는 거죠.

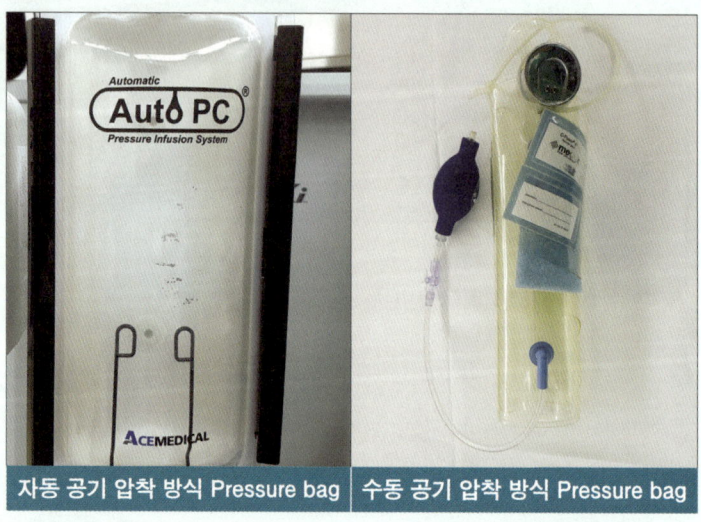

자동 공기 압착 방식 Pressure bag | 수동 공기 압착 방식 Pressure bag

## ! 잠깐  A-line 모니터링 수액

최근에는 출혈 위험성을 고려해서 A-line 모니터링하는 수액에 Heparin을 혼합하지 않고 사용하기도 해요. 또는 A-line을 삽입하는 시간이 짧아서 수액에 Heparin을 혼합하지 않아도 동맥 혈관 개방성을 유지할 수 있다는 마취통증의의 판단이 있을 때도 Heparin을 사용하지 않을 수 있어요.

마취통증의의 판단에 따라 A-line 모니터링하는 수액에 Heparin 혼합 여부가 달라질 수 있어요. 그러니 수액을 준비하기 전에 먼저 확인해보는 것이 좋아요.

 기도유지는 어떤 상태를 말하는 건가요?

 기도유지는 마취 유도 시 기관 내 삽관을 하기 전 마스크 환기(Mask ventilation)를 시키기 위한 기본이 돼요. 상기도(코, 인두, 후두, 기관) 확보를 위해서 마스크를 환자 안면에 적용하고, 환자의 목을 약간 뒤로 젖히면 기도가 잘 유지된 상태라고 할 수 있어요.

 마스크 환기(Mask ventilation)를 할 때 손을 어떻게 해야 할지 어려워요.

마스크 환기는 주로 마취통증의가 하지만, 간호사가 하는 때도 있어서 방법을 잘 알아야 해요. 한 손으로 마스크를 잡는 방법은 엄지는 마스크 상단부를, 검지는 하단부를 잡고, 나머지 손가락은 마스크를 잘 압착해요. 다른 한 손은 Bagging을 하죠. 보조해줄 사람이나 도구(Ex. 마취인공호흡기)가 있으면 두 손으로 마스크를 고정하고 턱을 들어 올려 마스크가 새지 않게 꼭 눌러줘야 해요.

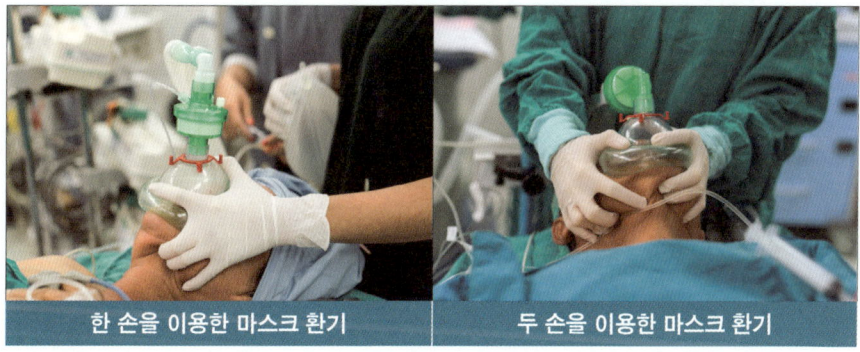

| 한 손을 이용한 마스크 환기 | 두 손을 이용한 마스크 환기 |

 마취를 할 때 기도유지와 Intubation이 중요한 것 같아요.

 맞아요. 마취에 있어 가장 심각한 문제 중 하나는 부적절한 환기 또는 저산소증이에요. 그래서 마취 유도 시 산소가 공급되지 않는 시간이 최대한 짧도록 기도유지와 Intubation 준비물을 꼼꼼히 잘 준비해야 해요.

 기도유지와 Intubation을 위한 준비물에는 어떤 것이 있을까요?

 기도유지를 위해서 적용하는 Mask, Airway(구강인두관)와 기관 내 삽관에 사용되는 Laryngoscope과 Endotracheal tube가 있어요. 이 물품들은 크기가 다양해서 환자에 따라서 적절한 크기로 준비해야 하죠.

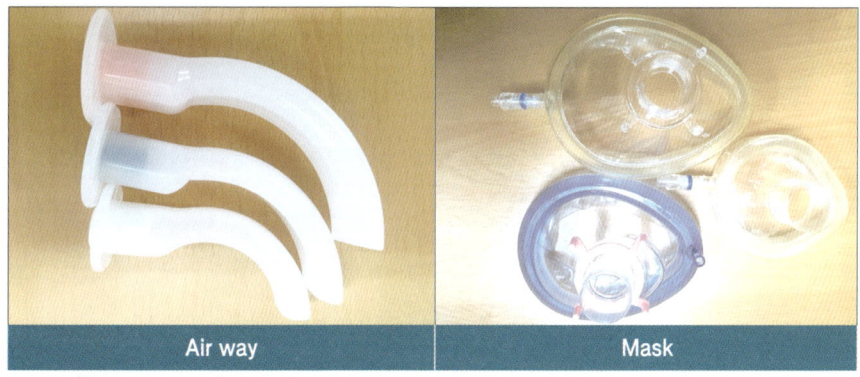

| Air way | Mask |

[ PART 1 ] 마취회복간호사, 기초 다지기

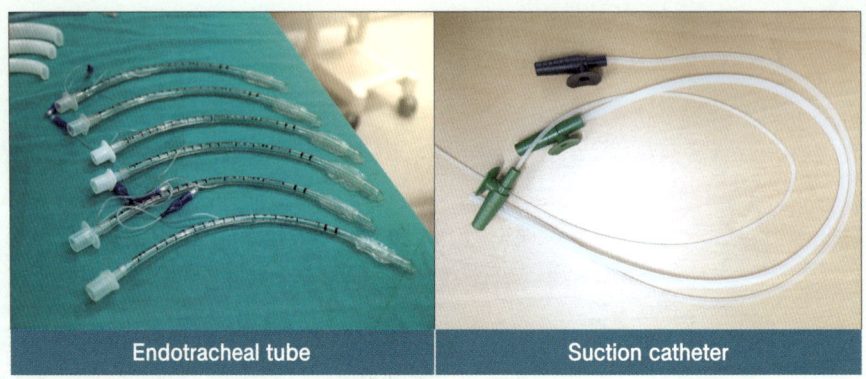

Laryngoscope은 어떻게 사용하는 건가요?

Laryngoscope으로는 Intubation을 할 때 Vocal cord(성대)를 직접 볼 수 있어요. Laryngoscope은 Handle과 Blade를 조합해서 사용하게 되죠. 환자의 상기도 상태와 크기에 따라 Laryngoscope의 Blade는 곡선형(Macintosh)과 직선형(Miller)을 사용해요. 최근에는 플라스틱으로 된 일회용 Laryngoscope을 사용하기도 해요.

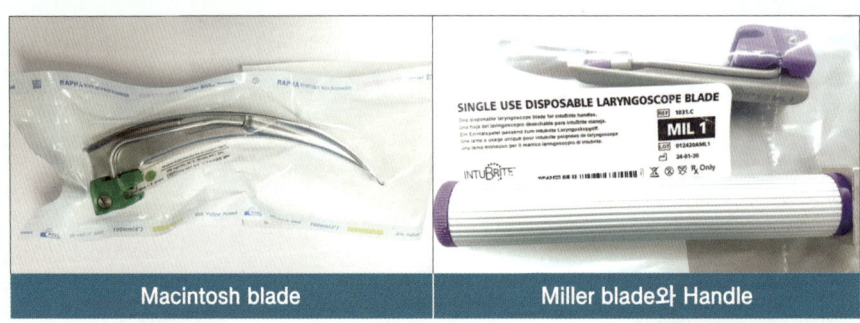

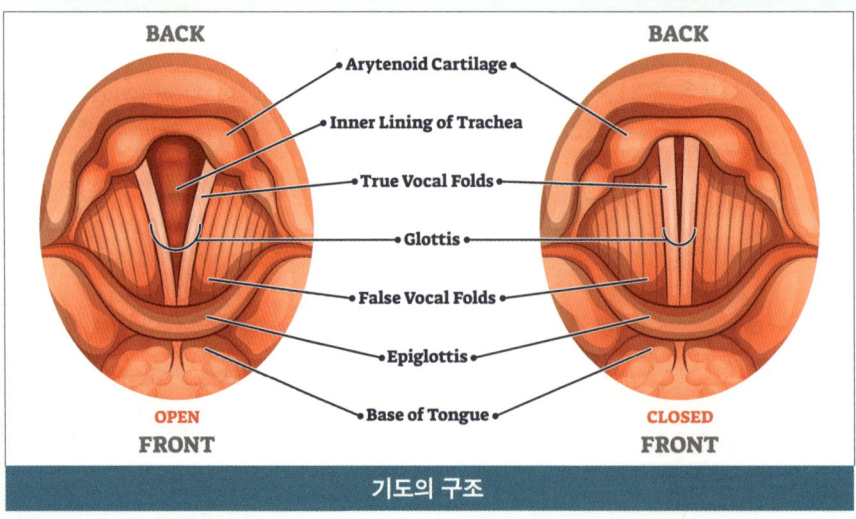

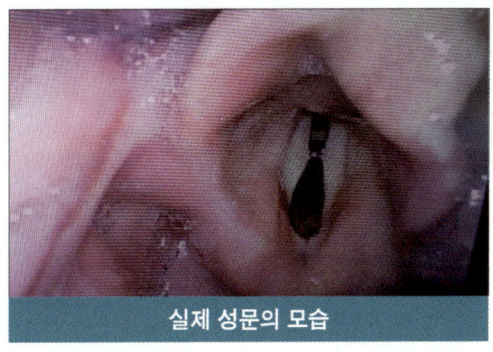

실제 성문의 모습

 곡선형(Macintosh)과 직선형(Miller) Blade는 각각 어떤 때 사용하는지 알려 주세요.

 곡선형(Macintosh)은 성인의 혀를 잘 견인할 수 있어서 주로 사용해요. 그리고 직선형(Miller)은 소아처럼 입이 작은 경우나, 턱이 잘 움직이지 않고 돌출된 치아를 지닌 환자에게 사용해요.

 Blade의 크기도 다양하던데, 어떤 크기로 준비해야 할까요?

 성인은 Macintosh 3번을, Miller는 2, 3번을 주로 이용해요. 소아는 입 크기에 따라 Miller 0, 1번을, Macintosh 1, 2번을 이용하는 편이에요.

### ✔ TIP  Difficult intubation

체격이 크거나, 목이 짧고, 턱관절이 잘 안 움직이고, 입이 잘 안 벌어지지 않는 환자는 Difficult intubation이 예상돼요. 이런 환자의 경우 Intubation시 Macintosh 3, 4번, Miller 3, 4번을 모두 준비해요.

 Intubation을 하지 않고도 기도를 유지할 방법이 있는지 궁금해요.

 LMA(Laryngeal Mask Airway)로는 Intubation을 하지 않고 기도를 유지할 수 있어요. 그래서 수술 시간이 짧고 간단한 경우에 많이 사용하게 되죠.

 LMA는 어떤 방법으로 삽입하게 되나요?

 LMA Cuff의 뒷면이 입천장에 닿는 부분이에요. 삽입이 쉽도록 LMA에 남은 공기를 제거하고, 윤활 젤리를 바르고, 환자의 입천장이 보이게 한 상태에서 Cuff의 끝을 밀착해서 지그시 누르면서 삽입해요. LMA는 저항이 느껴질 때까지 미끄러지듯이 삽입한 뒤, Cuff에 공기를 주입해서 Tape로 고정해요. 보통 성인은 20~50cc의 공기를 주입해서 고정한답니다.

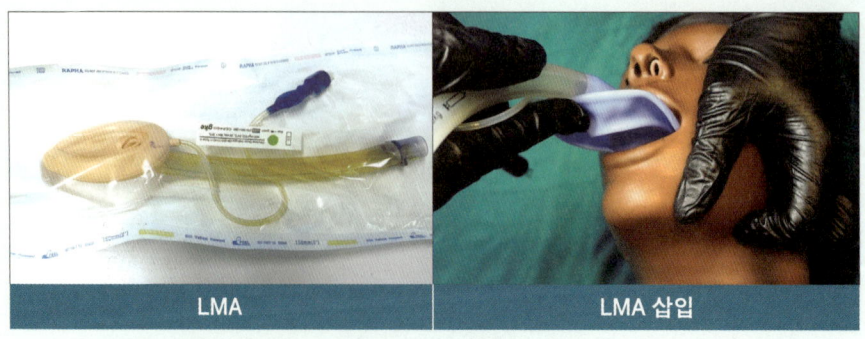

LMA | LMA 삽입

이게 LMA였군요. 그런데 꺾여있는 모양의 LMA도 있던데 어떤 때에 사용하는 건가요?

LMA의 발전된 다른 형태로 Intubating LMA라고 해요. 삽관 후두마스크(LMA Fastrach)와 E-tube, Rod로 구성되죠. LMA Fastrach를 삽입하고 난뒤 E-tube를 삽관하여 Intubation할 수 있도록 고안된 것이에요. Rod로 E-tube를 알맞은 위치까지 밀어 넣은 후 삽입된 LMA는 제거 하는 거죠. Intubating LMA는 주로 목을 많이 움직이면 안 되는 경추 손상 환자에게 사용해요.

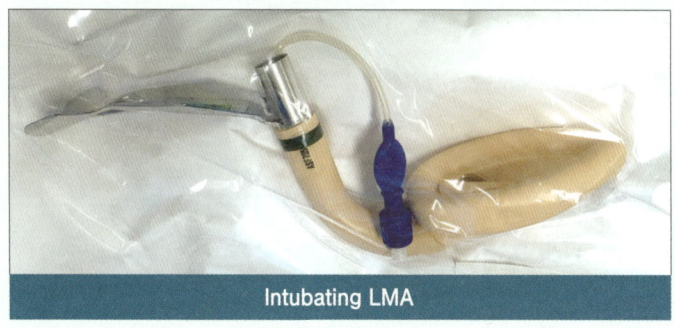

Intubating LMA

심폐소생술 교육 때 I-gel을 본 적 있어요. LMA와 생긴 것이 비슷하기도 하던데 I-gel도 기도 유지를 위해 사용되는 것 아닌가요?

I-gel은 기도유지를 목적으로 구강을 통하여 삽입되는 호흡 보조기구예요. 입을 벌리고 머리를 뒤로 젖히는 데 문제가 없고, 수술 시간이 짧은 경우에 Intubation을 대신해 사용할 수 있어요.

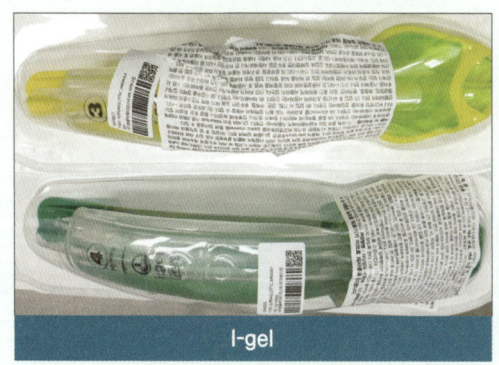

I-gel

**TIP** **I-gel과 LMA 차이점**

I-gel은 LMA와 비슷한 용도로 쓰이지만, Cuff가 없어 공기를 주입하지 않아도 되고 삽입이 좀 더 쉽다는 점에서 달라요.

 Video laryngoscope이라는 것으로 입안을 보면서 기관 내 삽관을 하는 것을 본 적 있어요.

 Video laryngoscope은 곡선용 Blade 끝에 비디오 칩(Chip)이나 렌즈가 달렸어요. 영상이 비디오 화면에 전송되어 보여요. 환자의 목을 과신전하지 않고도 Vocal cord를 볼 수 있어서 최근에 가장 많이 사용해요. 제조회사에 따라 다르지만, 건전지 교환용이 있고 충전식이 있어요. 예를 들어 McGRATH MAC은 건전지 교환용이고, KOMAC은 충전식이므로, 항상 사용 후에는 충전을 해야 하죠.

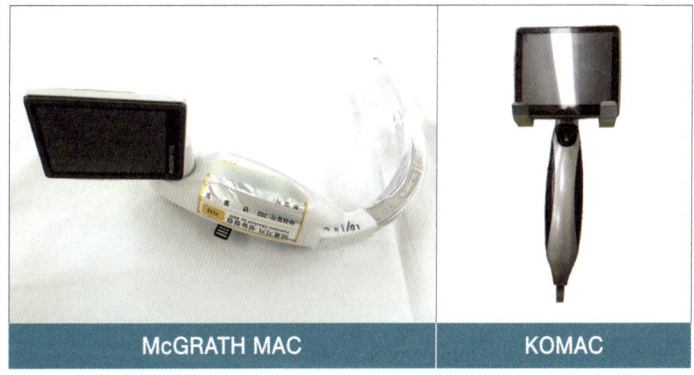

McGRATH MAC | KOMAC

 Difficult intubation이 예상되는 경우는 어떤 준비가 필요할까요?

 Difficult intubation을 할 때는 Flexible fiberoptic bronchoscope(광섬유 기관지경)과 LMA이 필요해요. 그리고 Laryngoscope blade는 곡선형과 직선형 둘 다 3, 4번을 준비해요. 여러 번 Intubation에 실패하면, 입안에 출혈과 분비물이 생길 수 있어요. 그러니 흡인(Suction)도 준비해야 하죠.

 그런 경우에는 입안을 흡인(Suction)하면서 Intubation을 시도하면, 시야 확보에 도움이 되겠네요.

 그렇죠. 흡인 시에 사용할 Suction catheter를 많이 준비해 두도록 해요. 그리고 삽관 시도 중에는 저산소증을 예방하기 위해서 100% 산소를 공급해야 해요. 그러므로 Mask와 Airway도 다양한 크기로 준비해 두는 것이 좋아요.

Flexible fiberoptic bronchoscope은 어떤 때에 사용하나요?

 보통 마스크 환기나 후두경 검사의 어려움이 예상되는 경우, 불안정한 경추, 턱관절 장애 등과 같이 Difficult intubation이 예상된 경우 사용해요.

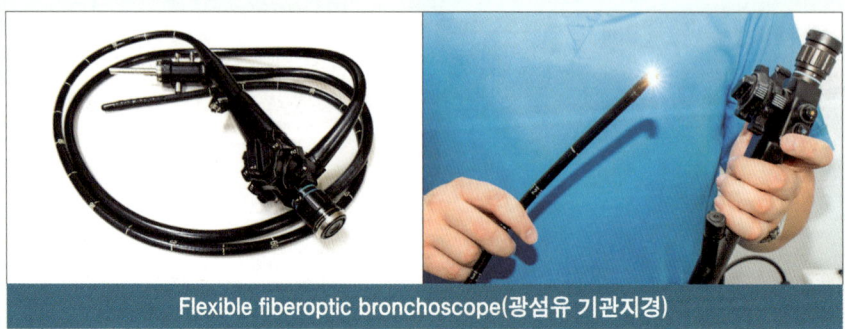
Flexible fiberoptic bronchoscope(광섬유 기관지경)

 Difficult intubation일 때 어떤 점을 주의해서 확인해야 할까요?

 여러 번 삽관을 시도하면, 환자의 치아나 Blade에 의해 E-tube의 Balloon이 손상되기도 해요. 그래서 Intubation을 시도할 때마다 E-tube의 상태를 자주 확인해요. 만약 손상되었다면, 교환해야 하므로 여분의 E-tube를 준비해 두는 것이 좋아요. 또한, 자발 호흡이 있는 상태에서 삽관하는 경우에는 환자의 협조가 필요해요. 그러므로 환자와 마취 전에 신뢰감을 형성하는 것이 중요해요.

 다른 Laryngoscope도 있는지 궁금해요.

 Light wand Laryngoscope은 구부러지는 성질의 기다란 봉으로 되어 있어요. 봉 끝에 배터리 있는 밝은 빛을 내는 조명이 있는 데 E-tube에 Stylet처럼 삽입하여 성대 부위를 더 잘 볼 수 있게 할 수 있어요. 이 Laryngoscope을 사용할 때는 수술실 안에 불을 어둡게 해주는 것이 좋아요. 그리고 Bullard laryngoscope은 말단 부위 영상을 광섬유를 통해 보면서 삽관을 쉽게 해줘요. Laryngoscope과 Stylet이 일체형이고 E-tube까지 같이 삽입할 수 있어요. 광섬유 빛으로 성대를 잘 볼 수 있게 되어있죠. 하지만 숙련되지 않으면 사용이 어려운 단점이 있어요.

 Laryngoscope의 종류가 정말 다양하네요. E-tube도 여러 종류가 있는 것 같아요.

 네. 여러 종류의 E-tube를 그 쓰임과 용도에 맞게 준비해야 해요. 주로 사용하는 E-tube에는 유연한 플라스틱 E-tube(Polyvinyl chloride), E-tube 안에 wire가 있어서 막히거나 꼬이지 않게 된 A-node(Armored)가 있어요. 그리고 레이저 사용 시 손상되지 않도록 실리콘이 내장된 레이저 차단용 E-tube도 있죠. 그 외에도 Double-lumen E-tube, Univent(Singlelumen endotracheal tube with a bronchial blocker), Nasal E-tube 등이 있답니다.

소아의 경우에는 어떻게 E-tube 크기를 선택해야 할까요?

 'I.D(Internal Diameter, 내경, 단위: mm)=(16+나이)×1/4'로 준비해야 한다고 해요. 임상에서는 보통 소아의 새끼손가락 끝마디의 굵기나 콧구멍의 크기를 보고 정하기도 한답니다.

■ 일반적 연령별 E-tube 크기와 삽입 깊이

| 연령 | 크기(mm) | 삽관 깊이(cm) |
| --- | --- | --- |
| 미숙아 | 2.0~3.0 | 7~8 |
| 신생아 | 3.0~3.5 | 8~9 |
| 3~9개월 | 3.5~4.0 | 10~11 |
| 9~18개월 | 4.0~4.5 | 12 |
| 2~4세 | 4.5~5.0 | 13~14 |
| 6~8세 | 5.5~6.0 | 15~17 |
| 10~12세 | 6.5~7.0 | 17~18 |
| 성인(여) | 7.0~7.5 | 22~23 |
| 성인(남) | 7.5~8.0 | 23~24 |

 E-tube를 삽관하면 Balloon은 얼마의 압력으로 유지해야 하는 지도 궁금해요.

 E-tube를 삽관할 때는 일단 Syringe로 Balloon을 해두고 Cuff 압력계로 20~25mmHg 정도의 압력으로 조절해 줘요. 보통 기관 내 삽관 후 Ambu-bagging을 하면서 환자 입에서 공기가 누출되는 소리가 나지 않을 정도로 주입하면 돼요.

## ! 잠깐  E-tube Balloon이 너무 많으면?

E-tube Balloon에도 적정량이 필요해요. 너무 많은 양을 주입하면, 커진 Balloon의 압력으로 인해 주변의 기관이 손상될 수 있으니 주의하도록 해요.

## ✓ TIP  E-tube Balloon의 투과성

E-tube의 Balloon은 질소와 기체인 마취제(흡입마취제)에 투과성이 있어요. 수술 시 마취시간이 지나면서 Balloon 안의 공기량과 압력이 높아질 수 있어요. 그래서 마취 시간이 길어질 때는 E-tube의 Balloon에 과도한 공기로 압력이 높아지지 않도록 확인하고 재조정해줘야 해요.

Intubation을 하면서 Forceps(집게)를 사용하는 것도 본 적이 있어요. 어떤 경우에 forceps를 사용하는 건가요?

 구강으로 기관 내 삽관이 어려운 경우 코로 기관 내 삽관을 하기도 해요. 코로 Nasal E-tube를 먼저 삽입하고, Laryngoscope을 통해 보면서 Forceps으로 Vocal cord에 E-tube을 밀어넣어요. 주로 Magill Forceps를 사용해요.

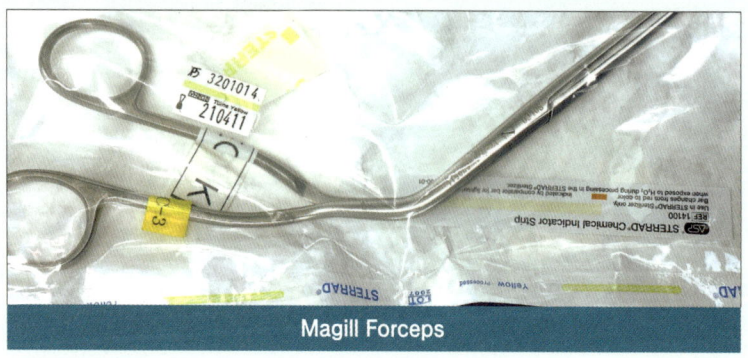

Magill Forceps

## 5 특수 장비 관리

### Case

선배 간호사 선생님이 FMS(Fluid Management System) 기계에 Set를 장착하라고 한다. 마취 시 사용하는 특수한 장비들이 많아 도대체 어느 것이 FMS 기계인지도 모르겠다. 어떻게 해야 할까?

선생님. 마취간호에 사용되는 기계들이 정말 다양해요.

발전하는 마취 장비가 신규 간호사들을 당황하게 하는 것 중 하나예요. 특수 장비들을 알아 보도록 해요.

## 1 수액주입장치

주로 중요 약물을 투여할 때 Infusion pump를 가장 많이 사용하는 것 같아요.

네. Infusion pump는 약물이나 수액을 정확한 시간에 일정량을 주입하기 위해 사용되죠. 응급 약물, 마약성 진통제, 항암제, 정맥마취제 등을 투여할 수 있어요.

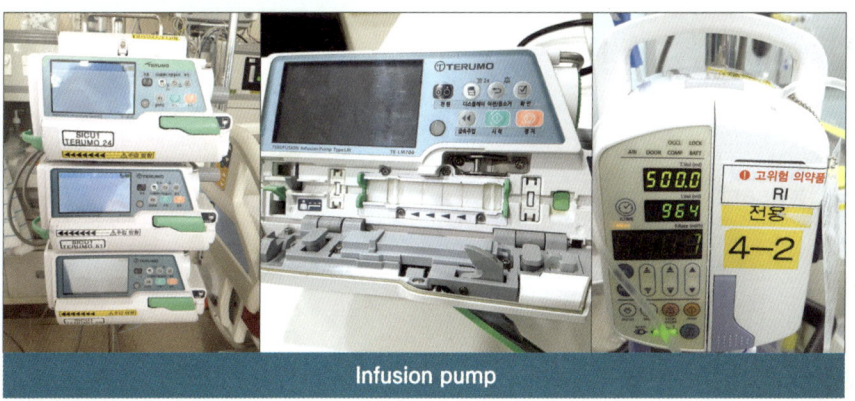

Infusion pump

Infusion pump는 주입되는 상황에 따라서 알람이 울리더라고요. 알람이 울릴 때는 어떤 알람인지, 어떻게 대처하면 해야 할지 어려워요.

Infusion pump의 알람이 울리면, 각 알람의 의미를 알고 대처해야 해요.

먼저, 'Occlusion' 알람에서 Up stream은 수액의 잠김을 의미하고 Down stream은 환자 주사 라인의 막힘이나 3-way가 잠긴 것을 의미해요. 상황에 따라서 수액 상태나 환자의 주사상태를 잘 확인해야 하죠.

그리고 'Air'는 주입 라인에 공기가 감지됨을 의미해서 수액 세트에 있는 공기를 제거해주면 돼요.

 **TIP** **Infusion pump의 'Air' 알람**

수액 세트에 공기가 안 보이는데도 계속 Infusion pump의 'Air' 알람이 울린다면, Air sensor 부위를 알코올 솜으로 닦아주면 알람이 해제될 수 있어요. 이는 Air sensor 민감도가 떨어져서이므로 Infusion pump를 점검받는 것이 좋겠죠.

Infusion pump의 알람에 따라서 적절한 대처가 필요하겠네요.

그렇죠. 'Low err'는 수액 흐름에 장애가 있는 경우 관찰될 수 있어요. 그밖에 Infusion pump의 Door가 열리거나 Battery가 부족하거나 없을 때, 약물이 다 주입되었을 때 알람이 울려요. 그리고 Infusion pump의 Door를 열 때는 반드시 수액을 잠그고 열어야 해요. 그렇지 않으면 일정하게 주입되어야 하는 약물들이 다량 들어가서 환자에게 위험한 상황이 생길 수도 있으니 주의해야 하죠.

Infusion pump를 사용할 때 주의할 사항으로 있을까요?

Infusion pump에 적용할 수 있는 Infusion pump 전용 수액 세트를 사용해야 해요. 그리고 장비는 항상 충전해서 사용해야 환자가 이동 중 배터리가 방전될 우려가 없어요. Infusion pump로 주입되는 정맥로는 약물이 일정한 속도로 주입되어야 하므로 별도의 정맥로를 확보해서 투여하는 것이 좋아요. Infusion pump로 주입되는 정맥로의 중간 3-way에서 Side injection을 하면, 약물이 밀려들어가 다량 투여될 수 있으므로 Side injection은 하지 않아야 해요.

그런데 왜 Infusion pump 전용 수액 세트를 사용해야 하는지 궁금해요. 겉으로 보기에는 같아 보여요.

일반 수액 세트는 비교적 딱딱하게 느껴지지만, Infusion pump 전용 수액 세트는 말랑말랑한 편이에요. Infusion pump 종류마다 기종에 맞는 Infusion pump 전용 수액 세트를 사용하는 걸 권장해요. Infusion pump마다 Infusion pump 전용 수액 set에 맞추어 주입되게 설계되었기에 전용 수액 세트를 사용해야 일정한 주입량이 보장되어요.

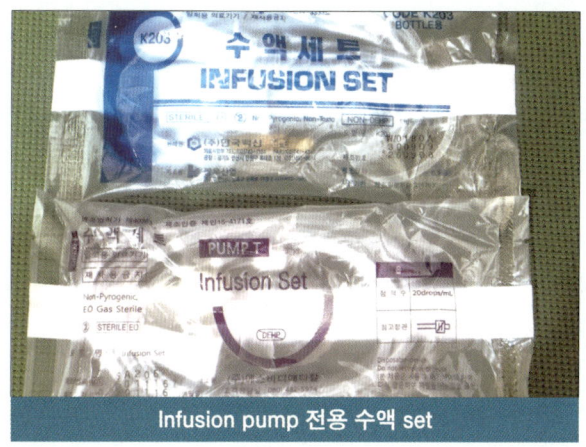

Infusion pump 전용 수액 set

Syringe pump는 소아청소년과에서만 사용하는 장비인 줄 알았는데, 마취할 때도 자주 사용하더라고요.

맞아요. 소량의 약물(50cc 이하)을 주사기를 사용하여 정확한 속도로 주입하기 위해 사용해요. 알고 있듯이 주로 소아 환자의 투약 때 많이 쓰고 마취 유도 시에는 Opioid나 Propofol, 근이완제 투여를 할 때 많이 이용하고 있어요.

Syringe pump는 주사기를 장착해서 약물을 주입할 수 있죠?

네. 전원을 켜고 슬라이더를 위로 밀고 주입하려는 약물의 주사기를 장착해서 주입량을 설정하고 주입을 시작하면 돼요.

---

**! 잠깐  Syringe pump 장착은 정확하게!**

Syringe pump의 Holder 부분을 잘 맞춰서 장착해야 약물이 주입되니 주사기를 잘 확인해서 정확히 장착하도록 해요.

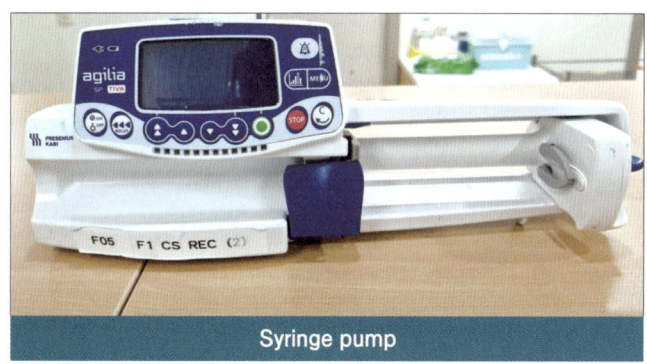

Syringe pump

## 2  FMS

FMS는 Fluid Management System라는 이름대로 수액을 관리하는 장비인가요? 어떻게 사용되는 장비인지 알려주세요.

다량의 출혈로 인한 Volume loss를 빠르게 Replacement할 수 있는 System이에요. 분당 2.5~750mL까지 주입할 수 있어서 주로 대부분의 심장 수술, 다발성 외상(Trauma) 수술, 장기이식 수술에 사용되어요.

분당 주입 가능한 수액의 양 조절의 범위가 넓네요. 그럼 FMS로는 모든 수액이 사용 가능한가요?

대부분의 Crystalloid와 Colloid solution 제재 투여가 가능해요. 그리고 FMS chamber에 수혈 세트와 같은 Filter가 있고 FMS Set의 라인이 굵어서 혈액 손상 없이 혈액제제(PC, Cryoprecipitate는 제외)도 다량 주입할 수 있어요.

기계에 Set를 장착해서 사용하던데, FMS Set를 장착하는 법은 알고 싶어요.

사용 방법은 기계마다 차이는 있지만, 원리는 같게 구성되어 있어요. 예시로 The belmont rapid infuser를 기준으로 설명해줄게요.

기계 옆 부분에 있는 장비 덮개를 열고, 가운데 Heat exchanger을 Ceramic disk 둘레의 홈에 맞춰서 빨간색 화살표가 위로 가도록 빨간색 튜브를 설치해요. 그리고 파란색 Pumping line을 Rotor 위에 곡선을 이루도록 장착해요. 그리고 빨간색에서 내려오는 라인 중에서 굵은 라인은 Air detector에, 가는 라인은 그 옆의 홈을 따라 잘 장착하고, 라인들이 꺾이거나 덮개에 눌리지 않게 주의하면서 장비 덮개를 걸어 잠그면 돼요.

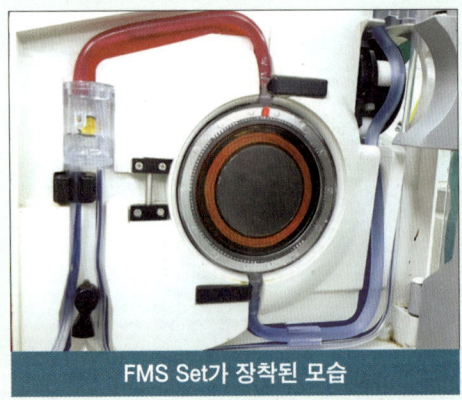
FMS Set가 장착된 모습

FMS Set이 장착했어요. 그러면 바로 사용할 수 있는 건가요?

아니요. 반드시 Set의 공기를 제거하는 Prime을 해줘야 해요. Reservoir(또는 Chamber)에 100mL 이상의 NS를 채우고 Clamp를 열어요. 기계의 제조사에 따라 다를 수 있지만, 기계 조작판의 PRIME을 눌러 System priming을 하고 PT. LINE PRIME을 눌러 Pt Line prime을 해요.

그렇군요. FMS prime하고 나면 FMS는 어떻게 사용하는 건지 궁금해요.

조작 화면에 나오는 용어를 알면 조작하기 쉬워요. 우선 INFUSE RATE는 주입 속도예요. BOLUS는 일정량의 수액을 주입하고자 할 때, BOLUS Key를 길게 눌러 원하는 용량이 도달되면 손을 떼는 방법으로 사용할 수 있어요. 그리고 RECIRC은 System상의 공기 제거및 Reservoir 용액 혼합 시 사용하고, STOP을 누르면 주입이 멈추고 Standby 상태가 돼요.

FMS는 어떻게 관리하나요?

항상 청결하게 관리하고 사용 전 작동도 점검해야겠죠.

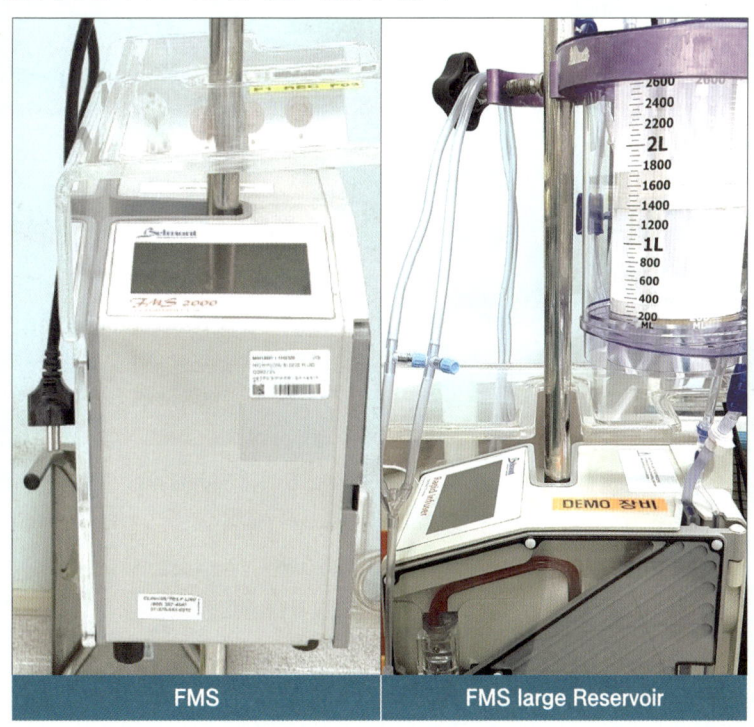

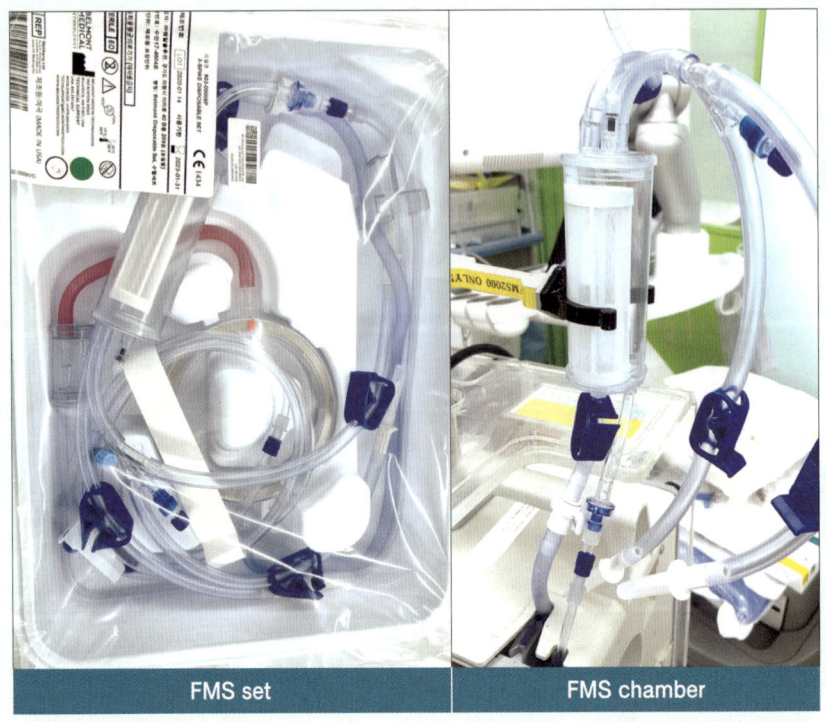

FMS set | FMS chamber

## 3 Cell saver

Cell saver는 어떤 장비인가요?

Cell saver는 수술 도중 출혈이 있는 환자의 혈액을 버리지 않고 외과의가 Cell saver 전용 Suction으로 혈액을 Reservior에 모아서 세척용 수액(생리식염수)에 씻어 원심분리기를 이용해 농축된 적혈구를 모아서 사용하는 원리예요. 이때 Reservior에 모으는 혈액은 혈액응고방지를 위한 Heparin이 혼합된 생리식염수와 같이 모아요. 그리고 원심분리기로는 농축된 적혈구만을 모으고 사용한 세척액와 다른 혈액 요소들은 Waste bag에 모아져요. 이 과정을 통해 모아진 농축된 적혈구는 다시 환자의 혈관으로 투여해주는 거죠.

본인 혈액을 다시 환자에게 돌려주는 것이네요.

그렇죠. 수술 중 실혈되는 혈액을 수집하고, 세척한 농축된 혈액을 환자에게 재수혈 해주는 방법이에요. 이로써 다른 사람의 혈액을 수혈받은 후 생길 수 있는 부작용을 줄일 수 있죠.

Cell saver set도 기계에 Set를 장착해서 사용하나 보네요. Set는 어떤 구성으로 되어있는지 궁금해요.

사용 방법은 기계마다 차이는 있지만, 원리는 같게 구성되어 있어요. 예시로 Hemonetics 263을 기준으로 설명해줄게요.

Cell saver의 Set는 실혈된 혈액을 모으는 Reservoir, 세척하는 Speed pack[Centrifuge(원심분리기)], 세척된 혈액이 모이는 Reinfusion bag, 세척에 사용된 식염수를 모으는 Waste bag), 그리고 Cell saver 전용 소독된 Suction line으로 구성되어요

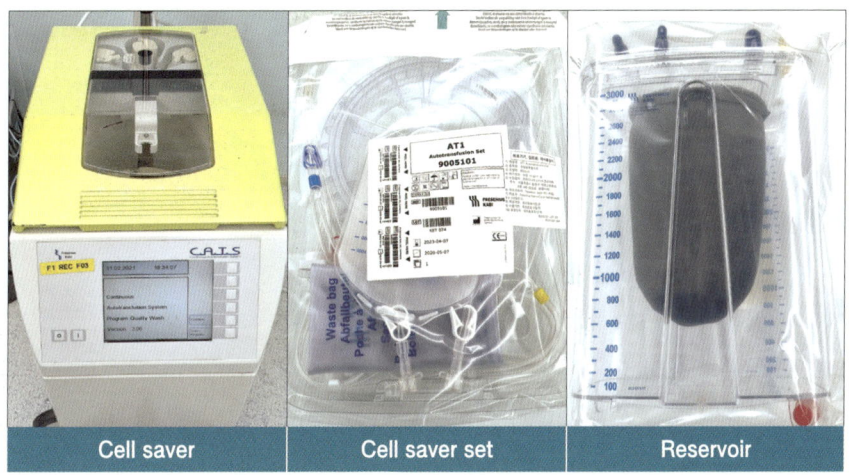

 Cell saver set 장착은 어떻게 하나요?

 Speed pack을 열어서 Centrifuge와 Line을 잘 끼우고 Reinfusion bag, Waste bag, Reservoir를 걸어둬요. 그리고 Cell saver 전용 Suction line은 수술실 순환간호사에게 건네주면 되죠.

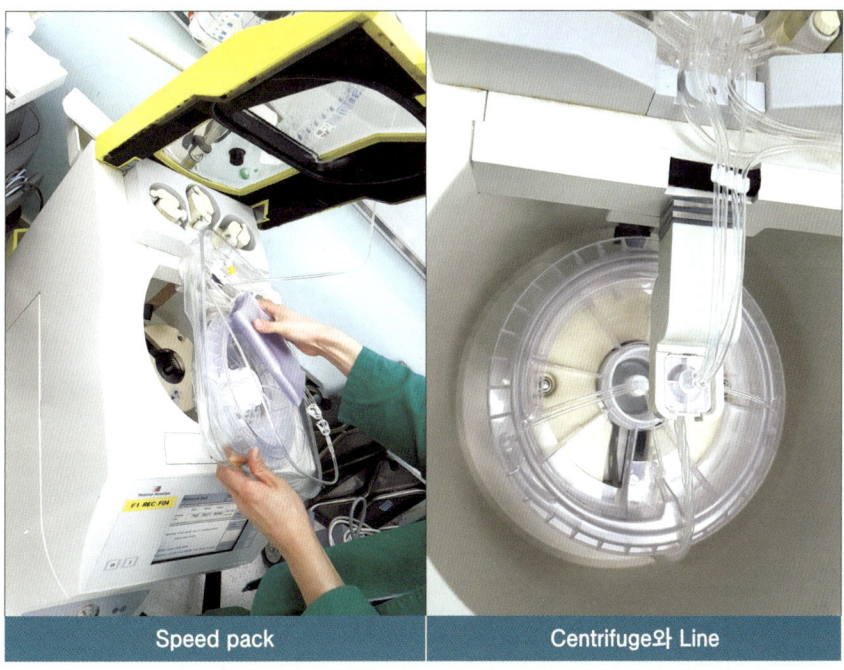

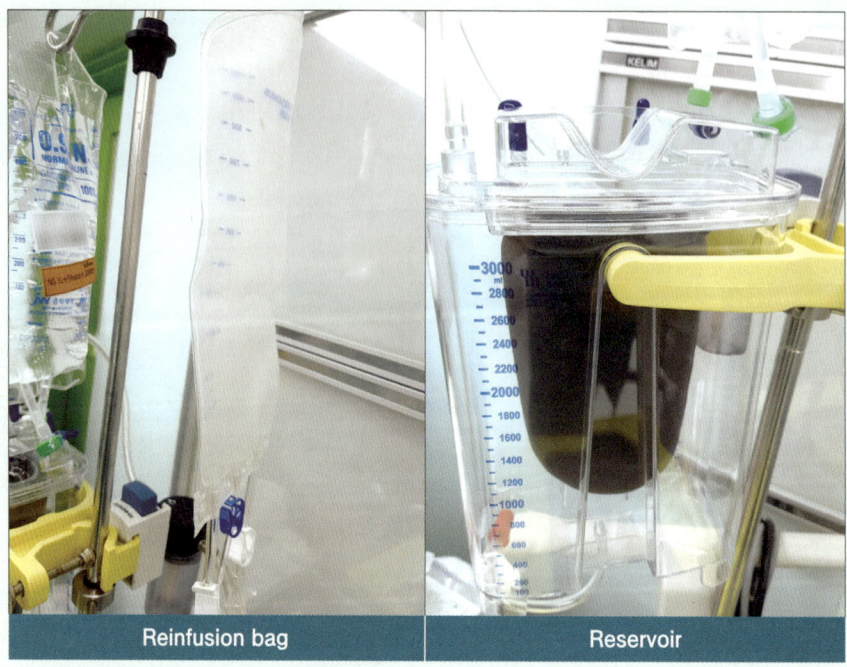

Reinfusion bag | Reservoir

 Cell saver에 수액이 연결되어있네요.

 수액은 혈액응고를 막기 위한 Heparinized solution(Heparin 25,000unit을 섞은 NS 1L)과 세척(Wash)용 NS 1L를 연결해줘요.

 Cell saver에 Set도 장착하고 수액도 연결했으면 Set의 공기를 제거하기 위해 Prime이 필요할 것 같아요.

 네. Suction power를 키고 조작 화면에서 Prime을 눌러서 Heparinized solution 100~200mL를 Priming해서 공기를 제거해줘요. 그런 다음 Heparinized solution 주입 속도를 60~80gtt로 점적하는데, 그 이유는 'Heparinized solution : Blood Volume = 1 : 4' 정도가 적당하기 때문이에요.

 Cell saver은 어떻게 작동되는 건가요?

 1Cycle이 'Fill→ Wash→ Empty'순이에요. 이때 Suction power는 80~120mmHg의 압력으로 유지해야 RBC가 손상되지 않으니 주의해야 해요.

 Cell saver를 사용할 때 주의할 점은 어떤 것이 있는지 알려주세요.

Cell saver 전용 Suction을 사용해야 해요. Suction line은 수술실 순환간호사에게 전달하여 수술 Field에서 사용하게 해요. 요즘은 Cell saver 장비 자체에 Suction이 같이 있기도 해요. 그리고 수술 Drape가 끝나고 수술 Field에서 넘어온 Suction line은 Reservoir에 연결 후 Cell saver를 작동하는데, 그 전에 잊지 말고 Reinfusion bag의 아래의 Clamp를 잠가둬야 세척된 혈액이 모일 때 부주의로 인한 혈액 손실이 없어요.

## 4  TEE

수술하면서도 심장 초음파로 환자 상태를 확인할 수 있군요.

TEE(Trans-Esophageal Ecocardiography, 경식도심장초음파)는 심실 기능과 용적 및 해부학적 구조를 지속적으로 관찰할 수 있어요. 수술 후 심실 기능을 평가하는 데 도움이 되어요. 이뿐만 아니라 심근허혈이 발생한 CABG(Coronary Artery Bypass Graft, 관상동맥우회술)을 시행받는 환자의 병변 관상동맥지가 분포하는 영역에 국소적 심근운동장애가 관찰되는 것을 확인해서 심근허혈을 빠르고 정확하게 진단할 수 있어요.

그럼 심장 수술에서는 주로 사용되는 검사 기계인가요?

네. 그리고 판막질환이 있는 환자에서는 심실 기능과 수술 전후의 판막 모양과 기능을 평가 할 수 있어요. 또한, 심폐 우회술(Cardiopulmonary Bypass) 후 심장 내에 남은 공기 방울의 제거 정도를 판단하는 데 유용하게 사용되죠. 대동맥의 죽상(Atherosclero)의 위치와 정도를 확인하여, 뇌졸중의 발생 빈도를 감소시킬 수도 있어요.

심근허혈을 빠르고 정확하게 진단할 수 있다는 것이 큰 장점이 되겠네요.

맞아요. 심근허혈의 감시를 위해서 주로 왼쪽 심실의 유두근 위치(Papillary muscle level)의 중간 지점에서 단축상(Short axis view)을 관찰하면, 이 위치에서 3개의 관상동맥지가 모두 분포한 까닭에 왼쪽 심실 전부하(preload)의 변화를 쉽게 알 수 있어요.

TEE는 식도를 통해 장비가 들어가다 보니, 식도에 문제가 있는 환자라면 사용할 수 없겠네요. TEE 장비를 사용하면 안 되는 경우가 있나요?

식도 협착이나 종양, 식도 천공이나 게실(Diverticulum), Active Upper G-I bleeding(Upper Gastric intestinal bleeding, 상위장관 출혈)인 환자의 경우 금기이죠.

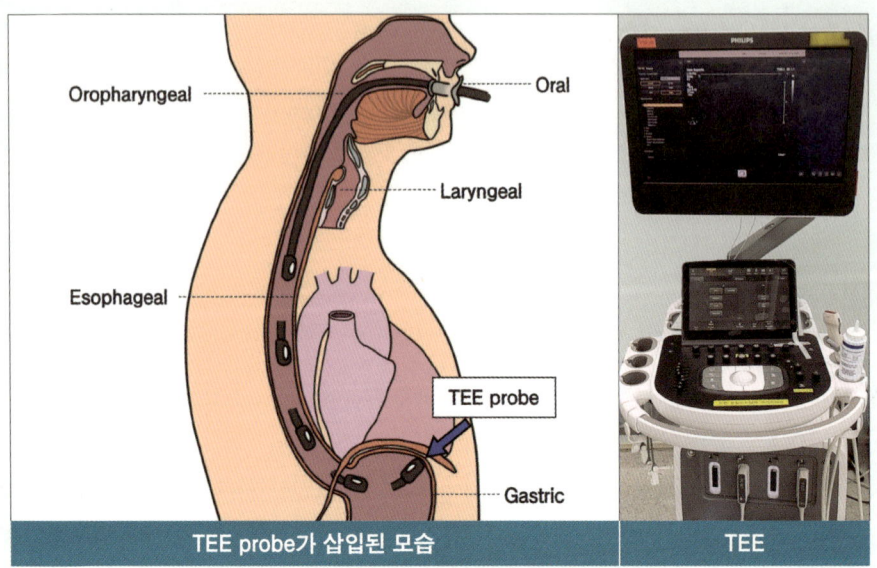

| TEE probe가 삽입된 모습 | TEE |

수술실에서 TEE를 하면 TEE 장비를 준비하는 법도 알아야 하겠네요. 준비는 어떻게 하나요?

설치된 TEE 전용 장에서 소독된 비닐로 Probe를 씌워 수술실로 이동시키고 수술실 Probe holder에 걸어둬요. 기계 사용 시 Mouth piece를 환자의 구강에 삽입시키고 Probe sensor와 Shaft에 Ultrasonic jelly를 발라주면 돼요.

TEE 장비의 Probe 길이가 생각보다 기네요.

TEE 장비 Probe는 길어서 환자에게 삽입 전 옆에서 꼭 Assist를 해주는 것이 좋겠죠? 그리고 TEE는 아주 고가의 장비이기에 잘 사용하고 관리도 잘 해줘야 해요.

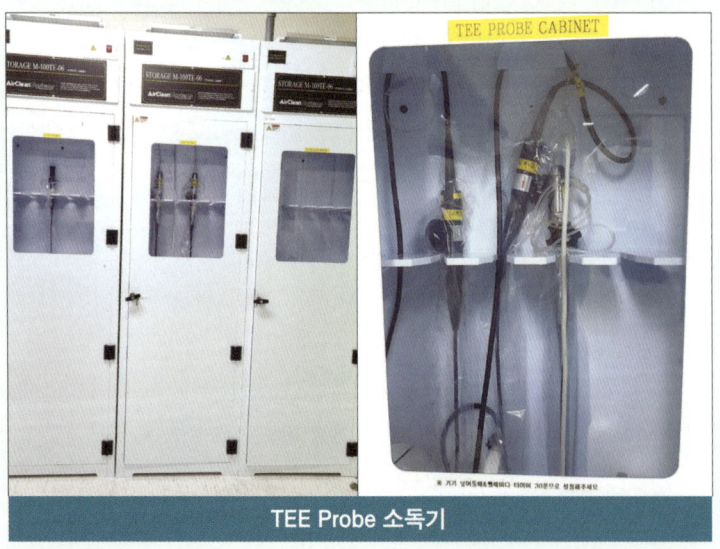

TEE Probe 소독기

## 5  초음파

초음파(Ultrasound guided technique) 기계는 많이 본 적 있어요. 그런데 Sono(Ultrasonography)를 보는 원리는 무엇인가요?

탐촉자(Transducer) 표면에 있는 일렬의 압전소자에 전기장이 공급되면 초음파가 발생해요. 초음파 영상은 이렇게 발생한 Pluse wave가 탐촉자에서 나와서 몸을 통과하여 조직의 경계면에 반사되고, 탐촉자로 돌아오면서 형성되는 것으로 보이는 거죠.

Sono는 영상을 보려는 위치에 그냥 탐촉자를 갖다 대기만 하면 보이는 건지 궁금해요.

초음파의 주파수가 영상의 해상도와 조직 투과 깊이도 결정해요. 그래서 적절한 Probe를 선택하고 적절한 Depth field와 focus(목표 구조물 혹은 약간 아래에 위치)를 잘 찾아야 영상이 잘 관찰되죠.

적절한 probe가 어떤 것을 말하는 건가요?

보통 낮은 해상도와 높은 투과력을 보이는 저주파(2~7MHz) 탐촉자(Transducer)는 깊은 구조물에 좋아요. 반면, 고주파(10~15MHz) 탐촉자는 높은 해상도와 낮은 투과력을 보이고 표층의 구조물을 관찰하기에 좋다고 해요.

Sono의 영상은 흑백으로 보이네요. 검은색으로 보이는 것과 흰색으로 보이는 것이 무슨 차이인지 궁금해요.

초음파의 반사 정도에 따라 다르게 관찰되는 거예요.

무에코 구조물(Anechoic structures: Ex. 혈관)은 초음파가 반사 없이 구조물을 통과해서 검게 관찰돼요.

저에코 구조물(Hypoechoic structures: Ex. 근위부신경, 지방세포)은 초음파가 구조물에서 거의 반사되지 않기에 검은색에 가깝거나 어둡게 나타나죠.

고에코 구조물(Hyperechoic structures: Ex. 뼈, 인대)은 초음파의 전달이 차단되고, 강한 신호가 변환기로 돌아와 밝고 희게 나타나요.

아, 그래서 다르게 관찰되는 거였군요. Sono 영상을 이해하려면 조직의 구조를 잘 알아야 하겠어요.

네. 보고자 하는 조직의 해부학적 구조를 잘 파악하고, 환자의 자세를 잡아야 정확하게 볼 수 있어요. Sono 장비에 대한 지식도 필요하죠.

 Sono는 Central line이나 A-line을 삽관할 때도 사용하는 것을 본 적 있어요.

 이처럼 Sono는 중요 정맥, 동맥을 확보할 때도 정확한 위치 확인을 하기 위해 유용하게 사용되죠.

## 6 ROTEM

 진단검사의학과에서나 쓸 것 같은 장비도 있네요. ROTEM, TEG은 어떤 장비인 건가요?

 Bedside coagulation monitor예요. 다량의 출혈이 있는 경우 혈액응고 인자를 자세히 살펴볼 수 있어요. ROTEM(ROtational ThromboElastoMetry), TEG(ThrombElastoGgraphy)은 Viscoelastic coagulation Test (점탄성 응고 검사법)으로 실시간 응고 상태를 검사하는 방법이에요. 치료에 반영할 검사 결과가 나오는데 15~25분이면 충분해요.

 진단검사의학과에 검체를 보내지 않고도 빨리 검사 결과를 확인할 수 있겠네요. ROTEM은 어떻게 검사하나요?

 검사 전 장갑을 착용하고 기계 자체의 기본 설정 온도가 37℃로 설정되어 있어서 혈액 검체를 5~10분간 Preheated station에 올려두고 혈액 검체를 데운 후에(Blood sample warming) 검사해요.

이 장비의 검사부는 컵과 핀으로 이루어져 있어요. 시트르산 처리된 혈액 검체를 자동 조작 피펫으로 340㎕씩 컵에 넣고, 이를 핀이 안에 잠기도록 본체에 장착하면 핀이 돌아가요. 그러면서 혈액이 응고되는 과정에서의 섬유소 가닥과 혈소판 물질들 사이에서 생성된 점탄성을 광학적 방법으로 집계하여 디지털화해서 보여줘요. 화면지시대로 placing PIN, placing CUP, Fixing CUP, 시약을 투입하면 돼요.

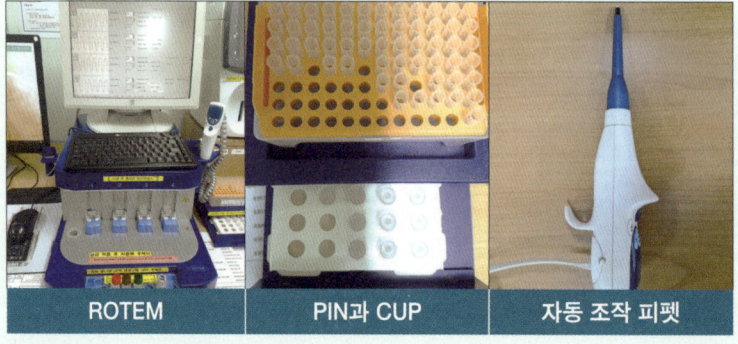

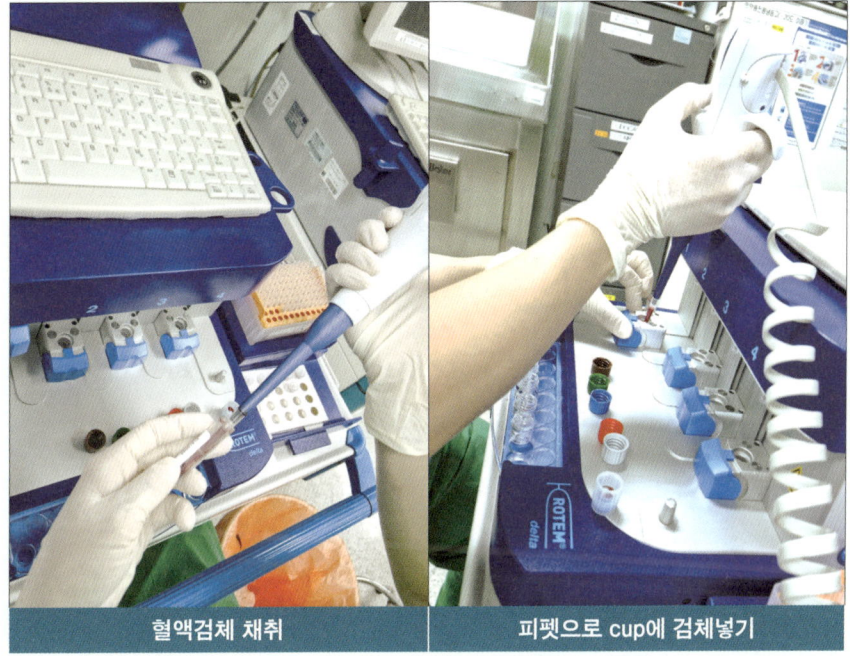

| 혈액검체 채취 | 피펫으로 cup에 검체넣기 |

ROTEM의 시약 관리는 어떻게 하나요?

ROTEM의 시약 유효기간은 Intem, Extem, Startem은 8일, Fibtem은 14일, Heptem은 30일이에요. Vial에 시약의 volume을 점검하고 시약의 보관은 냉장보관이지만, 사용 시에는 시약의 온도가 상온과 비슷해진 후에 사용해야 하기 때문에 아침에 출근해서 약품 냉장고에서 미리 꺼내 두어야 해요.

그렇군요. ROTEM에 사용하는 시약이 다양하네요.

네. 각 시약마다 역할이 달라요. 혈액 응고의 내인성 경로 기능을 확인할 수 있는 Intem, Extem은 조직인자(tissue factor)로 응고 과정을 활성화시켜 반응 속도를 빠르게 하는 방법으로, 응고의 외인성 경로 기능을 확인할 수 있어요. 그리고 헤파린의 효과를 중화시킨 후 Heptem을 얻을 수 있고, 혈소판 기능을 억제하고 평가하는 것이 Fibtem이에요.

ROTEM의 결과는 어떻게 해석하나요?

ROTEM의 결과는 Thromboelastometry reaction curve(TEMogram)을 해석해요.

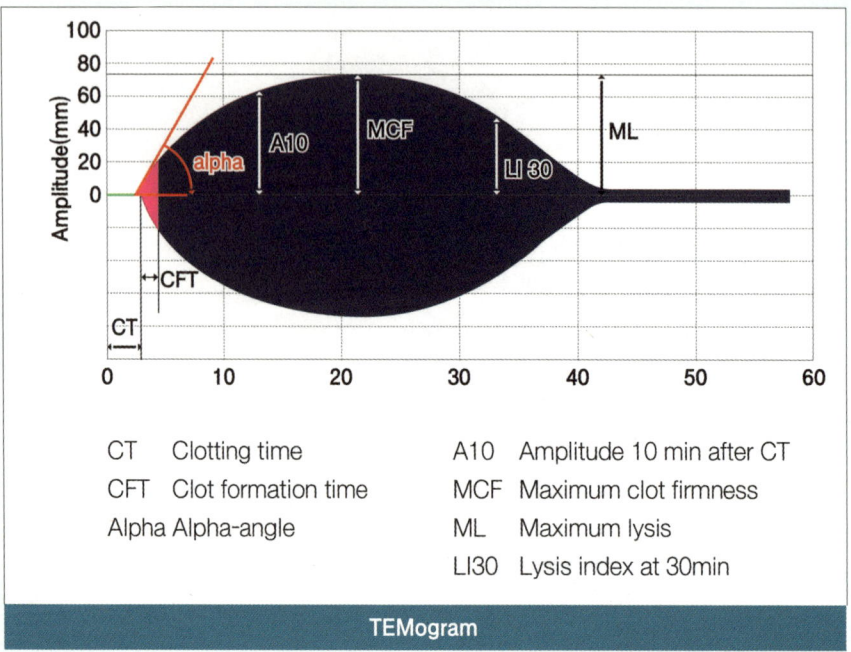

| | CT | Clotting time | A10 | Amplitude 10 min after CT |
|---|---|---|---|---|
| | CFT | Clot formation time | MCF | Maximum clot firmness |
| | Alpha | Alpha-angle | ML | Maximum lysis |
| | | | LI30 | Lysis index at 30min |

**TEMogram**

TEMogram해석 방법은 다음 표와 TIP을 통해 알아보도록 해요.

| 시약 | 검사 결과 | 해석 |
|---|---|---|
| Extem | CT(Cloting Time)가 연장 | · 비타민K 의존성인 응고인자 II, VII, IX, X의 결핍임 |
| | CFT(Clot Formation Time)가 연장 동시에 A10이나 MCF(Maximum Clot Firmness)가 작게 나타남 | · 섬유소 결핍이나 기능 이상임<br>· Fibtem이 정상으로 나오면 혈소판 감소나 기능 이상임 |
| | LI(Clot lysis index)가 85%가 안 됨 | · 섬유소과다용해 반응임<br>· Aptem이 정상으로 나온다면 섬유소 용해 억제제의 효과임 |
| Intem | CT가 연장 | · Heptem 결과가 정상: 헤파린에 의한 결과임<br>· Heptem에서도 CT가 연장된다면 응고 인자인 VIII, IX, X, XII 문제임 |

**TIP** ROTEM TEMogram 해석 방법

- CT(Clotting Time)은 트롬빈(Thrombin) 형성의 시작을 나타내는 것으로, 그래프의 진폭이 2mm가 될 때까지의 시간을 말하며, 응고인자들 활성도를 반영함

- CFT(Clot Formation Time, 혈전형성시간) 진폭이 2~20mm가 될 때까지의 시간이며, 섬유소 형성을 반영한다. 혈소판 반응도 이 때 시작되는 것으로 본다. 여기까지 그래프의 기울기를 알파값(Alpha angle)으로 나타냄

- MCF(Maximum Clot Firmness, 최대 진폭)혈전의 강도를 반영함

- A5, A10(Amplitude 5,10 min after CT)은 혈전의 강도를 좀 더 빨리 판정하기 CT에서 각각 10분, 20분에 측정한 진폭임

- LI30, LI60는 섬유소용해 반응을 나타내는 지표로, LI(Lysis Index)를 MCF에 대한 백분위수로 나타내는데, CT에서부터 30분, 60분 후 값을 말함

- ML(Maximum lysis, 최대 용해)임

| | Normal clot | |
|---|---|---|
| EXTEM | CT | 43~82Sec |
| | A5 | 33~52mm |
| | MCF | 52~70mm |
| | ML | <15% |
| | LI | >85% |
| FIBTEM | A5 | 5~20mm |
| | MCF | 7~24mm |
| | ML | <15% |
| | LI | >85% |

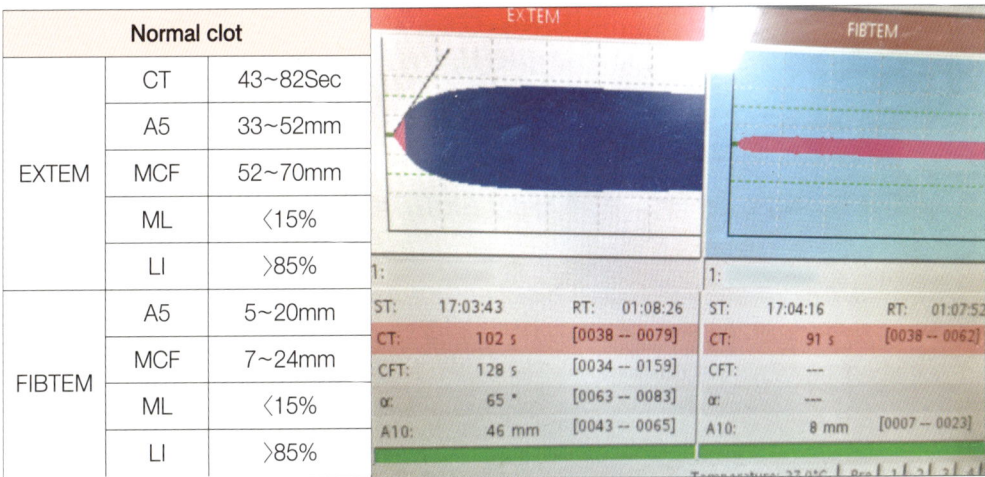

 ROTEM 결과로 빠른 처치도 가능하겠네요

 응고 장애 발생에 더 신속한 처치가 가능하여 외상이나 수술 환자에서 출혈을 줄일 수 있죠. 또한 ROTEM의 적용은 부족한 응고 성분 파악이 되므로 성분별 보충이 가능하게 하여 수혈 감소 효과도 줄 수 있어요.

## 7 혈액가스분석기

 ABGA할 때 이 기계를 써본 적이 있어요. 혈액 가스분석기로 어떤 항목을 검사할 수 있는지 궁금해요.

환자의 혈액의 pH, $PCO_2$, $PO_2$, Hct, 각종 전해질, Glucose, Lactate를 선택해서 검사할 수 있어요.

환자의 상태를 확인할 수 있는 중요한 항목들을 바로 현장에서 검사할 수 있는 거네요. 사용 방법을 잘 알아둬야겠어요. 혈액 가스분석기는 어떻게 사용하는지 알려주세요.

사용 방법은 기계마다 차이는 있지만, 원리는 같게 구성되어 있어요. 예시로 GEM3500을 기준으로 설명해줄게요.

화면의 Ready 상태에서 혈액 검체의 종류(Arterial, Venous)를 선택하고 혈액 검체 Syringe를 Probe에 넣고 ON 버튼을 누르면 혈액 검체가 기계로 흡입되고 Beep이 울리면 혈액 검체 Syringe를 빼면 돼요. 65초 후 결과가 화면에 나오고 결과는 프린트해서 종이로도 확인 할 수 있어요. 사용 후에는 다시 Ready 상태가 되어야 다음 사용을 할 수 있어요.

### ✓ TIP  혈액 가스분석기 사용 시 주의 사항

혈액 검체 Syringe를 Probe에 넣을 때 Probe의 끝이 Syringe의 검은색 피스톤에 닿지 않도록 해야해요. 종종 Clot된 검체로 Probe가 막히는 경우가 있으니 혈액 검체가 담긴 Syringe는 여러 번 돌려가며 잘 Mixing하도록 해요. 그리고 혹시 공기가 있을 수 있으므로 검사 전 검체 한 방울을 버리고 하는 것이 정확해요.

화면에서 알려주는 대로 하면 별로 어렵진 않네요.

기계 자체에 정상적인 작동 여부를 관리하는 자동 정도관리 시스템(Quality control system)이 되어있어서 관리가 어렵진 않아요. 자동 정도관리 결과 Report만 확인하면 되죠. 그리고 항상 기계 주변은 혈액으로 오염되지 않도록 청결하게 관리하는 것이 좋겠죠.

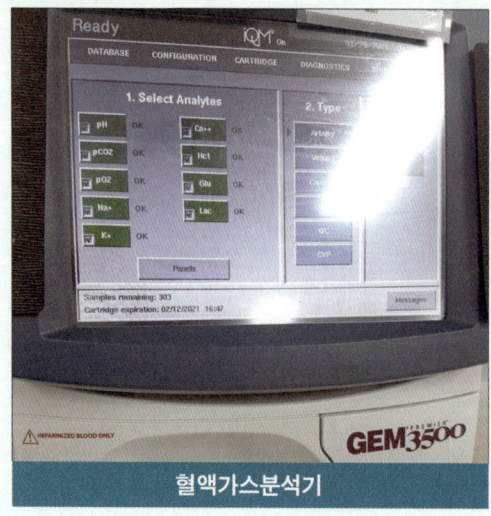
혈액가스분석기

# 8 제세동기

제세동기(Defibrillator)는 다른 장비들에서 비해서 많이 봤어요. 제세동기(Defibrillator)는 어떤 기능이 있나요?

제세동기는 심장에 치명적인 부정맥 발생하면 전기적 자극으로 심장 내 전기적 활동을 정상으로 전환하기 위한 장비예요. 제세동기(Defibrillator)와 심조율전환(Cardiversion)의 기능을 하고 있어요.

Defibrillator는 주로 심폐소생술을 할 때 많이 사용하는 것 같아요.

네. 주로 CPCR(Cardio Pulmonary Cerebral Resuscitation, 심폐-뇌 소생술) 시 사용되죠. Defibrillator는 Pulseless VT(Pulseless Ventricular Tachycardia, 무맥성 심실빈맥), VF(Ventricular Fibrillation, 심실세동)에만 사용돼요. 그리고 Cardiversion은 AF(Atrial Fibrillation, 심방세동), Atrial flutter, VT With pulse, other SVT(other Supra Ventricular Tachycardia, 심실상성빈맥)에서 사용될 수 있어요.

Defibrillator는 응급 상황에 사용할 수 있도록 꼭 알고 있어야겠어요.

의료인이라면 반드시 알아야 해요. 우선 전원을 켜고, EKG Lead를 흉부 위치에 맞게 부착하고, EKG상 Pulseless VT, VF일 때 적용해요.

Defibrillator를 사용할 때 Paddle에 젤리를 바르는 것을 본 적이 있어요. 젤리는 왜 바르는건지 궁금해요.

화상 예방을 위해 Paddle에 젤리를 바르는 거예요. 제세동기 장비에 표시된 권장 에너지를 선택(성인은 Monophasic: 360J, Biphasic: 120~150J)하고, 에너지 충전이 완료되면 알람 소리가 나요. 그러면 주변 사람들에게 환자와 접촉하지 않도록 경고하고, 양쪽 Paddle을 적절한 위치에 대요(Sternum: 우측 쇄골 직하부, Apex: 좌측 유두 옆 중앙겨드랑이선). 이후 10~12kg의 압력으로 Paddle에 있는 버튼을 동시에 눌러서 에너지를 방전하여 환자에게 적용하는 거죠.

그럼 Cardioversion을 할 때는 어떻게 사용하나요?

사용 방법은 Defibrillator 적용 방법과 같아요. 그러나 에너지를 선택할 때만 장비에 있는 Sync key를 누르면 화면에 보이는 EKG의 R wave에 맞춰서 화살표로 표시가 되고, 이때 전기 충격 시 표시되는 R wave에 맞춰서 자극을 주는 거죠.

Defibrillator 적용과 Cardioversion 적용은 다른 거군요. Defibrillator 점검은 매일 확인하는 것 같던데요.

 맞아요. 제세동기는 위급할 때 사용하므로, 매일 출근하면 장비 상태를 점검해야 해요. 그리고 잊지 말고 EKG reading paper가 있는지, 잘 프린트되는지도 확인하도록 해요.

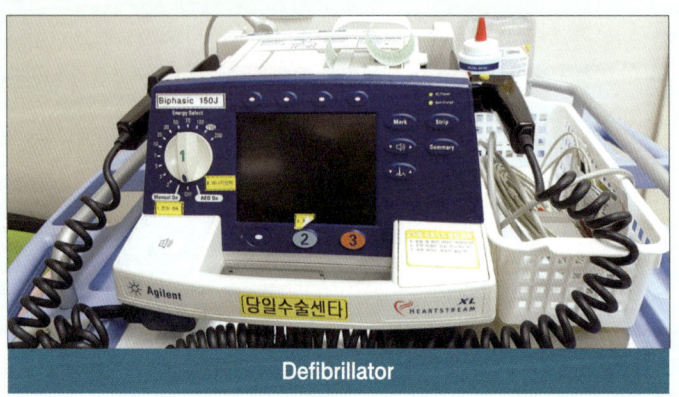

Defibrillator

## 9 가온 장비

 대부분 수술실의 온도는 낮더라고요.

 그래서 환자의 체온 유지를 위해 체온을 감시해야 하고, 적극적 관리도 요구돼요.

 수술실의 온도가 낮은 이유가 미생물의 번식을 막기 위해서라고 하던데, 오직 그 이유 때문에 온도를 낮게 유지하는 건가요?

 수술실은 수술 집도의가 여러 겹의 멸균 옷을 입어야 해요. 그런데 더워서 땀이 흐르면 수술 Field을 오염시킬 수 있어요. 그러므로 낮은 온도로 유지해야 해요. 하지만 환자의 정상 체온 유지를 위해 의도적 저체온 요법이 요구되는 수술 외에는 불편하더라도 수술실 온도를 21℃ 이상을 유지하기를 권장해요.

 그래도 수술실의 온도는 낮아서 그런지 환자들에게 가온 장비를 사용하는 것을 자주 본 적 있어요.

 네. 수술실의 낮은 온도와 수술 창상을 통한 열 소실이 발생해요. 그러므로 적극적 체온 유지를 위해 여러 장비를 사용해요. 우선 피부를 통한 열 소실을 예방하기 위해 담요, Sheet등은 쉽게 적용할 수 있어요. 그러나 그 효과가 크지 않기에 피부 가온을 위한 여러 기계를 이용해요.

가온 장비의 종류도 다양한 것 같던데, 어떤 장비가 있는지 알려주세요.

 우선 가온된 순환수를 이용하는 Blanketrol과 가온 공기 담요를 사용하는 Air Warm system이 있어요. 신생아에게 적용하는 Heat lamp(Air shields)가 있어요.

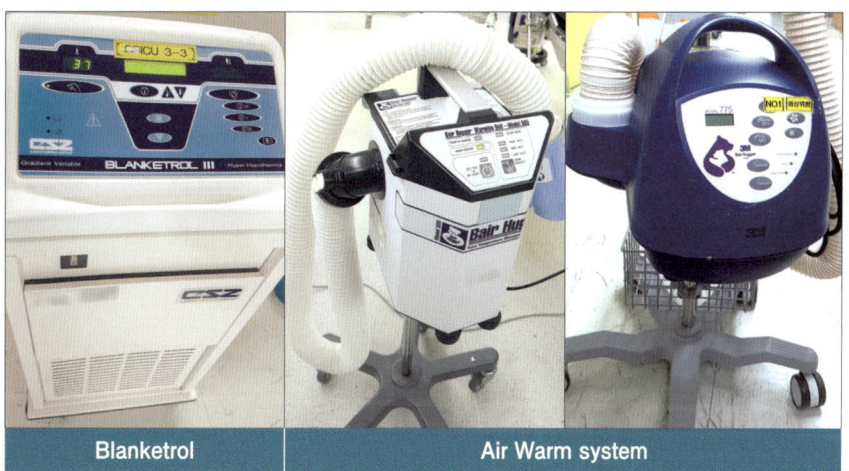

 Blanketrol은 가온수를 이용하는군요. 혹시 가온수 때문에 피부가 손상될 수도 있지 않을까요?

 우선 Blanketrol은 가온수를 적용할 수 있는 Pad를 깔고 순환수를 이용해요. Pad에 손상이 있다면 가온수에 의한 화상을 초래할 수 있어요. 그러므로 환자 적용 전 순환수를 이용해서 Pad에 구멍이 나거나 손상된 곳은 없는지 점검해야 해요. 그리고 가온수도 자주 갈아주고 보충하면서 사용해야 하죠.

 그러면 Air Warm system이라는 것은 가온된 담요를 덮어 주는 건가요?

 네. 가온된 공기를 담요로 덮어주는 것이에요. 최근 환자 체중 밑에서 가온해주는 것보다 피부 위에서 가온해주는 것이 피부 손상 예방이나 피부를 통한 대사성 열 손실을 차단하는 데 더 효과적이죠. 그런 까닭에 가온 공기 담요를 사용해요. 그러나 수술 부위가 광범위할 때는 적용이 어려운 단점이 있어요.

 가온 장비 사용 시 어떤 점을 주의해야 하는지 알려주세요.

 뇌 대사율이 높아 두부에서 체온 소실이 상당해요. 그러므로 머리 부위도 잘 덮어주고, 수술 범위가 넓어서 가온할 수 있는 부분이 적어도, 세심히 살펴 수술 범위가 아닌 곳은 가온해 줘야 해요. 그리고 가온 장비를 사용할 때는 환자 피부에 화상이나 압력에 의한 욕창이 발생하지 않는지 자주 점검해 줘야 하죠.

**UNIT 2** 마취 약물(약을 흡입하면 마취가 된다고?)

1) 마취제 : 흡입마취제, 정맥마취제

2) 근이완제

3) 국소마취제

4) 마약, 항정약품, 고위험 의약품

# 1 마취제

## 1 흡입마취제

> **Case**
> 마취준비실에서 수술 시 마취에 사용할 약물을 준비한다. 정맥마취제를 준비해야 한다고 하는데, 정맥마취제가 어떤 것인지 모르겠다. 어떻게 해야 할까?

마취에 사용되는 약물이 다양하더라고요. 어떤 종류가 있나요?

마취제는 흡입마취제, 정맥마취제가 있어요. 전신마취작용의 기전이 아직 완전히 알려지지 않아서 이해하기에 어려울 수도 있어요. 하지만 업무를 하면서 자주 사용하다 보면, 지금까지 밝혀진 원리와 개념은 충분히 이해될 거예요.

흡입마취제에 대해 알고 싶어요.

흡입마취제를 이해하려면, 먼저 흡입마취제 강도를 측정하는 MAC(Minimum Alveolar Concentration, 최소 폐포 농도)부터 알아야 해요.

MAC이 무엇인가요?

MAC(vol%)은 대기압에서 유해 자극에 50%의 환자가 움직이지 않을 정도의 폐포 내 마취제의 농도예요. 이는 흡입마취제의 효능을 비교하는 단위 없는 값(Unitless value, 등가 농도)을 말하는데, MAC이 낮을수록 강력한 마취제임을 뜻해요. MAC은 1세일 때 가장 높고, 나이가 들수록 10년마다 6%씩 감소한다고 해요. 보통 1.3 MAC일 때 95%의 환자는 수술 자극에 반응하지 않아요.

흡입마취제의 종류에는 어떤 것이 있는지 알려주세요.

흡입마취제의 종류는 다양해요. 다음 표로 볼까요?

| | N$_2$O(Nitrous Oxide, 아산화질소) |
|---|---|
| MAC(vol%) | 104 |
| 특징 및 주의 사항 | · 무색, 무취의 기체<br>· 단독 사용하기에는 마취 효과가 부족하여 다른 흡입마취제나 정맥마취제 등과 병용함.<br>· Anoxia(산소결핍)를 예방하기 위해 O$_2$ 30% 이상을 투여하고, 마취종료 후 5~10분 정도 100% 산소를 흡입시켜 Diffusion hypoxia(저산소증 확산)를 방지함.<br>· 수술 후 오심과 구토가 증가함. |

| | Sevoflurane |
|---|---|
| MAC(vol%) | 1.45~1.8 |
| 특징 및 주의 사항 | · 혈액용해도(Blood solubility)가 낮아 마취 유도와 각성이 빠름.<br>· 심혈관계 안전성도 높고 간독성이 없음.<br>· 기도 자극이 적어 소아의 마취 시 사용됨.<br>· 신장 질환자, 심한 혈량저하증이 있는 환자나 두개내압이 높은 환자에서는 주의해서 사용해야 함. |

*혈액용해도: 흡입마취제의 혈액용해도(=혈액에 녹는 정도)는 혈액/가스 분배계수와 같은 용어

| | Desflurane |
|---|---|
| MAC(vol%) | 5.2~6.6 |
| 특징 및 주의 사항 | · 흡입마취제 중 혈액용해도가 제일 낮음.<br>· 심혈관계 안전성이 높고 특별히 제작된 기화기를 사용해야 함.<br>· 불쾌한 냄새가 나고 기도 관련 합병증이 높아 소아에게는 부적합하며, 급격한 농도의 증가는 심박동수, 혈압을 증가시킬 수 있음.<br>· 사용 전 기화기의 전원이 켜져 warming되어 있는지 확인해야 함. |

MAC이 높은 N$_2$O로는 마취 효과가 부족해서 다른 흡입마취제를 같이 사용한다는 것이군요. 그럼 마취 효과가 부족한 N$_2$O를 왜 흡입마취제로 사용하는 걸까요?

좋은 질문입니다. 그 이유는 이차 가스 효과(Second gas effect) 때문이에요. 이차 가스 효과는 두 가지 흡입마취 가스 중 혈액으로 흡수가 잘 되어 고농도로 존재하는 마취 가스(일차 가스), 즉 이 일차 가스 영향으로 다른 마취 가스(이차 가스)의 폐포 농도가 상대적으로 빨리 상승하면서 마취의 촉진이 일어나는 현상을 말해요. 그래서 N$_2$O(주로 일차 가스)와 흡입마취제(이차가스)를 혼합하여 사용하는 경우가 많아요.

정확히 흡입마취제는 어떻게 환자에게 작용하나요?

간단하게 설명하면, 마취제가 가스 상태로 환자 호흡기에 들어가서 혈액에 용해되고 혈액을 타고 뇌에 도달하면서 마취 작용을 해요. 회복은 이와 역순으로 이루어지죠.

흡입마취제는 환자의 인체에 어떤 영향을 주는지 궁금해요.

모든 흡입마취제는 각각의 장기에 영향을 줘요. 심혈관계에는 일정 용량 이상 사용되었을 때 발생되는 심혈관계 억제제로, 심장 박동수에 영향을 줘요. 호흡기계에는 1회 호흡량을 감소시키고 호흡수를 증가시켜요. 하지만 분당 호흡량을 유지할 만큼 호흡수가 충분하지 않기에 결과적으로는 분당 호흡량이 줄어들어 안정 상태에서도 동맥혈탄산가스분압($PaCO_2$)이 높아져요.

그럼 간과 신장에는 어떤 영향을 주나요?

흡입마취제는 간에는 간문맥 혈류량 감소를 일으켜요. 그러나 간동맥 혈류량 증가로 보상 되면서 혈류 공급을 보존해서 간에 큰 변화를 주지는 않아요. 그리고 신장에서는 신혈류량 감소, GFR(Glomerular Filtration Rate, 사구체여과율) 감소, 요배설량 감소에 영향을 줘요.

흡입마취제가 신경계에도 영향을 주는지 궁금해요.

흡입마취제는 뇌산소대사율(Cerebral Metabolic Rate Of Oxigen)을 감소시키고, 뇌혈관의 확장을 통해 용량에 비례하여 뇌혈류와 두개내압을 증가시켜요. 그리고 뇌혈류 자동 조절(Autoregulation) 기전을 억제해서 출혈에 의해 저혈압이 발생했을 때 뇌혈류도 동시에 감소할 수 있어요.

마취가 끝나고 흡입마취제에서 빨리 회복하게 하는 방법이 있을까요?

흡입마취 시간을 되도록 짧게 하고, 환자 발관(Extubation) 전 100% 산소로 충분히 환기해 주면, 흡입마취제에서 빨리 회복될 수 있어요. 그리고 환자의 심호흡을 잘 시키는 것도 중요해요.

| 흡입마취제의<br>마취 유도 속도를 높이는 요인 | 흡입마취제의<br>마취회복 속도를 높이는 요인 |
| --- | --- |
| 흡입마취제의 농도 증가 | 신선가스 유량의 증가 |
| 신선가스 유량의 증가 | 폐포환기 증가 |
| 폐포환기 증가 | 폐쇄 호흡회로 |
| 심박출량의 감소 | 낮은 혈액용해도 |
| 이차 가스 효과 | 낮은 조직/혈액 분배계수 |
| 폐쇄 호흡회로 | 마취시간 감소 |
| 낮은 혈액용해 | |

## 2 정맥마취제

정맥마취제도 여러 종류가 있겠네요.

정맥마취제는 정맥으로 사용하는 모든 진정, 진통제를 다 포함해요. 마취 유도에 선호되는 Thiopental sodium, Etomidate, 마취 유도와 유지를 위해 사용되는 Propofol, 진정에 사용되는 Precedex, Midazolam이 있어요. 그리고 해리성 마취제인 Ketamine과 아편 유사제(Opioids)가 있죠. 각 약의 특성은 표를 통해서 알아봐요.

| Thiopental sodium(Pentothal) ||
|---|---|
| 적응증 및 사용 용량 | 전신마취의 빠른 도입으로 마취 유도 시 사용(Blood-Brain-Barrior 빠르게 통과)<br>· Induction dose: 3~5mg/kg<br>· onset: 10~30sec<br>· 1ample을 증류수20cc희석해서 25mg/cc로 사용함. |
| 주의 사항 | · 증류수에 희석하여 사용함.<br>· 근이완제와 혼합되면 침전물이 생기므로 주의가 필요함.<br>· 반복 투여 시 조직에 축적, 농도 증가하므로 IV bolus로만 투여함.<br>· 저혈량 환자에 쓰면 심한 C.O(Cardiac Output) 감소와 혈압감소가 있으므로 쓰지 않음.<br>· 주로 2~25℃에 보관.<br>· 강알카리성(pH〉10)이므로, 정맥외부로 주사되면 조직에 손상을 주며 특히 동맥에 주사 시 혈관수축, 혈전 및 조직괴사를 초래함. |

| Etomidate(Amidate) ||
|---|---|
| 적응증 및 사용 용량 | 심혈관계에 미치는 영향과 호흡억제가 적어서 혈역학적 불안정한 환자의 마취 유도로 선호됨.<br>· Induction dose: 0.2~0.6mg/kg |
| 주의 사항 | · 수술 후 정맥염과 구역과 구토가 나타 날 수 있음.<br>· 정주 시 통증 유발 |

| Propofol(Diprivan) ||
|---|---|
| 적응증 및 사용 용량 | 빠른 마취 유도와 신속한 회복<br>· Induction dose: 1.5~2.5mg/kg<br>· onset: 30sec<br>· 반감기가 2~4min<br>· 30~60min안에 배설 |
| 주의 사항 | · 세균증식의 가능성이 많아서 개봉 후 6시간이내 사용해야함.<br>· 정주 시 통증이 유발<br>· 성인만 사용하고 신생아 억제 가능하므로 산과 수술에서는 사용하지 않음. 진통작용이 거의 없음. |

| Midazolam ||
|---|---|
| 적응증 및 사용 용량 | 부위마취 시 진정, 최면제. 치료적 시술 행위에 진정제로 사용됨.<br>· Induction dose: 0.1~0.3mg/kg<br>· onset: 정맥주사 3~5min, 근육주사 15~30min |
| 주의 사항 | · 진통효과는 없음.<br>· 장기간 사용 시 활성 대사물의 축적으로 작용시간이 길어질 수 있음.<br>· 5mg 정맥주사는 20~30분간의 기억 소실을 가져옴.<br>· Flumazenil에 의해 역전됨. |

| Dexmedetomidine(Precedex) ||
|---|---|
| 적응증 | · 시술과 24시간 미만의 단기간 투여 시 사용<br>· 중환자실 진정, 기관지내시경시술 |
| 주의 사항 | · 용량 의존적 저혈압, 서맥이 나타날 수 있음.<br>· 비싼 가격<br>· 최소한의 호흡 억제, 각성 상태 유지 가능 |

| Ketamine ||
|---|---|
| 적응증 및 사용 용량 | · 강한 진통작용<br>· 해리성 마취제(Dissociative anesthesia)<br>· 1~2mg/kg |
| 주의 사항 | · 심혈관계 흥분, 뇌혈류량 증가<br>· 악몽, 뇌압, 안압 상승, 오심·구토가 나타날 수 있음. |

Thiopental sodium(Pentothal)은 천천히 주사해야 한다고 들었는데, 그 이유는 무엇인가요?

Thiopental sodium(Pentothal)은 알레르기 반응과 주사 부위 자극이 심하므로 이런 불편감을 감소하기 위해 천천히 투여해요. 또한, Propofol도 정맥투여 시 주사 부위 통증이 있어서 Propofol을 투여하기 전에 국소마취제인 리도카인을 미리 정맥투여 하기도 해요.

Opioids에 대해서도 알고 싶어요.

Opioids는 mu, kappa, delta 아편유사제의 수용체에 결합하여 작용을 나타내는 약을 총칭하는 약리학적 용어예요. 법률적으로는 마약이라 하죠. Opioids는 정맥마취제 역할과 함께 통증 관리를 위해 사용해요.

| 작용기전 | 종류 |
|---|---|
| Pure(full) agonist | Morphine, Codeine, Fentanyl, Oxycodone, Meperidine, Hydromorphine, Tramadol |
| Partial agonist | Buperenorphine(Norspan patch) |
| Agonist-antagonists | Pentazocine, Butorphanol, Nalbuphine |
| Antagonists | Naloxone |

아편유사제는 어떻게 작용하는지 궁금해요.

정맥 투여되는 아편유사제의 작용 시간과 특징에 대해서 다음 표를 통해 알아보도록 해요.

| Morphine | |
|---|---|
| 작용 시간 | · 2~3시간<br>· onset: 5분 이내 |
| 특징 | · 대조 표준약물. 주로 신장에서 배설되므로 신부전에서는 용량 조절<br>· 히스타민 분비가 가장 많음. |

| Hydromorphone(Dilid) | |
|---|---|
| 작용 시간 | · 2~4시간<br>· onset: 15분 이내 |
| 특징 | · Morphine보다 6~8배 강력함.<br>· 간대사, 요/담즙배설<br>· Morphine의 보다 히스타민 분비가 적고, Morphine보다 신기능 저하에 있어 안전해서 유용한 대체재임. |

| Oxycodone | |
|---|---|
| 작용 시간 | · 2~4시간<br>· onset: 1분 이내 |
| 특징 | · Morphine보다 2배 강력함. |

### Meperidine(Pethidine, demerol)

| 작용 시간 | · 2~3시간<br>· onset: 5분 이내 |
|---|---|
| 특징 | · Normeperidine Effect: 장기간 투여하면 대사물질이 축적되어 뇌신경을 자극하여 정서 변화, 불안, 떨림, 경련이 일어남.(이때 발생하는 경련에는 Naloxone이 효과가 없어 만성 암환자에게 금기됨)<br>· MAO(MonoAmine Oxidase)와 병행투여 시 심한 호흡억제, 섬망, 고열, 경련, 사망 등이 초래될 수 있어서 최근에는 사용을 권장하지 않음. |

### Fentanyl

| 작용 시간 | · 30분~1시간<br>· onset: 1분 이내 |
|---|---|
| 특징 | · 지방용해도가 커서 경피 투여 가능<br>· Morphine보다 75~100배 강력함.<br>· Histamine 유리를 하지 않아서 다량 사용이 가능함. |

### Alfentanil

| 작용 시간 | · 15분<br>· onset: Immediate |
|---|---|
| 특징 | · Fentanyl의 1/4 정도의 효과 |

### Sufentanil

| 작용 시간 | · 20분<br>· onset: Immediate |
|---|---|
| 특징 | · Fentanyl보다 5~10배 강력함. |

### Remifentanil

| 작용 시간 | · Short(15분)<br>· onset: Immediate |
|---|---|
| 특징 | · 빠른 가수분해(물 분자를 이용한 분배하는 과정)<br>· 제거 반감기는 10분 이내<br>· Propofol과 함께 사용할 경우 용량에 비례해서 BIS가 낮아지므로 전정맥마취에 적합함. |

TIVA라는 것도 있던데, 이건 정맥마취를 하는 방법의 하나인 건가요?

네. 먼저 TIVA는 Total Intravenous Anesthesia로 전정맥마취라고 해요. 흡입마취제나 $N_2O$를 사용하지 않고 정맥으로 투여되는 여러 약물로 마취 유도와 심도를 유지하는 전신마취를 말하죠. 주로 무의식과 기억 소실을 위해서는 최면진정제, 수술 자극에 의한 통증, 그로인한 반사를 억제하기 위해서는 진통제를 투여해요. 또한 근육을 이완하기 위해서는 근이완제를 투여해요.

 TIVA는 TCI Orchestra를 사용해야 한다고 하던데요. TCI가 뭔가요?

 TIVA는 정맥마취제 전달 체계인 TCI Orchestra를 꼭 사용해요. TCI는 Target Controlled Infusion으로, 목표 농도 조절 주입이라고 해요. 이는 원하는 이론적 목표 농도가 유지되도록 컴퓨터에서 환자의 상태 및 약제의 약동학과 약력학적 특징에 기초하여 원하는 혈중 농도에 도달하고, 그 농도를 유지하도록 계산된 양을 지속 주입하는 방법이에요. 일반 Orchestra와 다르게 투여 속도가 아닌 목표 농도를 입력하면, 원하는 혈중 농도에 맞춰서 정맥마취제가 주입돼요.

 그럼 왜 TIVA는 TCI Orechestra를 사용해야하는 건가요?

 앞서 말했듯이 단일 약제로 TIVA를 시행하면 심혈관계 및 호흡기계 변화 등 부작용 없이 적절한 마취 상태를 얻기 어려워요. 그래서 비슷한 약동학이나 약력학을 가진 정맥마취제와 마약성 진통제를 혼용하여 사용해야 하죠. TIVA를 시행하기 위해 여러 가지 주사제의 지속유입을 가능하도록 TCI Orchestra을 사용하는 것이랍니다. TCI Orchestra는 항상 충전시 켜두고 언제든지 사용할 수 있게 해야 해요.

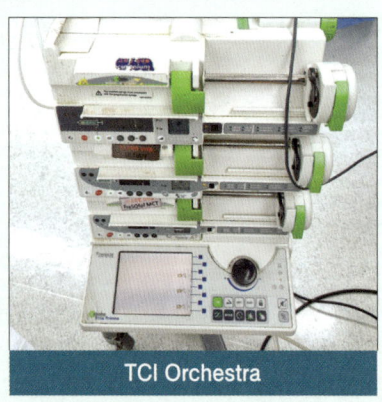
TCI Orchestra

 TIVA에도 마약성 진통제가 사용되나요?

 TIVA가 진행되는 중에 마취 및 수술에 유해한 자극에 대한 반사성 반응을 억제하는 데 필수적이어서 주로 마약성 진통제가 사용돼요. 보통 마약성 진통제 Remifentanil을 사용하죠. Remifentanil은 작용 개시도 빠르고 진통 효과도 좋아요. 그리고 빠른 가수분해가 되기에 고용량으로 지속 정주하더라도 자발 호흡이 신속하게 회복할 수 있어요.

## 2 근이완제

근이완제(Muscle relaxants)는 어떻게 작용하나요?

근이완제는 신경근육 접합부(Neuromuscular junction)에서 아세틸콜린(Acetycholine, ACh) 작용 부위에 붙어서 ACh처럼 작용(탈분극성)해요. 또는 ACh이 작용 부위에 붙지 못 하도록 방해(비탈분극성)해서 근이완을 유발하여 작용하게 되죠.

근이완제는 언제 사용되는지 궁금해요.

전신마취 기관 내 삽관 시, 개복 수술 시 복압을 낮출 때, 개흉 수술 시 호흡을 정지시켜서 수술 조작에 지장을 주지 않게 하려고 사용돼요. 그리고 장기간 인공호흡기를 쓸 때 호흡 조절 목적으로 사용될 수 있어요. 근무력증 같은 신경근 질환의 진단 목적으로 사용하기도 해요.

근이완제의 작용에서 회복에 영향을 주는 요소가 있나요?

신경근 차단의 정도, 산·염기 및 전해질 불균형, 역전제의 용량, 환자의 나이, 환자의 동반 질환 등이 영향을 줄 수 있어요.

근이완제에는 어떤 약들이 있는지 알려주세요.

 근이완제에 대해서 다음 표를 통해 알아보도록 해요.

| Vecuronium(Nocuron) | |
| --- | --- |
| 적응증 | · 작용 발현 시간이 짧아 SCh 대용으로 사용함.<br>· 히스타민 분비 또는 심혈관계 효과를 유발하지 않음.<br>· 작용 시간: 60분 |
| 용법/용량 | · 생리식염수 10mL로 용해해서 사용<br>· 1mg/mL로 0.15mg/kg |

| Rocuronium(Esmeron) | |
| --- | --- |
| 적응증 | · 점적 주입이 용이함.<br>· 빠른 작용 발현 시간<br>· 작용 시간: 30~40분 |
| 용법/용량 | · 10mg/mL로 0.6mg/kg |

| Cisatracurium(Nimbex) | |
| --- | --- |
| 적응증 | · 신장장애 환자에게 사용<br>· 작용 발현이 2분으로 자발적 회복이 빠름.<br>· 작용 시간: 28분 |
| 용법/용량 | · 2mg/mL로 0.15mg/kg |

| Succinylcholine(Anectine, SCh) | |
| --- | --- |
| 적응증 | · 탈분극성 약제로 유일하게 사용 가능<br>· 작용 발현이 빠름(1~2분)<br>· 작용 시간: 5~10분 |
| 용법/용량 | · 50mg/mL로 생리식염수 2mL로 mix해서 사용<br>· 25mg/mL로 1~1.5mg/kg |

수술이 끝나면 어떻게 근이완제의 작용에서 회복시킬 수 있나요?

이렇게 약물의 작용으로부터 회복시키기 위해 사용되는 약물을 역전약물(Reverse Agents)이라고 해요. 근이완제의 역전약물에 대해 알아보도록 해요. 우선 Cholinesterase inhibitors인 Neostigmine과 Pyridostigmine은 아세틸콜린이 신경접합부에서 비탈분극제의 경쟁적 억제를 역전시켜요. 하지만 단독 투여 시 Muscarinic effect가 발생되므로, 발현 시간이 유사한 Anticholinergics인 Atropine이나 glycopyrrolate을 함께 투여해서 Muscarinic effect를 최소화하죠.

Muscarinic effect는 무엇인가요?

Muscarinic effect는 평활근 특히 기관지 및 장관평활근의 수축 등 Muscarinic 수용체에 대한 작용이 일어나 심장 서맥, 기관지 연축을 일으키는 반응을 말해요. 최근에는 Sugammadex(Bridion)를 사용하는데 Rocuronium(Esmeron)에 의해 유도된 신경근 차단의 역전약물로 효과가 빠르지만, 가격이 비싸답니다.

---

## ✓ TIP   Reverse Agents 투여

근이완제와 역전약물의 상대적 작용 시간을 고려하여 어느 정도 자발적 호흡이 돌아오는 회복 이후 Reverse Agents를 투여해야 Recurarization(재근이완)을 방지할 수 있어요.

---

그럼 수술에 따라 어떤 마취를 할지는 정해져 있는 건가요?

수술 스케줄에 전신마취, 부위마취, 국소마취가 분류되어요. 그리고 흡입마취, 정맥마취여 부는 마취 전 환자평가서를 보고 확인할 수 있어요. 마취 준비 전 수술 스케줄을 봐야 하는 이유죠. 또한 마취통증의가 어떤 마취를 할지 정보를 미리 주기도 해요. 잘 모르겠으면 선배 간호사에게 물어보는 것이 좋겠죠?

# 3 국소마취제

 국소마취제는 국소 부위에 작용하는 마취제인가 보네요.

 국소마취제는 Amide형과 Ester형으로 나뉘어요. 이온화된 형태로 대부분 나트륨 통로에 결합함으로써 전도를 차단하죠.

 국소마취제 Ester형에는 어떤 약물이 있나요?

 코카인으로부터 변형 개발된 Ester형은 간 효소에 의해 대사되는 것보다 혈장에서 가수분해되어요. 처음으로 합성된 Procaine이 있고, 척추마취에 주로 사용하는 Tetracaine이 있는데, 발현 시간도 빠르고 감각신경마취가 잘 되어요. 또한 감각신경보다 운동신경차단이 더 길어요.

 그럼 국소마취제 Amide형에는 어떤 약물이 있는지 알려주세요.

 Amide형은 Ester형과 비교하면 가수분해가 덜 되어 작용 지속 시간은 더 길어요. 대표적 약물은 국소마취제인 Lidocaine이에요. 발현 시간이 빠르고 국소자극증상이 없고 지속 시간이 길어서 침윤(Infiltration)마취, 말초신경차단, 척추 및 경막외마취 등에 사용하죠. 소량의 정맥주사로는 항부정맥, 항경련, 진통 효과를 나타내요. 크림, 젤리, 분무 형태로는 표면마취에 이용되죠.

 아~ Lidocaine은 많이 들어봤어요. 또 Amid형 국소형 마취제에는 어떤 약이 있나요?

 Ropivacaine은 심장 독성이 적고, 자궁 태반 혈액 순환에 영향이 적으며 운동신경의 차단 없이 효과적으로 진통할 수 있어요. 그래서 산과에서 많이 쓰여요. 그리고 Bupivacaine(Pucaine)은 지속 시간이 길고, Lidocaine보다 2~3배 진통 효과가 좋아요. 심근 수축 억제가 강하고 낮은 농도에서 운동신경을 거의 차단하지 않아서 산과와 통증 치료에 많이 사용해요.

 Ropivacaine과 Bupivacaine(Pucaine)은 산과 수술에서 자주 볼 수 있겠네요.

 네. 또 다른 부분마취제인 Chirocaine은 Bupivacaine(Pucaine)보다 중추신경계과 심장혈관의 합병증을 줄이면서 훨씬 긴 지속 시간을 가진다고 하죠.

 국소마취제와 Epinephrine을 함께 사용하기도 하던데, 왜 그런 건가요?

국소마취제에 Epinephrine을 첨가하면 혈관 수축으로 국소마취제의 작용시간이 연장되고 차단 정도가 강화되면서 전신흡수의 감소 효과가 있어요. 그리고 국소마취제에 아편 유사제를 첨가하면 진통 효과를 높일 수 있답니다.

국소마취제의 합병증은 무엇이 있나요?

많은 양이 혈관으로 주입되면, 심장혈관계의 독성이 심각하게 유발될 수 있어요. 혈관으로 주입되지 않는지 주의해야 하죠. 과용량을 사용하면 무호흡이 생길 수 있으므로 국소마취제를 사용하는 시술을 할 때는 전신마취준비도 꼭 같이해 두어야 해요.

국소마취제를 과용량 사용했을 때에 다른 합병증도 생길 수 있을 것 같아요.

네. 국소마취제가 과용량 사용되면 신경손상이 발생하기도 해요. 이때 특히 척수, 신경근의 손상이 있을 수 있어요. 그 밖에 알레르기, 근독성, 두통, 어지럼증, 혀나 입술의 무감각, 금속성 맛, 귀울림, 억눌린 말투, 불안, 혼수, 경련 등이 나타나기도 해요.

국소마취제의 전신독성도 있나요?

LAST(Local Anesthetic Systemic Toxicity, 국소마취제의 전신독성)는 의도하지 않는 혈관내 주입 또는 조직으로부터 국소마취제의 흡수로 국소마취제의 과도한 혈장농도에 의해 나타나요. 주로 중추신경계독성(고탄산혈증, 산증)과 심혈관계 독성(심근억제, 저혈압, 부정맥, 심전도 변화 등)으로 나타나죠.

이런 경우에 LAST 치료는 어떻게 하나요?

국소마취제를 주입을 즉시 중단하고 기도유지, 100% 산소 공급, 대사성 산증시 과환기를 시켜주고 발작이 있으면 Midazolam을 투여해요. 심정지 시에는 심폐소생술을 시행하는 데, 이때 20% Lipid emulsion을 정맥으로 투여하는 것이 효과가 있다고 해요. 20% Lipid emulsion 투여할 때는 초기에 1.5mg/kg을 일시 정맥투여하고, 순환이 회복되지 않으면 1.5mg/kg을 다시 투여해요. 그다음에는 0.5mg/kg/min로 증가시켜 투여해요.

## 4. 마약, 향정약품, 고위험 의약품

마취에는 마약과 향정약품이 많이 사용되는 것 같아요.

맞아요. 마취 중에는 예상과 다르게 마약과 향정약품이 추가 투약하는 경우가 많죠. 긴박하게 수술이 진행하는 상황에서 필요한 마약이나 향정약품을 투약 시마다 약국에 불출하러 갈 수 없으니, 마약과 향정약품은 일정량 보관해서 써요. 보관 중인 마약과 향정약품의 수량도, 사용량도 많아서 마약과 향정약품관리가 중요하겠죠?

마약과 향정약품은 어떻게 관리해야 하나요?

마약과 향정약품 보관은 무조건 이중 잠금장치가 있는 철제금고에 보관하고, 불출과 처방 내역이 딱 맞아야 해요. 항상 불출 마약장부, 마약 보관 장부, 불출 향정약품 장부, 마약과 향정약품 반납에 대해 기록하고, 그 기록이 맞는지 수시로 확인해야 하죠.

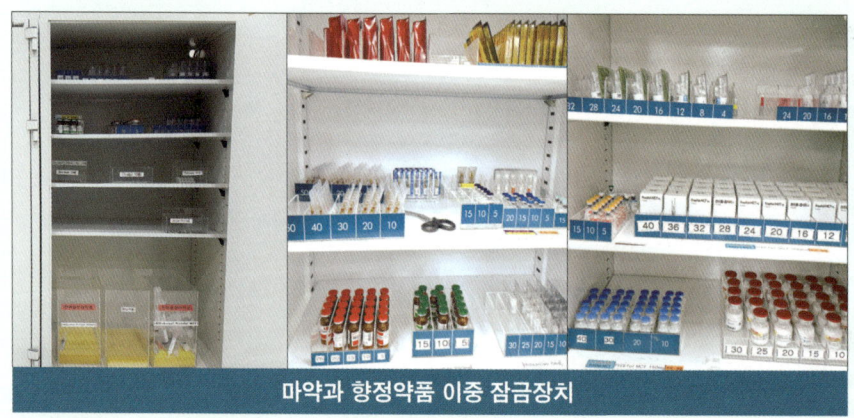

마약과 향정약품 이중 잠금장치

그래서 마약에 관련된 장부들이 많이 있는 거였군요.

마약과 향정약품의 대한 기록은 의료기관이 2년 의무 보관을 해야 해서 잘 보관해야 한답니다. 최근에는 마약과 향정약품 관련 장부가 전산화되어 보다 효율적으로 관리하는 추세랍니다.

마약과 향정약품을 사용하다 실수로 파손을 하면 어떻게 해야 하나요?

사고마약이 발생하면 병원마다 있는 사고마약류 처리 절차에 따라야 해요. 일반적으로 최초 발견자가 당일 책임자에게 보고와 육하원칙에 따른 마약류 사건보고서를 기록해요. 그리고 파손된 해당 약물을 최대한 수거하고 파손된 앰플과 함께 밀봉된 봉투에 넣어서 원내 약국에 보내야 하죠. 약제팀 심사 후 5일 이내 해당 관청에 보고돼요.

사고마약이 생기면 관청에까지 보고되네요. 정말 조심히 다루어야겠어요. 또 주의해야 할 약물이 있을까요?

고위험 약물도 주의해서 다뤄야 해요. 고위험 약물은 투약 오류 발생 시 치명적 위해를 주거나, 그 위험의 소지가 있는 의약품을 말해요. 치료역이 좁아 부작용이 있을 위험이 크죠.

그래서 보관할 때는 고위험 약물이라는 표시를 반드시 해 두어야 해요. 모든 약물이 주의해야 하지만, 특히 고위험 약물은 주입 용량, 주입 경로, 유효 기간, 주입 방법, 약물명 등을 꼭 확인해야 해요.

고위험 약물에는 어떤 것이 있나요?

고농도 전해질(2mEq/mL 이상의 염화칼륨(Potassium chloride), 0.9% 초과 염화나트륨(Sodium chloride), 50% 이상의 황산마그네슘(Magnesium sulfate), 2.5g Esmolol, 호르몬성 항암제를 제외한 주사제 항암제, Heparin 주사제, 인슐린 주사제 중 바이알 제형의 초속효성, 속효성 인슐린제제 등이 있어요. 일부 마약과 항정신의약품, 근이완제도 고위험 약물로 취급해요. 그러니 병원에 고위험 약물 목록을 검토해 보는 것이 좋겠죠.

염화칼륨과 염화나트륨의 앰플 모양이 비슷해서 유사약물이라고 적힌 것을 본 적이 있어요. 고위험 약물과 유사약물이 다른 건가요?

네. 유사약물은 약물의 모양, 색상, 포장이나 용기 등이 유사해서 약물을 잘못 사용하는 것을 방지하기 위해 지정하여 표기해 두는 약물을 말해요. 혼동해서 사용하지 않도록 주의해야 하죠.

## UNIT 3 마취환자 감시 장치 (이것만은 꼭! 마취환자 모니터링하기)

1) 활력징후 감시 장치 : HR, BP, BT, $ETCO_2$, $SpO_2$, CVP
2) 마취심도 감시 장치 : BIS, TOF

# 1 활력징후 감시 장치

## Case

수술에 앞서 마취를 하기 위해 환자에게 감시 장치(Monitor, 모니터)를 연결하려고 한다. 먼저, 심전도 Lead를 부착하려고 하는데, 어떻게 해야 할까?

## 1 HR(Heart Rate, 심박수)

마취 중 HR(Heart Rate)은 어떻게 측정되나요?

심전도와 맥박산소 계측기(Pulse oximetry saturation)로 측정할 수 있어요. 심전도(Electrocardiogram, EKG)로 측정되는 것은 심박수이고, 맥박산소 계측기로 측정되는 것은 말초맥박수라고 해요. 물론 가장 정확한 것은 동맥을 촉진하여 맥박의 횟수와 강도를 보는 거랍니다.

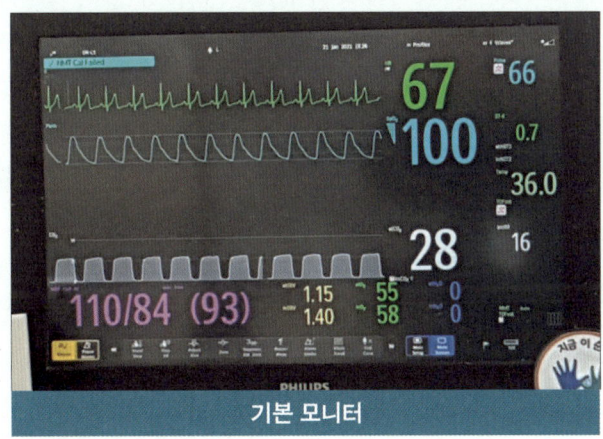
기본 모니터

심전도 Lead는 가슴 어느 부위에 붙이는지 알려주세요.

기본적으로 주로 표준사지유도를 사용해요. 표준사지유도는 두 부위 간의 전위차를 기록하는 양극유도를 말하고, 세 개의 Lead를 부착해요. RA는 Right middle clavicle 아래, LA는 Left middle clavicle 아래, LL는 Left anterior line에 부착해요. 그리고 Lead I : LA, RA의 전극차, Lead II : RA, LL의 전위차, Lead III : LL, LA의 전위차를 나타내죠.

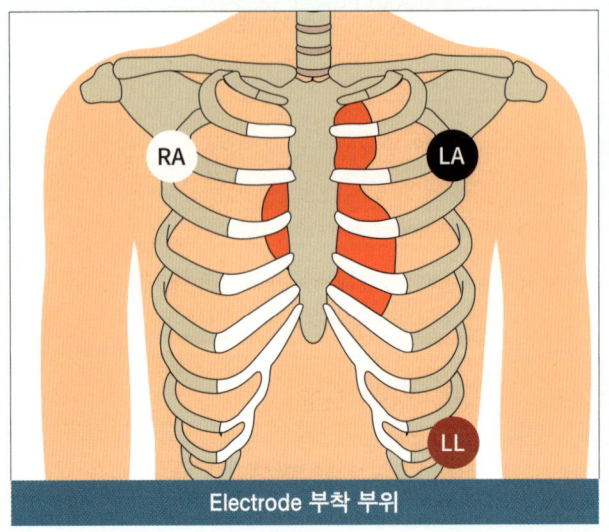

Electrode 부착 부위

심전도 Lead가 다섯 개인 Cable로 있던데요.

필요에 따라 다섯 전극인 심전도 모니터를 사용하는데, 표준사지유도와 흉부유도(Precordial lead: V1~V6)에서 필요한 유도를 선택해서 관찰할 수 있어요.

### ✓ TIP  EKG electrode 부착하기

Electrode 부착 부위가 수술 부위에 포함되는 경우도 있어요. 그럴 땐 수술 부위를 최대한 고려해서 위치를 변경하여 부착하고 소독약으로 Electrode가 떨어지지 않도록 거즈로 감싸서 보호하기도 해요.

제조사마다 EKG Cable의 색깔은 다를 수 있지만 보통 R(오른쪽 위), L(왼쪽 위), F(왼쪽 아래) 표시가 있으므로 확인 후 연결해야 해요.

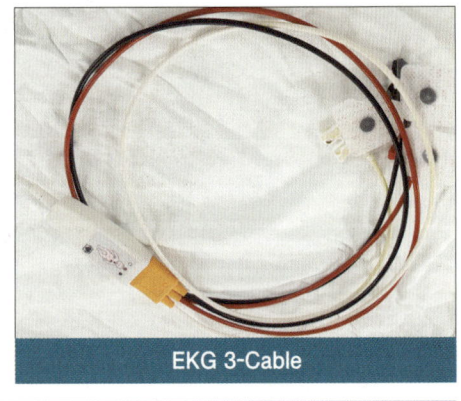
EKG 3-Cable

심전도 모니터에 Lead가 같이 표시되더라고요. 마취 중 심전도를 볼 때는 어떤 Lead로 봐야 하나요?

마취 중 심전도를 보는 가장 중요한 이유는 심박수와 부정맥, 심근허혈(Ischemic heart disease)을 관찰하기 위해서예요. 그래서 심근허혈이 가장 잘 보이는 Lead II를 많이 보고 필요시에는 V5 Lead를 보기도 해요.

가끔 심박수를 모니터할 때 숫자가 심전도랑 심박수가 맞지 않게 나올 때도 있던데, 왜 그런 걸까요?

 전기적 간섭 때문에 그런 경우가 있어요. 환자가 근육의 단일수축이나 부분수축일 때 심박수의 부적절한 숫자가 나오는 경우가 있는데, 이를 심박수의 전기적 간섭이라 해요. 수술실에선 전기 소작기를 사용하거나, 전기 수술기, 심폐기, 제세동기와 같은 전기기계를 사용하는 경우가 많아서 종종 심박수의 전기적 간섭이 나타나기도 해요.

## 2 BP(Blood Pressure, 혈압)

 마취하는 중에는 혈압도 같이 측정해야 하죠?

 맞아요. NIBP(Non Invasive Blood Pressure, 간접 측정 방법)는 NIBP Cuff를 사지의 위쪽에 감으면 자동으로 측정되는 혈압계죠. 공기 압력을 가한 뒤 단계적으로 감압하면서 Cuff내 압력의 진동(Oscillation)을 감지함으로써 수축기, 이완기, 평균 혈압을 측정하죠.

 그런데 BP cuff는 꼭 사지의 위쪽에 감아야 하나요?

 사지의 아래쪽은 두 개의 뼈가 있어 Cuff의 동맥을 압박하는 데에 제한이 있어요. 그래서 실제보다 혈압이 높게 나올 수 있기에 사지 위쪽에서 혈압을 측정해요.

 BP Cuff를 환자 팔보다 큰 것으로 감았더니 혈압이 낮게 측정된 적이 있어요.

 맞아요. 그리고 BP Cuff의 폭이 너무 좁거나, 느슨하게 감으면 실제 혈압보다 높게 측정돼요. 측정부의 폭 120% 정도의 크기의 적절한 BP Cuff를 선택해야 해요.

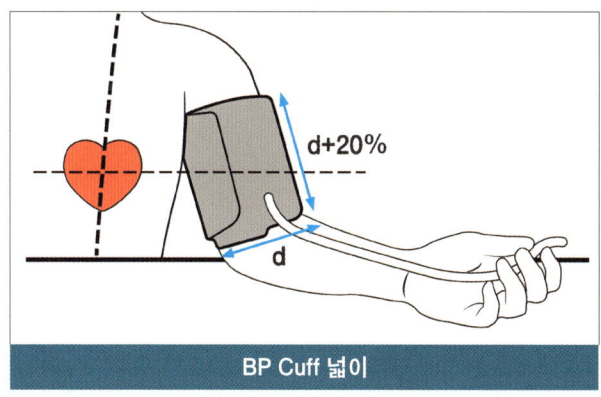

BP Cuff 넓이

 마취하는 동안에는 혈압을 자주 측정하면서 환자 상태를 확인해야겠어요.

혈압을 자주 측정해서 환자 상태를 잘 확인해야 하는 것은 맞지만, 너무 잦은 측정으로 측정 부위에 피부 손상이나 점상 출혈 등이 생길 수 있어요. 그래서 보통은 3분 간격으로 혈압을 측정하고, 편의상 5분 간격으로 기록을 해요. 3분 간격으로 혈압을 측정하는 이유는 Brain hypoxic damage를 받은 후 회복 가능한 시간이 대략 3분 이하이기 때문이에요. 혈압은 BP Cuff를 감고 기계의 작동 버튼을 누르면 손쉽게 측정할 수 있어요. 그러나 자주 측정해야 한다면 IBP 측정을 권해요.

혈압을 자주 측정하려면 IBP(Invasive Blood Pressure, 직접 측정 방법)로 측정하는 것을 권한다고 하였는데, IBP는 어떻게 측정할 수 있나요?

원하는 Artery(동맥)에 직접적으로 Catheter를 삽입하고, Transducer(압력감지센서)에 연결해서 혈압을 지속적 측정하죠. 또한 삽입된 동맥 Catheter을 통해 ABGA(Artery Blood Gas Analysis, 동맥혈 가스 분석)를 위한 동맥혈채취를 쉽게 할 수 있죠.

IBP는 동맥에서 측정하는군요. 어느 동맥에서 측정할 수 있나요?

Radial(요골), Femoral(대퇴), Brachial(위팔), Dorsalis pedis(족배), Ulnar(척골), Axillary(겨드랑이) Artery(동맥)에서 측정해요.

---

## ! 잠깐  Modifieds Allen's test

A-line은 Radial Artery(요골동맥)를 주로 사용하는데 삽입 전에 Modifieds Allen's test를 시행해야 해요! Radial Artery과 Ulnar Artery(척골동맥)의 순환이 정상인 것을 확인한 후 천자한답니다.

---

Transducer를 어디를 기준으로 고정해둬야 할까요?

어느 동맥을 사용하더라도 Transducer 높이는 심장 높이(환자의 중심 액와선 흉곽 가운데 수평)에 위치해야 해요. 왜냐하면 환자의 혈압은 정수압(Hydrostatic pressure)의 영향에 따라 높이 10cm당 7.6mmHg의 혈압 차를 보이기 때문이죠.

그럼 환자의 자세마다 측정되는 혈압이 다를 수 있겠네요.

앉은 자세나 옆으로 누운 자세로 수술하는 환자는 센서 높이가 잘못 선택되면 혈압이 정확하지 않아요. 그러니 수술 체위를 바꿀 때 심장 높이(환자의 중심 액와선 흉각 가운데 수평)로 Transduer를 재고정해야 해요.

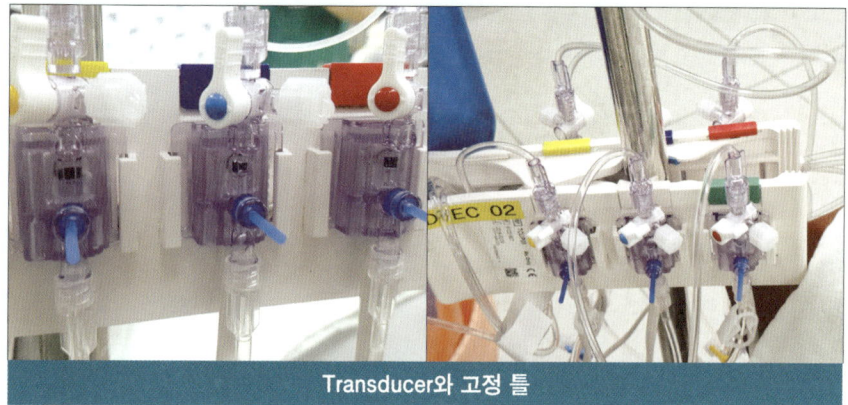

Transducer와 고정 틀

 IBP는 침습적으로 카테터가 삽입되어 있으니 부작용도 있을 것 같아요.

 천자 부위 통증과 신경 손상, 혈전, 감염, 색전증이 있어요. 이런 부작용을 예방하기 위해서는 천자 시에 잘 소독하고 카테터 관리를 안전하게 하면 큰 위험은 없을 수 있어요. 하지만 장기간 삽입 상태를 유지해야 할 때는 더 유의 깊게 잘 관찰해야 하겠죠? 그래서 A-line을 삽입하고 난 후에는 어느 부위에 몇 Gauge의 카테터가 사용되었는지를 기록으로 남겨둬요. 참고로 이러한 마취 유도 및 유지 중 발생한 중요한 사항은 시간 순으로 마취 기록지에 기록해둬요.

> ■ 의무기록 - 마취 기록지 예시
>
> A-line insertion at Rt. RA(20G) after MAT(+)
>
> 오른쪽 Radial artery에 Modified´s Allen´s test 후에 동맥라인 삽관

## 3 BT(Body Temperature, 체온)

 마취 중에는 수술을 위해 소독포가 펼쳐져 있고 멸균을 유지해야 하니 청진기 사용은 어려울 것 같아요.

 마취 중 심음과 호흡음을 듣기 위해서는 청진기가 중요하게 사용돼요. 하지만 수술 중 전체 폐를 청진하는 것은 불가능하죠. 그래서 거치용으로 전흉부(Precordial)와 ESS(Esophageal stethoscope, 식도청진기)를 사용해요. 특히, Esophageal stethoscope은 청진기 역할 이외에도 심부체온(Core temperature)을 측정하는 기능이 같이 있어서 최근에 많이 사용되어요.

청진기로 체온을 측정할 수 있다고요? 어떻게 측정할 수 있는 건가요?

사람의 체온은 피부체온(Skin temperature), 중간체온(Intermediate temperature), 심부체온(Core temperature)으로 나뉘어요. 피부체온(Skin temperature)은 단지 측정 부위 피부의 체온만을 알 수 있어서 마취 중에는 심부체온(Core temperature)을 측정하죠.

Esophageal stethoscope은 식도 20cm 하방이나 식도의 하부 1/3 부분에 삽입되는데, 삽입 위치가 심장에 가까워 심부체온에 해당하는 심장의 온도를 감지할 수 있죠. 하지만 Esophageal stethoscope를 삽입하면서 식도에 출혈이 생길 수 있으니 주의해야 해요.

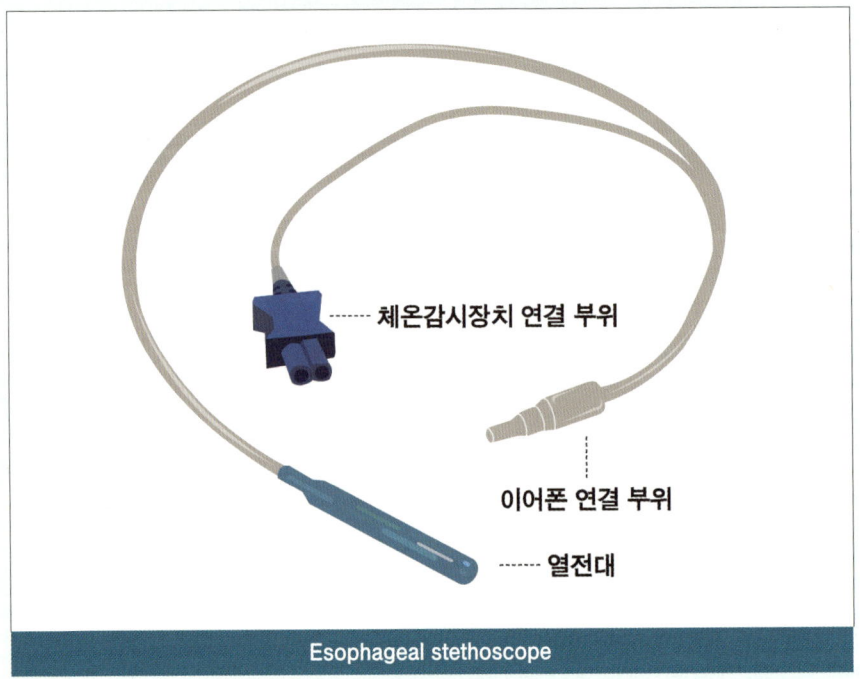

Esophageal stethoscope

그렇군요. 그럼 왜 마취할 때는 심부체온을 관찰하는 건가요?

전신마취 동안에는 시상하부의 체온중추는 억압되고, 부위마취 동안에는 마취된 상·하지의 혈관 확장에 의해 체온이 떨어져요. 수술 중 복강이나 흉강을 열었을 때, 의도적으로 수술실 온도를 내렸을 때, 차가운 수액과 수혈을 사용했을 때, 체표면이 적은 소아 수술인 경우에 저체온이 발생할 가능성이 커요. 그래서 마취 중 체온의 변화를 더 정확하게 측정하기 위해서는 심부체온을 모니터하는 것이 중요해요.

심부체온은 어느 부위에서 측정할 수 있나요?

앞서 설명한 것처럼 식도 또는 비인두, 고막, 폐동맥에서 측정할 수 있어요.

폐동맥에서도 심부체온을 측정할 수 있군요. 동맥에서 어떻게 체온을 측정하는지 궁금해요.

 네. 폐동맥 체온은 Swan-Ganz catheter에 부착된 체온계를 통해 측정돼요. 가장 정확한 심부체온을 측정할 수 있지만, 이 Catheter를 체온 측정만을 위해서 삽입하지는 않아요.

 심부체온이 아닌 다른 체온을 측정하는 수술도 있을까요?

 심폐우회술과 같이 짧은 시간 내의 급격한 체온 변화의 관찰이 필요한 경우에는 중간체온(Intermediate temperature)을 중요하게 봐요. 중간체온은 주로 직장과 방광에서 측정하죠.

 심부체온이 더 정확할 것 같은데 왜 중간체온을 보는 건가요?

 특별한 상황에서 신체 장기 전체가 골고루 냉각 또는 가온되었는지 가장 잘 알 수 있기 때문이에요. 즉, 심부체온이 변하면 뒤따라 변하기에 신체 전반에 걸친 체온의 분포를 반영 한다고 보죠.

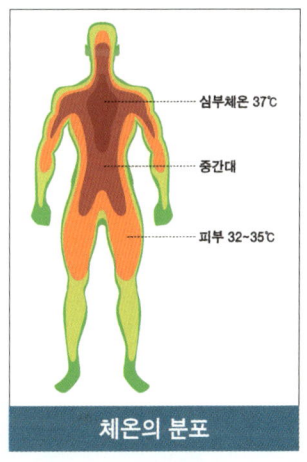

체온의 분포

## 4 ETCO$_2$(End-Tidal concentration of Carbon dioxide, 호기말 이산화탄소분압)

 모니터에서 호흡의 파형과 같이 ETCO$_2$라는 것도 감시되고 있어요. ETCO$_2$는 어떤 것을 감시하는 것인가요?

 마취호흡회로를 이동하는 가스에서 이산화탄소 농도를 측정하면 특정한 형태의 이산화탄소 농도를 얻을 수 있는데, 이것을 ETCO$_2$(End-Tidal concentration of Carbon dioxide, 호기말 이산화탄소분압)이라 불러요. 이 호기말 이산화탄소분압은 폐포 내 이산화탄소 분압을 반영해요. 그리고 E-Tube가 기관 내로 정확하게 삽입되었는지도 확인할 수 있어요.

 ETCO$_2$도 중요하게 봐야 하는 수치인가요?

마취 중 주로 마지막 호기 가스가 폐포에 간직하는 가스($PCO_2$, 혈중 이산화탄소)와 동일한 조성을 가진다는 점과 $PCO_2$은 동맥혈 이산화탄소($PaCO_2$)와 비례한다는 점에서 중요한 의미가 있어요. 정상적으로 $ETCO_2$와 $PaCO_2$의 차이는 5mmHg 정도랍니다.

| $ETCO_2$ 감소의 원인 | $ETCO_2$ 증가의 원인 |
|---|---|
| 식도로 삽관 | 저환기 |
| 호흡기의 분리, 폐색, 꼬임 | 고열증(악성고열증) |
| 폐색전증이나 심부전같이 CO(Cardia-Output)가 줄어듦 | 재호흡(Ex. 이산화탄소 흡수제 고갈) |

$ETCO_2$로 그려지는 그래프로는 어떤 걸 알 수 있는지 궁금해요.

$ETCO_2$로 그려지는 그래프를 Capnography라고 해요. 다음 그림과 함께 보면서 알아보도록 해요.

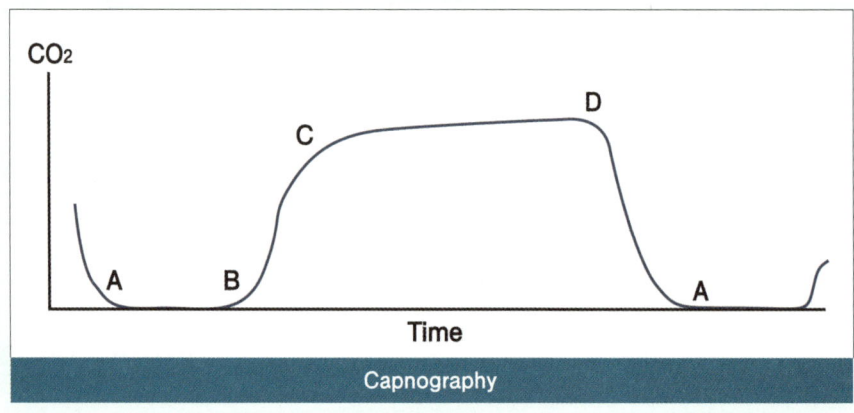

Capnography에서 D~A: 흡기, A~D: 호기를 뜻해요. 그리고 A~B: $CO_2$가 거의 없는 해부학적 사강 내의 가스가 배출되는 호기의 초기, B~C: 폐포로부터 배출되는 가스와 해부학적 사강 내의 가스가 혼합되어 배출되는 단계, C~D: 폐포 내의 가스가 배출되는 단계를 나타내죠. 그리고 D 지점이 호기말 이산화탄소분압을 의미한답니다.

## 5 SpO₂(Pulse oximetry saturation, 맥박산소포화도)

$SpO_2$은 Pulse oximeter로 측정할 수 있겠네요.

두 가지 파장의 빛이 산소혈색소($HbO_2$)와 탈산소혈색소($Hb-O_2$)에 의해 다르게 흡수됨을 이용해서 동맥 포화도를 보는 감시 장치예요. 빛을 방출하는 다이오드(Light-emitting diodes)와 광 측정기로 이루어져 있어요. 조직이 투과된 두 파장의 빛을 흡수하는 차이를 이용하여 동맥혈 혈색소의 산소포화 여부를 백분율로 측정하죠.

$SpO_2$ sensor는 손가락 말고 다른 부위에도 부착할 수 있는 것 같던데요. 발가락에 부착한 것을 본 적 있어요.

 $SpO_2$ sensor는 혈액 순환이 잘 되어서 혈류가 풍부하고 피부 두께가 얇아야만 효과적으로 빛을 투과할 수 있어요. 그래서 귓불, 코, 손가락, 발가락에 $SpO_2$ sensor를 부착하죠. 그중에서 비교적 부착하기 편하고 적용이 쉬워서 손가락을 제일 많이 사용해요. 영유아인 경우는 손바닥, 손목, 발등에도 부착하기도 해요.

> ! 잠깐  **$SpO_2$ sensor 부착하기**

손톱 위에 빨간빛이 나오는 Sensor을 위치시키고, 반대편에서 다른 Sensor가 서로 잘 만나게 고정해야 해요. 환자의 손톱에 매니큐어가 있으면, 빛의 파장을 방해하므로 반드시 지운 후에 측정하도록 해요.

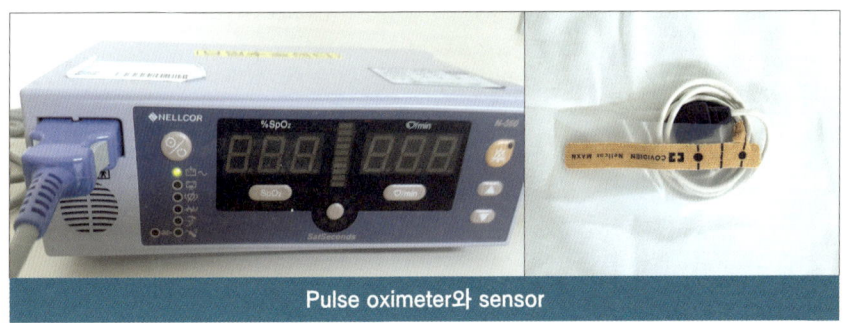
Pulse oximeter와 sensor

 $SpO_2$로 맥박도 측정할 수 있던데요.

 맞아요. $SpO_2$의 파형이 심박수와 일치해서 심박수 측정도 가능하고, 동맥혈류의 산소포화도를 측정할 수 있어요.

> ! 잠깐  **$SpO_2$ sensor의 위치 변경**

적어도 Wrap sensor는 8시간마다, Clip sensor는 4시간마다 sensor 부착 부위의 피부를 살펴서 조직이 손상을 막고 좋은 위생 상태를 유지하도록 간호해야 하죠.

## 6 CVP(Central Venous Pressure, 중심정맥압)

CVP는 어떤 수술에 주로 측정하는지 궁금해요.

CVP는 우심실 전부하의 적절성이나 순환혈액량을 말해요. 다량의 출혈이 예상되는 수술에 사용돼요. 정상 CVP는 1~7mmHg이에요.

CVP는 어떤 방법으로 측정하나요?

주로 상대정맥과 우심방의 경계 부위까지 삽입된 C-line catheter를 통해 측정하게 돼요. Transducer로 모니터 Cable과 연결하여 우심방의 압력을 측정하죠. CVP의 변화는 곧 순환혈액량의 변화를 나타내요. 그래서 마취 중에 환자의 혈액량을 평가해서 혈액 손실에 대한 수액 치료의 평가에 유용하게 사용되어요.

그럼 C-line은 어느 부위에 삽입하게 되나요?

주로 우측 내경정맥(Right Internal jugular vein)과 우측 쇄골하 정맥(Right Subclavianvein), 좌측 쇄골하 정맥(Left Subclavian vein) 드물지만, 양측 대퇴정맥(Both Femoralvein)에 삽입하기도 해요.

---

### ✓ TIP  C-line 삽입 시 합병증

C-line 삽입 시 좌측 내경정맥은 폐늑막이 오른쪽보다 높아 기흉(Pneumothorax)이 더 발생해요. 흉관(Thoracic duct) 손상에 의한 유미흉(Chylothorax)의 위험성 있어 잘 시행하지 않아요. 꼭 좌측 내경정맥에 삽입하여야 할 경우는 Catheter 삽입 후 X-Ray 촬영을 해서 삽입 위치와 합병증 유무를 점검하는 것이 좋겠죠.

C-line을 잘못 삽입하게 되면 합병증이 생길 수도 있겠네요.

동맥 천자, 혈전, 색전, 감염, 기흉, 혈흉, 심장압전 등의 합병증이 생길 수 있어요. 그래서 앞서 언급했던 것처럼 C-line을 삽입할 때는 초음파기계를 함께 준비해요. 초음파를 사용하면, 환자의 해부학적 구조를 확인하면서 삽입할 수 있어요. C-line 삽입의 성공률을 높이기 위해서 사용하게 되죠. 이때 C-line 삽입 시 감염의 위험도를 줄이기 위해 시술할 때 의사가 무균 처리된 장갑과 가운을 준비해서 착용할 수 있게 해야 해요.

C-line의 삽입 깊이는 어떻게 확인하나요?

Chest X-ray를 시행해서 확인할 수 있어요. 삽입된 Catheter 끝 부위가 우측 주기관지 (Main bronchus)[혹은 기관분기부(Carina)] 기준으로 늑골(Rib) 1개 사이에 위치하도록 삽입되면, 적절히 삽입되었다고 봐요.

 C-line을 삽입하다가 동맥을 천자하면 큰일이겠네요.

 C-line 삽입 시 동맥 천자를 했을 때는, 바늘을 빼고 혈종이 생기지 않도록 충분한 시간 동안 천자 부위를 압박해야 해요. 이때, 혈종이 기도를 압박할 수 있는데, 환자의 기도가 압박되지 않도록 주의해서 관찰해야 해요.

 C-line을 삽입 후 고정은 어떻게 하나요?

 C-line 삽입 후 2-Point suture나 고정 장치(Fastener)를 붙여서 4-Point suture를 해주고, 그 위에 드레싱 제제를 붙여요. 그리고 마취 기록지에 C-line을 삽입한 내용에 대해 기록을 남겨줘요.

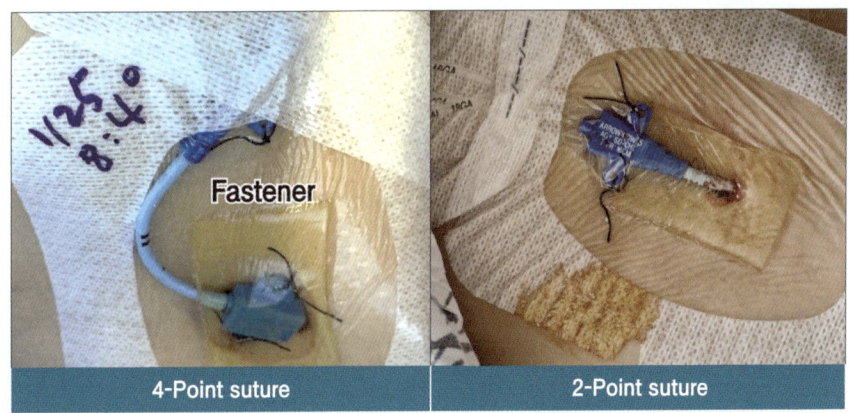

■ 의무기록 - 마취 기록지 예시

Sono guided C-line insertion at Rt. IJV (8.5Fr/ 4Lumen) c P/S 1L.....①&②

초음파 유도 하 중심정맥관 삽입 오른쪽 경정맥 4 lumen에 각각 Plasma solution 1L 씩 연결

4-Point suture, 15cm fixed after chest X-ray check done

4군데 봉합, C-line 삽입 깊이 15cm에 고정함. 흉부 X-ray 측정함

 모니터를 보니까 CVP도 파형이 그려지던데, 어떤 의미인가요?

CVP 파형은 정상 심박동의 주기를 반영해요. 다음 그림과 함께 보면서 알아보도록 해요.

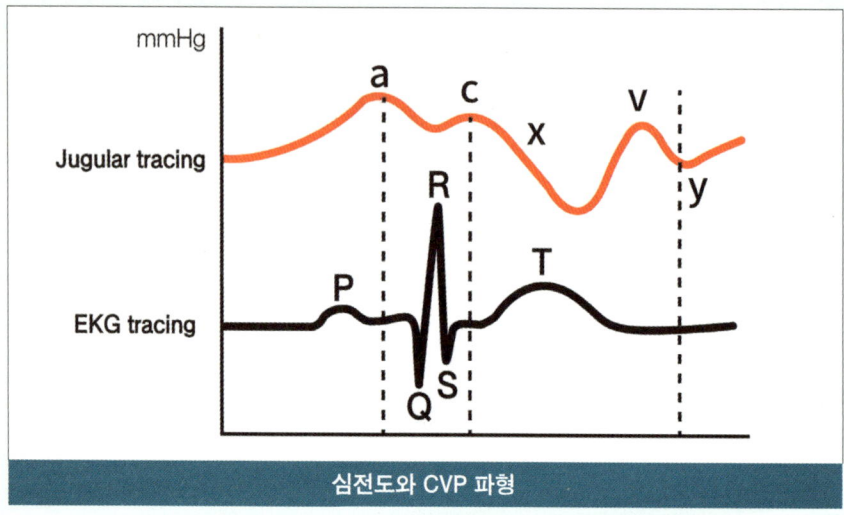

심전도와 CVP 파형

CVP 파형은 세 개의 최고점(a, c, v)과 두 개의 최저점(x, y)으로 구성되어요. a파는 심방 수축의 결과이고, c파는 삼첨판 폐쇄와 심실성 수축, v파는 심방의 수축기 충만으로 만들어져요. 그래서 c파, x 하강, v파는 심장 수축기 요소이고 y 하강과 a파는 심장 확장기 요소를 나타내죠. 만약, a파가 사라지고 c파가 뚜렷해지면 효과적으로 방실 수축이 안 되고 있다고 볼 수 있어요.

## 2 마취심도 감시 장치

### 1 BIS(Bispectral Index System, 바이스펙트럼지수)

환자가 수술 중에 깨버렸다는 얘기를 들은 적이 있어요. 수술하는 중에 환자가 마취에서 깨면 어떻게 되나요?

마취의 깊이(Anesthetic depth)가 얕아서 수술 중 각성하면 그 기억으로 정신적 충격을 초래한다고 보고 되어 있어요. 그리고 반대로 너무 깊은 마취는 심혈관계 억제, 회복지연으로 의료비 증가라는 문제점을 가져온다고 해요. 이전에는 발한, 활력징후 등과 같은 비특이적 징후에 의해 마취 깊이를 감시했다면, 최근에 BIS가 마취 깊이 감시 장치로 사용되어서 마취 중 각성을 예방할 수 있게 되었어요.

BIS는 무엇인가요? 마취 깊이를 어떻게 감시하는지 궁금해요.

BIS는 Bispectral Index System으로 바이스펙트럼지수라고 해요. 두피에 부착한 전극으로 부터 검출된 뇌파를 특정한 연산을 통해 재처리하여 점수화한 지표예요. 엄밀히 말하면 마취의 깊이가 아니라 진정최면의 깊이를 반영한다고 보면 돼요. BIS의 사용은 마취 시에 투여되는 약물을 줄이고, 빠른 각성을 가능하게 함으로써 환자의 회복을 도와요.

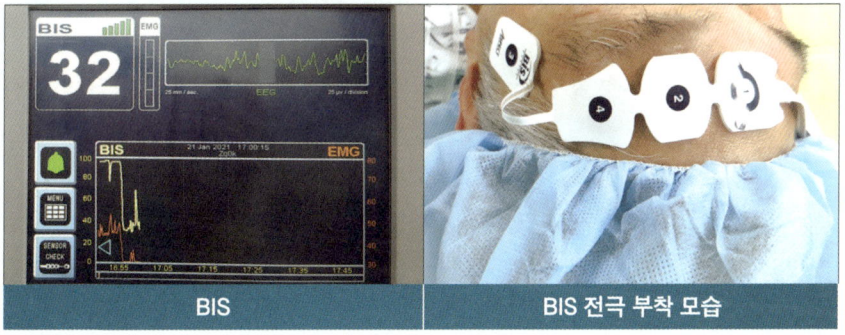

| BIS | BIS 전극 부착 모습 |

모니터를 보니 BIS는 뇌파와 함께 점수가 나타나네요. BIS 점수는 어떤 기준으로 측정되는 건가요?

뇌의 활성도가 없는 상태를 0점, 완전한 각성 상태를 100점으로 봐요. 그 점수가 60점 이하일 때 수술 중 각성이 나타나지 않는다고 하고 65~80점은 진정, 40~65점은 전신마취를 위한 범위로 제시된답니다.

## 2 TOF(Train Of Four)

근이완 정도는 왜 마취 시에 모니터 되어야 하나요?

근이완이 충분하지 않으면 두개강 수술이나 안과 수술처럼 환자가 조금만 움직여도 심각한 합병증이 생길 수 있어요. 그리고 반대로 근이완이 너무 많이 되면 수술 후 회복 시간이 길어지거나, 호흡기계 합병증이 생길 수 있죠. 그래서 근이완 정도가 모니터되어야 하는 거랍니다.

근이완 검사도 중요하게 봐야 할 부분이네요.

근이완제에 대한 반응이 개인마다 다르게 나타나요. 적절한 근이완 상태를 유지하는 것이 중요해요. 근이완의 깊이는 자주 세밀하게 측정해야 해요. 대부분의 근이완제를 사용하는 전신마취에는 모니터하는 것이 좋겠죠.

TOF 검사는 무슨 검사를 말하는 건가요?

근이완 정도와 형태를 알아보는 방법이에요. 0.5초에 한 번씩 4번의 자극(2Hz)을 준 후, 첫번째 반응의 높이에 대한 네번째 반응의 높이를 비율(T4/T1)로 표시한 것으로, 사연속 반응비라 해요.

그럼 사연속 반응비가 클수록 근이완 깊이가 얕겠네요.

그렇죠. 사연속 반응비는 근이완 정도와 반비례 관계예요. 근이완제 투여 전 사연속 반응비는 1.0으로, 근이완이 깊을수록 사연속 반응비는 작아져요.

TOF 검사는 어떻게 하는 것인가요?

환자의 전완 내측에 전극을 붙이고 기기를 작동하면 돼요. 4회 연속 자극을 주었을 때, 손의 근육이 움직이는 연축 반응이 한 개 또는 두 개가 나올 때를 적절한 근이완 상태로 판단하죠.

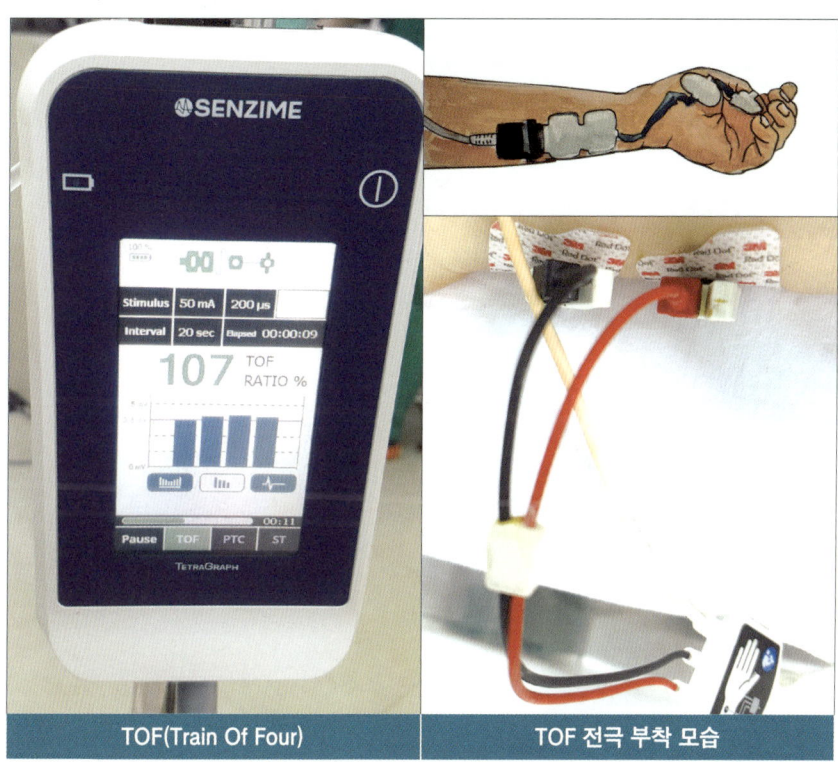

| TOF(Train Of Four) | TOF 전극 부착 모습 |

# PART 2
## 마취간호 이해하기

| UNIT 1 | **전신마취간호** | •99 |
| (전신마취 환자는 어떻게 간호할까?) | | |
| UNIT 2 | **부위마취간호** | •115 |
| (수술하는 부위만 마취할 수는 없을까?) | | |
| UNIT 3 | **마취 중 수액/수혈 간호** | •131 |
| (마취시 수액 투여는 어떻게 결정하지?) | | |

**UNIT 1** 전신마취간호(전신마취 환자는 어떻게 간호할까?)

1) 전신마취 유도 시 간호
2) 전신마취 중 간호
3) 전신마취 종료 시 간호

# 1 전신마취 유도 시 간호

## Case

60세 남자 환자가 Common bile duct cancer로 Laparoscopic pylorus preserving pancreaticoduodenectomy 수술을 전신마취로 받기 위해 수술실에 입실하셨다. 마취 전 평가에서 ASA 2이며 기도삽관 시 문제없을 것으로 예상된다고 기록되어 있다. Premedication은 투여하지 않은 상태이며, 마취제는 흡입마취제 Sevoflurane과 정맥마취제로 TCI를 병용할 예정이다. 어떻게 마취 준비를 해야 할까?

전신마취(General Anesthesia)로 수술할 예정인 환자네요.

환자가 수술을 위해 수술실에 들어오면, 낯선 환경으로 많이 긴장하고 불안해해요. 환자를 반갑게 맞아주고 마취회복실 간호사 본인을 소개하면서 환자 이름과 생년월일, 수술할 부위를 확인하면 돼요.

환자의 심리적 불안감을 간호하는 것이군요.

환자가 너무 불안하면 Stress 반응으로 혈압과 맥박수, 호흡수가 상승해서 마취 전, 중, 후에 영향을 줄 수 있어요. 그래서 심리적 불안감을 간호해 주는 게 중요하죠.

그다음에는 무엇을 해야 하나요?

외과 수술팀과 마취통증의가 수술실로 입실하면 환자를 수술용 침대로 옮기도록 도와줘요. 그리고 수술 중 환자 상태를 감시할 심전도, 혈압기, $SpO_2$, TOF Sensor, BIS Sensor를 부착해요. 환자에게 간단하게 무엇을 감시하기 위해 부착하는지 설명해주도록 해요.

환자 확인을 하면 이제 마취를 시작하는 건가요?

네. Time out한 후 마취통증의가 마취 시작을 알려요. Time out은 환자 이름과 생년월일, 수술할 부위, 병원 등록번호를 의료진(마취통증의, 마취회복간호사, 진료과 담당의, 수술참여 간호사)과 환자와 함께 확인하는 과정이에요.

마취를 하기 전에 마취통증의가 환자에게 마스크를 대고 산소를 공급하는 것을 본 적 있어요.

Preoxygenation(마취 전 산소 투여)을 하는 거예요. Preoxygenation을 하는 이유는 폐와 조직에 충분한 산소를 공급하여 Intubation 시의 무호흡을 대비해서 저산소증을 예방하기 위해서죠. 마취 유도 약물 투여 전 100% 산소를 흡입하게 해주면서 숨을 크게 쉬시라고 유도해요. 그동안 자동 혈압기를 작동시켜서 마취 전 혈압과 맥박을 기록해두죠.

참고로 Preoxygenation할 때 산소는 무색, 무취지만 이상한 냄새가 난다고 하는 환자가 종종 있어요. 그러니 환자에게 미리 냄새가 조금 날 수 있다고 정보를 주는 것이 좋겠죠?

이제 마취 유도 약물을 투약하겠네요.

보통 마취통증의의 구두 지시(Verbal order)로 투약을 해요. 손 소독 후 마취 유도용 정맥마취제를 지시대로 투여해요.

> ! 잠깐  **Verbal order(구두 처방)**
>
> 마취하는 동안은 환자 상태나 상황이 실시간으로 변화가 많고 무균적 수술이 진행되는 상황으로 대부분 의사 지시가 Verbal order예요. 특히 투약의 Verbal order는 반드시 의사 지시를 간호사가 소리 내어 약물명, 약물 용량, 약물 주입 경로를 다시 확인(Repeat back)하고 투여해야 해요. 의심스러우면 시행하지 않고 확인 후 투여하도록 해요.

환자가 잠이 들고 나서도 약을 또 투약하던데요. 무슨 약을 투여하는 건가요?

마취통증의는 잠이든 환자의 호흡 양상을 확인하면서 Mask Ventilation으로 환자의 호흡을 도와요. 그리고 환자의 의식소실 후 Mask Ventilation을 하면서 근이완제 투여 오더를 지시하면 손 소독 후 근이완제를 투여해요.

근이완제를 투여하고 나서 Intubation을 하는군요.

네. 근이완제 투여 후 Bagging으로 Mask ventilation을 하다가 근이완이 충분히 되면 Intubation(삽관)을 시도해요. Intubation할 마취통증의에게 Laryngoscope과 E-tube을 전달해줘요.

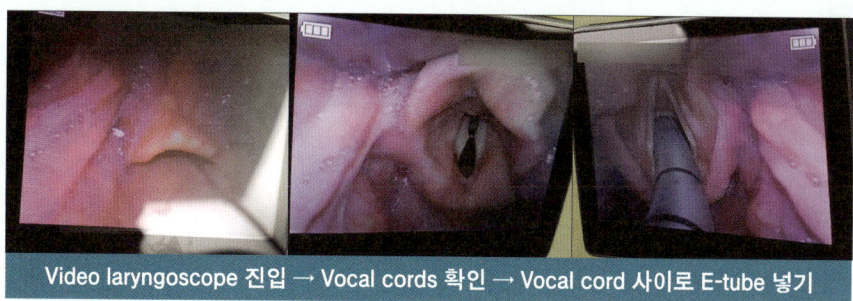

Video laryngoscope 진입 → Vocal cords 확인 → Vocal cord 사이로 E-tube 넣기

Intubation을 할 때 환자의 목을 뒤로 젖히던데, Intubation을 하기 좋은 환자의 자세가 있나요?

Mask Ventilation과 Intubation을 할 때 환자의 구강측과 인두측, 후두측이 Intubation을 잘 할 수 있게 하려면 환자의 머리를 베개로 높여주면 돼요. 그러면 인두축과 후두축이 직선이 되어요. 머리를 신전시키는, 냄새 맡는 자세(Sniffing position)를 해주면 구강측 각도가 넓어져요. 그러면 후두측과 가까워져서 Intubation에 유리한 자세가 돼요.

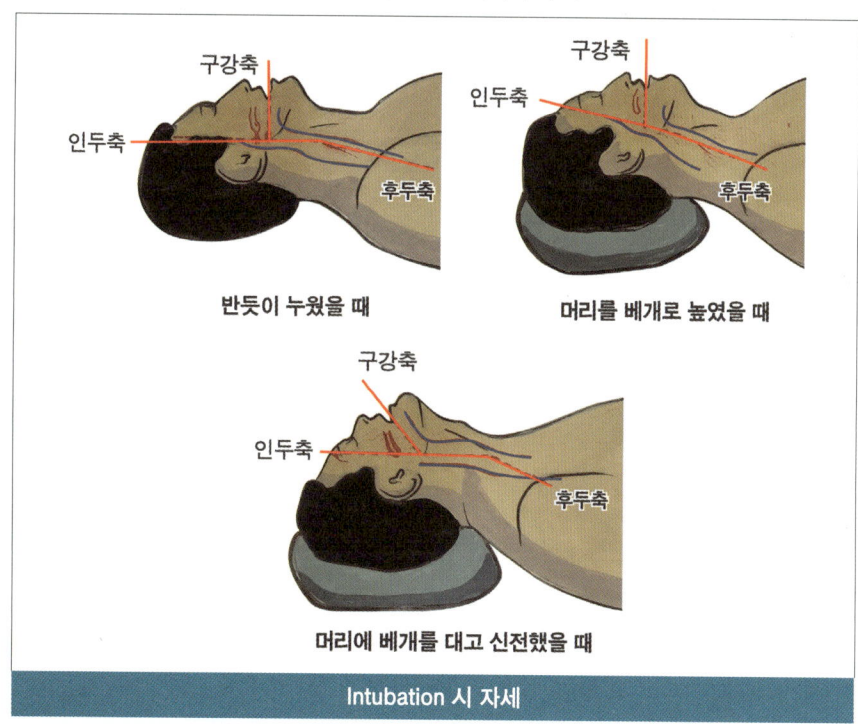

Intubation 시 자세

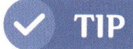 **Sellick´s maneuver**

위-식도 내용물이 역류할 가능성이 있는 환자는 Intubation 시 목을 신전한 상태에서 간호사가 목뼈를 향해 윤상연골(Cricoid cartilage)을 압박해주는 Sellick´s maneuver를 해주면 예방돼요.

Intubation을 하고 나면 E-tube를 고정해야겠네요.

Intubation이 끝나면 Laryngoscope을 정리하고 의사가 intubation 성공 여부를 확인하기 위해 청진하는 동안 삽관된 E-tube가 빠지지 않게 잘 잡아줘요. E-tube가 적절한 깊이에 삽관되었다면, E-tube를 앞니 또는 치아가 없는 경우 잇몸을 기준으로 몇 cm(보통 성인 남자는 23cm, 성인 여자는 21cm)로 고정하는지 다시 의사에게 확인하고, 구강 내에 Airway를 넣고 Tape로 E-tube와 Airway를 고정해요.

만약 Intubation이 잘못돼서 E-tube가 기도로 들어가지 않았다면 어떻게 하나요?

Intubation이 잘못되었다면, 즉시 삽관된 E-tube 제거해요. 그리고 100% 산소로 Mask ventilation 해줘요. 이어 다시 Intubation을 시도해야 해요. 이때 환자의 분비물이나 출혈이 있을 수 있어서 Suction을 준비해줘야 해요.

## ✓ TIP  Intubation 후 확인

정상적 삽관 확인은 양측 흉부 청진, 대칭적 흉부 움직임, $ETCO_2$로 측정할 수 있어요. 최종적으로는 X-ray로 확인해요. 식도 삽관(Esophageal intubation)을 청진으로만 구별하기는 어렵기 때문이에요.

제대로 Intubation이 되고 나면 마취상태가 유지가 되어야겠네요.

다음으로 마취통증의의 Order에 따라 정맥마취제를 투여하고, 마취통증의가 흡입마취제 조절과 환자에게 적용할 Ventilator를 Setting하는 동안 환자의 눈 보호 Tape를 적용해 줘요. 이때 환자의 마취 유도 직후 혈압과 맥박의 변화가 많으므로 확인하고 기록해두도록 해요.

눈 보호 Tape를 적용해주는 이유가 있나요?

수술 중 눈이 떠져 있으면 눈이 건조해지면서 각막에 찰과상(Abrasion)을 줄 수 있으므로 눈을 감기고 눈 보호 Tape나 Duoderm을 붙여주는 거예요. 눈 보호 Tape를 적용하지 않으면, 드물지만 망막허혈, 시력상실의 심각한 합병증을 초래할 수도 있어요.

그런 이유가 있었군요.

그리고 식도 청진기(Esophageal stethoscope)를 삽입해요. 삽입 후 청진해보고 알맞은 위치라고 생각되면 고정을 하죠. 이제 마취 유도는 끝났고 마취 중 필요한 라인들을 확보할거예요.

이 환자는 A-line, C-line, Peripheral line(Pph-line)을 삽입하기 위해 준비되어 있네요. C-line을 삽관하는데 Peripheral line도 삽관하나요?

 네. 케이스의 이 환자는 Pancreaticoduodenectomy할 예정이라고 했죠? 수술할 췌장(Pancreas)은 복강에서 깊이 있는 기관이어서 Omentum dissection(장막체계 박리)와 주위 조직인 Gall bladder를 제거해요. Portal hepatis(간문)를 Dissection(박리)하여 Common bile duct(총담관)에 접근해서 췌장을 제거하고 다수의 Lymph node node dissection해야 하죠.

이처럼 수술 과정에서 다량의 출혈이 있을 때는 C-line 뿐만 아니라 Peripheral line을 더 확보해야 해요. 환자에게 투여할 정맥로를 하나 더 확보한다는 의미가 있어요. 그리고 그 외에도 수술 후 통증 조절 기계를 연결해 주려는 목적도 있어요.

 그럼 이 중에서 A-line부터 삽입하나요?

 A-line으로 혈압의 변화를 보면서 C-line을 확보하는 것이 안전하므로, 보통은 A-line을 먼저 삽입해요. A-line, C-line 삽입 시에는 Sono 삽입 위치를 확인하면서 멸균 장갑과 멸균 가운을 입고 삽입 부위를 소독한 후 무균적으로 삽입해요.

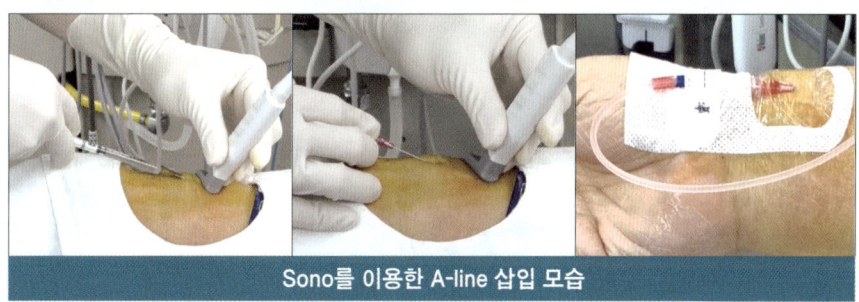

**Sono를 이용한 A-line 삽입 모습**

의사가 A-line을 삽입하는 동안에는 Transducer에 모니터 Cable을 연결하고, Transducer 위치와 모니터 사이를 대기압 ZERO에 맞춰주는 Zeroing을 해요. 그리고 삽입이 끝나면 line을 연결한 후, 공기를 제거하고 잘 고정하면 돼요. 고정은 주로 Tegardem CHG 작은 것, Safety cover 등 다양한 제품을 이용해요.

## ✓ TIP  A-line 삽입 시 통증

환자의 혈압이 안정적이지 않으면, 마취 전에 먼저 A-line을 삽입하기도 해요. 이럴 때는 마취하기 전으로 동맥 천자되는 통증을 덜어주기 위해 천자 부위를 1cc Syringe에 2% Lidocaine로 Infiltration할 수 있도록 준비해요.

 A-line을 삽입했으니 이제 C-line을 삽입하겠네요. C-line를 삽입할 때는 환자를 Head down position을 하는 것을 본 적 있어요.

수술 부위에 문제가 되지 않는다면, 대체로 안전한 Rt. Internal jugular vein에 C-line를 삽입해요. 환자의 고개를 왼쪽으로 약간 돌리고 Head down position을 해주면 정맥이 울혈되어요. 그러면 혈관의 직경이 커져서 C-line 삽입이 쉬워요.

 의사가 C-line를 삽입하는 동안에는 무엇을 하면 될까요?

 마취통증의가 시술을 하는 동안에는 환자의 상태를 모니터해줘야 해요. 그리고 활력징후에 변화가 있으면 마취통증의에게 알려서 필요한 처치(흡입마취제 조절, 약물 투여)를 해야 하죠.

 C-line 삽입할 때도 환자 상태를 잘 확인해야겠네요.

 C-line을 삽입하면, 삽입 부위는 주로 Film(Tegardem CHG 큰 것)으로 고정해요. 그리고 수액은 수액 세트를 연결한 후 공기를 제거하고, Catheter lumen에 수액을 연결해줘요. 이때 여러 약물이 투여될 때에는 3-Way를 여러 개 연결(Ex. 3-Way manifold 3ea, 4ea, 5ea)해서 적용해 두는 것이 좋아요.

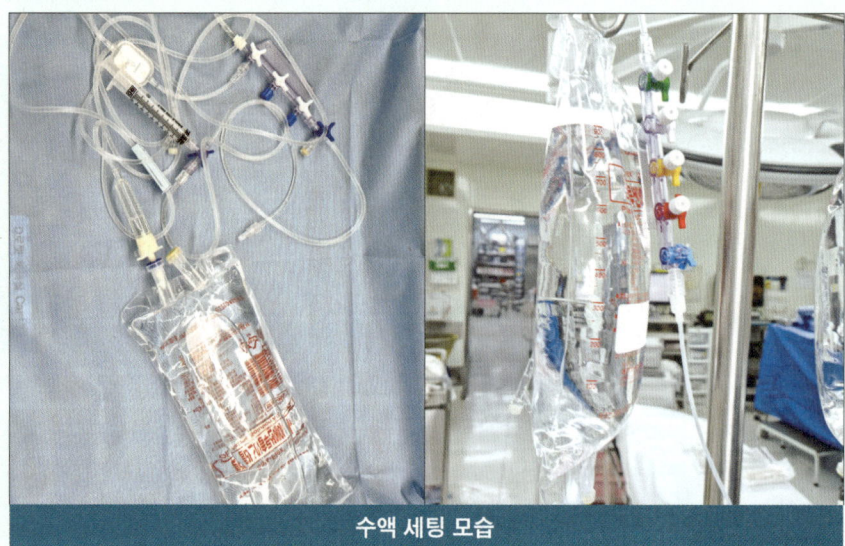

수액 세팅 모습

### ✓ TIP 마취 기록지 기록 방법

다량의 수액과 혈액을 한꺼번에 주입된 양(Intake)을 빠트리지 않고 Count하려면 마취 기록 Remark란에 수액, 혈액제제별 숫자를 붙여서 기록하면 돼요.

(Ex. P/S 1L.....① ②, NS...①, RBC #1, FFP #1)

 수술 시 체위는 어떻게 정해지나요?

수술 체위는 수술하는 과에서 수술에 따라 정해요. 장시간 무의식으로 있는 환자의 체위를 세심하게 살피지 않으면, 욕창과 같은 피부 문제부터 말초신경 압박으로 손상까지 올 수 있어요. 그래서 수술에 적절한 환자의 체위를 의료진이 다 같이 살펴야 해요.

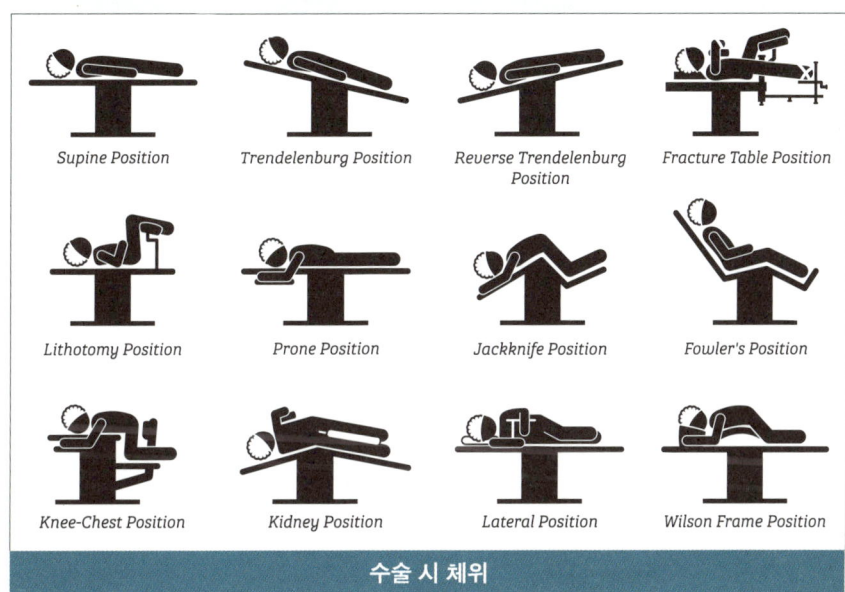

**수술 시 체위**

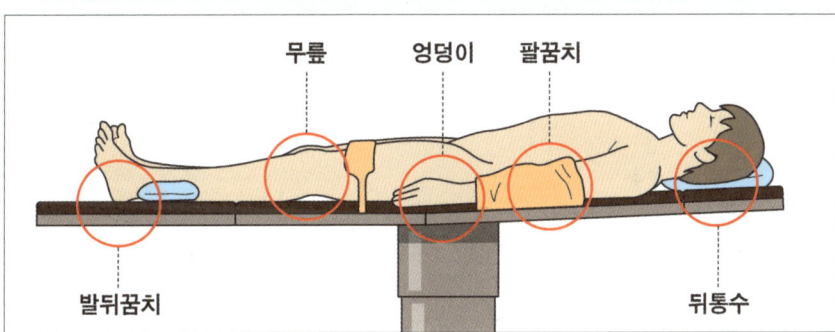

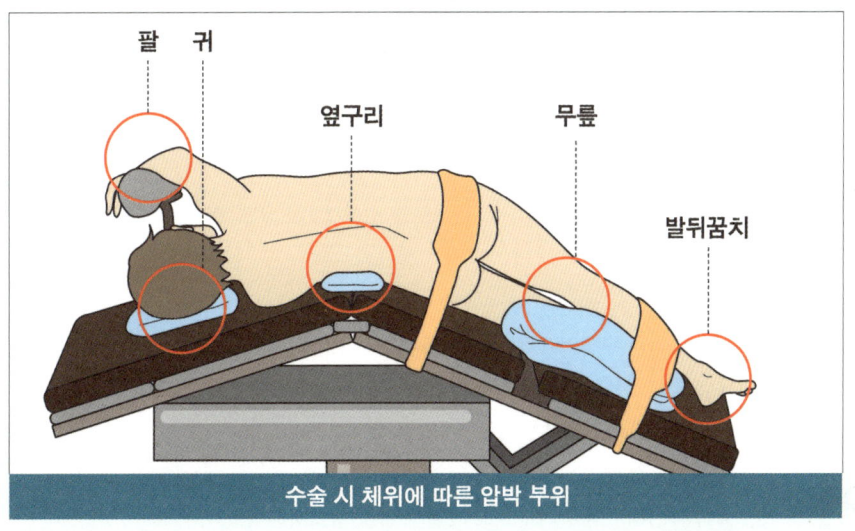

**수술 시 체위에 따른 압박 부위**

[ PART 2 ]  마취간호 이해하기

수술하는 동안 피부가 압박되는 것을 어떻게 덜어줄 수 있나요?

 수술 체위에 따라 압력이 가해지는 부분은 부드러운 스폰지나 젤 패드를 적용해줘요. 그리고 수술 시 체위는 호흡에 방해되지 않고, 순환장애도 없어야 해요. 피부 소독하는 동안에는 수술 영역이 아닌 곳을 잘 덮어 주어 체온 손실을 방지하죠.

 환자 주변이 환자에게 적용된 여러 모니터 라인과 수액 라인으로 어수선한 것 같아요.

 네. 환자 피부 소독을 하기 전에 여러 라인을 정리하는 것이 좋아요. 피부 소독이 끝나면 소독포를 넓게 덮기에 각종 라인이 꼬이거나 연결이 빠져도(Disconnect) 수술 중에 바로 잡기가 쉽지 않아요. 그래서 접근 가능한 범위로 연장하거나 고정해서 각종 Line을 정리해야 해요. 그리고 약이 투여되는 라인에는 라벨을 붙여서 표시를 해두는 게 좋겠죠?

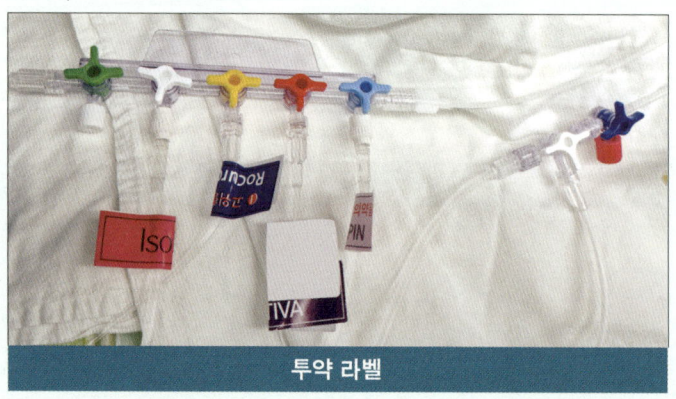

투약 라벨

 수술 중에 라인이 빠지거나 하지 않도록 조심해야겠네요. 만약에 라인이 빠지면 어떻게 해야 하나요?

 라인이 빠지면 수액이나 약물이 환자에게 투여되지 않고 다 새버리고 피가 역류되어 흘러나와요. 그러면 어쩔 수 없이 수술을 잠깐 멈추고 소독포 안으로 들어가서 라인을 정리하거나 연결을 다시 해야 해요. 이런 상황은 없어야겠죠.

 수술 중에 라인이 빠지거나 하지 않도록 조심해야겠네요. 만약에 라인이 빠지면 어떻게 해야 하나요?

 라인이 빠지면 수액이나 약물이 환자에게 투여되지 않고 다 새버리고 피가 역류되어 흘러 나와요. 그러면 어쩔 수 없이 수술을 잠깐 멈추고 소독포 안으로 들어가서 라인을 정리하거나 연결을 다시 해야 해요. 이런 상황은 없어야겠죠.

 수술하기 전에는 환자에게 Foley catheter를 삽입하더라고요.

Foley catheter를 삽입하는 목적은 방광의 과잉 팽만을 피하고 정확한 소변량(Urine output)을 측정하여 수액과 수혈의 적절성을 얻기 위함이에요. Foley catheter 삽입 후 Urine bag을 마취과에서 모니터 가능한 곳으로 이동시키고 첫 Urine은 비우고 기록해둬요.

그 후부터 Urine bag에 모이는 소변의 양은 정확하게 측정할 수 있겠네요.

순환혈액량이 적으면 소변량이 감소하기에 성인 기준 적어도 시간당 30~40mL 이상이 배설되어야 해요. 그래서 시간당 소변량을 기록하고 색깔, 양상을 살피는 것이 좋겠죠.

모든 환자가 무조건 시간당 최소 소변량이 30mL인건가요? 소아처럼 체구가 작은 환자라면 Urine이 더 적게 나올 수도 있을 것 같아요.

소변량은 나이에 따라 달라요. 1세까지는 2mL/kg, 영아는 1.5mL/kg, 그 이후 소아는 1mL/kg, 13세 이상의 청소년부터 성인은 0.5mL/kg 이상 되어야 순환혈액량이 적당하다고 판단할 수 있어요.

병동에서부터 Foley catheter를 삽입하고 오는 환자도 있던데, 그 기준이 있는지도 궁금해요.

기준이 명확하게 정해져 있지는 않아요. 그렇지만 수술 전 Foley catheter 삽입 자체가 환자에게 불편을 줄 수 있어요. 그래서 보통 수술실에서 마취한 후 Foley catheter를 삽입하는 걸 권해요. 여자 환자인 경우는 여자 의사나 간호사가, 남자 환자는 남자 의사나 간호사가 주로 삽입하죠.

이제 수술 준비가 다 된 것 같아요.

네. 마지막으로 마취 유도 시 사용된 물품과 약물을 정리하면 된답니다.

## 2. 전신마취 중 간호

> **Case**
> 60세 남자 환자가 Common bile duct cancer로 Laparoscopic pylorus preserving pancreaticoduodenectomy 수술을 위해 전신마취된 상태이다. 어떻게 해야 할까?

 마취 중에는 감시가 중요하겠군요.

 마취 중 환자의 상태를 Monitoring한다는 것은 마취의 필수 요소예요. Monitoring이란 어떤 목적을 위해 주시(Watch)하고 관찰(Observe)하고 경고(Warn)하는 것을 의미하죠. 첨단기술로 여러 감시 장치가 있지만, 그 감시 결과를 어떻게 판단하여 환자의 안전을 확보하는지가 중요해요.

 마취 중 수술 과정도 계속 지켜봐야 하나요?

 네. 수술 과정에 따라 환자 상태가 달라질 수 있어요. 그래서 환자의 수술과정 Monitoring도 해야 하죠. 예를 들면 환자의 조직이 약해서 쉽게 부서지고 혈관 박리가 어려우면, 수술 중 출혈이 많을 것으로 예상할 수 있어요. 그리고 수술 시야 확보가 어려워 수술시간도 연장될 수 있어요. 따라서 마취의가 수술진행 과정을 보고 약물 및 수혈, 수액을 더 투여 해야 할지 결정할 수 있지요.

 마취 중에도 혈액검사 샘플링을 하던데 어떤 검사를 하는 건가요?

 환자의 혈액학적 상태, 전해질(Electrolyte) 상태와 호흡 상태를 파악하기 위해서 ABGA를 확인해요. 그리고 수술 중 Massive bleeding(다량 출혈)이 있어 다량의 수혈을 하는 경우는 Coagulation(응고) 검사도 해요. 주로 수술 중 환자의 상태 변화가 예상되는 경우에 검사하죠. 수술 중 출혈이 있거나, 주요 장기를 만지거나, 응급 약물을 투여한 후 등과 같은 상황에서 검사할 수 있어요.

 **TIP  ABGA 판독**

① pH(7.35~7.45) 판독 : 7.35 이하 Acidosis, 7.45 이상 Alkalosis

② $PCO_2$ ( 35~45) 판독: 35 이하 Respiratory Alkalosis, 45 이상 Respiratory Acidosis

③ $HCO_3^-$ (22~26) 판독: 22 이하 Metabolic Acidosis, 26 이상 Metabolic Alkalosis

④ 산/염기 상태를 결정한다: ①~③ 중 2개 이상이면 결정

⑤ PO₂(80~100) 판독: 80 이하 Mild hypoxemia, 40 이하는 Severe hypoxemia
  단, 60세 이상인 경우는 나이에 따른 감소로 1mmHg을 뺀다.

⑥ O₂ Saturation(97%) 이상이 정상

환자 상태에 따라서 검사하는 횟수는 달라지겠네요. 혈액 준비도 마취회복간호사가 하는 건가요?

네. 마취통증의의 지시에 따라 혈액은행으로 필요한 혈액의 종류와 개수를 전화로 불출 요청하거나, 전산으로 신청하면 돼요. 혈액준비가 다 되었다는 연락을 받으면, 보조 인력이나 간호사가 직접 수술실 혈액은행으로 가서 불출해요.

그럼 혈액준비 신청 전 확인해야 하는 것이 있나요?

수혈동의서와 환자의 혈액형을 확인하고 혈액은행에 교차검사(Cross matching), 항체 검사(Antibody screen)할 혈액 검체가 있는지 확인해요. 없다면 채취해서 미리 혈액은행에 보내야 해요. 혈액 불출 요청을 한 후 교차 검사나 항체검사를 위해 15~40분 정도가 소요되죠.

수혈 가능성이 큰 수술은 미리 교차검사나 항체검사를 시행해 두는 것이 좋겠네요.

맞아요. 검사 후 적합한 혈액제제가 수술실 혈액은행에 준비되면 전화로 혈액 불출 요청을 하면 돼요. (병원마다 혈액 불출 절차는 다를 수 있어요).

마취 유도를 하고 나서도 수술 동안 마취가 유지되도록 약물이 투여되어야겠네요. 약물 투여는 어떻게 하나요?

정맥마취제와 근이완제 유지용량을 마취통증의의 지시를 받아 투여해요. 매번 투여할 때마다 의사의 지시를 받고 투여해야 하고, 투약 후엔 반드시 기록에 남겨야 하죠.

## 3 전신마취 종료 시 간호

### Case

60세 남자 환자가 Common bile duct cancer로 Laparoscopic pylorus preservingpancreaticoduodenectomy를 전신마취하에 진행하여 수술이 끝났다. 어떻게 해야 할까?

수술이 끝났으니 환자를 마취에서 깨워야겠네요.

수술이 종료되면 마취통증의가 정맥, 흡입마취제 투여를 중지하고 마취회복간호사는 근이완제 반전(Reverse)약물 투여를 지시받고 투여해요. 이때 마취통증의는 Ventilator를 끄고 환자의 호흡이 돌아오는 것에 맞춰 Manual Ambu-bagging으로 Ventilation해주다가 환자의 의식과 호흡이 완전히 돌아오면 발관(Extubation)을 해요.

이때 Extubation 전 환자의 E-tube 안과 입안에 있는 분비물은 Suction을 해주고 Manual Ambu-bagging으로 폐를 팽창시키면서 Extubation 바로 직전 E-tube Cuff의 공기를 빼는 동시에 E-tube를 제거하죠.

Extubation하기 전에 폐를 팽창시켜주는 이유가 있나요?

폐를 팽창시켜주는 것으로 기도 내압이 올라가고, 이에 따라 환자는 숨을 내쉬면서 기도 분비물이 기도 내로 흡입되지 않도록 도와줘요.

Extubation한 후에는 호흡을 돕기 위해 산소를 줘야겠죠?

네. Extubation을 하자마자 마취회복간호사는 Corrugated tube에서 E-tube를 제거하고 Mask을 연결해요. 마취통증의가 Mask Ventilation으로 환자가 100% 산소를 3~4분간 흡입하도록 해요. Extubation에는 직후 후두 경련이나 구토 등의 증상이 없는지 살피고 환자가 적절한 환기를 하는지 확인해요. 그리고 나서 환자를 운반용 Stretcher Cart로 옮겨 회복실로 이송해요.

Extubation 후에 환자가 스스로 잘 호흡하지 못하는 경우도 있을 것 같아요.

연조직(혀)의 상기도폐쇄, 기관지연축, 후두경련, 흉곽경직 등의 이유로 부적절한 환기를 할 수 있어요. 만약 Extubation 후에 환자의 환기가 적절하지 않으면, 기도유지를 시키고 Mask ventilation을 하거나, Reintubation(재삽관)을 고려할 수 있어요.

## ✓ TIP  Extubation 후 합병증

회복실에서 환자가 깨어나면서 목이 아프다고 하는 것을 본 적이 있나요? Extubation 후 합병증으로 가장 많은 것이 바로 인후통(Sore throat)이에요. 드물게 기도주위 외상, 성대마비, 기관 협착, 입술 상처, 치아 손상 등의 있기도 하니, 환자의 상태를 잘 확인할 수 있도록 해요.

수술 후에 중환자실로 가는 환자는 어떤 기준인가요?

수술 후 환자가 의식이 없거나, 생체징후가 불안정하거나, 출혈의 위험성이 많으면, Extubation을 하지 않기도 해요. 이처럼 인공호흡기 치료가 요구되거나 안정을 위해 진정이 필요하면 중환자실로 가게 되죠. 중환자실에 인계할 내용을 인계 Sheet에 기록해서 주면 중환자실에서도 환자 상태를 파악하기 더 좋겠죠?

그렇군요. 수술에 참여한 마취간호사가 회복실에 인계해야 하는 것은 무엇이 있나요?

수술 중 특이사항, 특수 라인(Chest tube, Hemo bag, J-P drain 등), 검체, 자가 통증조절기(PCA) 등을 인계해요.

수술이 끝나면서 마취도 끝이 났네요.

마취가 끝나고 환자가 수술실에서 퇴실하면 사용한 마취기 및 마취 준비 카트를 정리해요. 그리고 오염된 곳은 청결하게 닦아주고, 사용한 물품을 보충하거나, 소독을 보내야 하죠.

선생님, 마취하는 동안에 마취 기록지를 작성하던데요.

마취 기록지는 마취통증의가 작성하는 것이 원칙이에요. 하지만 환자 상태가 좋지 않을 때 처럼 마취통증의가 작성하기 어려운 상황에서는 마취회복간호사가 도와서 우선 기록해야 해요. 그러면 나중에 마취통증의가 점검을 하기도 해요. 그리고 마취 기록지를 볼 줄도 알아야 회복실에서 마취 중 기록을 이해할 수 있고, 환자 간호에 참고할 수 있어요.

# 마취 기록지 예시

| 성명 | | | 수술 전 진단명 | |
|---|---|---|---|---|
| 등록번호 | | | 수술 후 진단명 | |
| 성별/나이 | | | 집도과 | |
| 병동/병실 | | | 마취통증의 | |
| 혈액형 | | Rh | 집도의 | 간호사 |
| Hb/Hct | | 키/체중　　　　　kg/cm | ☐ General  ☐ Preoxy | ☐ Regional |
| 혈압 　　/ | 체온　　　　　　　℃ | | ☐ Rapid Seque | SP/EP/Caudal/N.B |
| 전처치 투약 | | | ☐ ETT #___OT/NT cm　Cuff___ | P.Pos____<br>Needle #____ |
| ☐ 눈 보호<br>☐ 체위 압박 부위 확인<br>☐ 기계/장비 확인 | | | ☐ Mask ☐ LMA #___<br>☐ Atrauma<br>☐ Diffucult ☐ Awake<br>☐ BBS equal | Inject level___<br>Cath___cm insert<br>Anesth level___<br>CSF___Blood___<br>☐ PCA IV/EP |

| Time | | | | | | | | | | | | | | | | |
|---|---|---|---|---|---|---|---|---|---|---|---|---|---|---|---|---|
| O₂ (L/min) | | | | | | | | | | | | | | | | |
| N₂O/Air (L/min) | | | | | | | | | | | | | | | | |
| Enf/Iso/Sevo/Des(%) | | | | | | | | | | | | | | | | |
| ETCO₂ | | | | | | | | | | | | | | | | |
| SpO₂ (PIP) | | | | | | | | | | | | | | | | |
| CVP/BT(℃) | | | | | | | | | | | | | | | | |
| EKG/PAP | | | | | | | | | | | | | | | | |
| UO/EBL(mL) | | | | | | | | | | | | | | | | |
| ☐ NIBP | | | | | | | | | | | | | | | | |
| ☐ EKG | | | | | | | | | | | | | | | | |
| ☐ ETCO₂ | | | | | | | | | | | | | | | | |
| ☐ SpO₂ | | | | | | | | | | | | | | | | |
| ☐ BT | | | | | | | | | | | | | | | | |
| ☐ Steth E | | | | | | | | | | | | | | | | |
| ☐ IBP(A-line) | | | | | | | | | | | | | | | | |
| ☐ CVP | | | | | | | | | | | | | | | | |
| ☐ PAP/CO | | | | | | | | | | | | | | | | |
| ☐ N. stimula | | | | | | | | | | | | | | | | |
| ☐ Doppler | | | | | | | | | | | | | | | | |
| ☐ Evoke.P | | | | | | | | | | | | | | | | |
| ☐ TEE | | | | | | | | | | | | | | | | |
| ☐ Blood.warm | | | | | | | | | | | | | | | | |
| ☐ Humidifier | | | | | | | | | | | | | | | | |
| ☐ Hot line | | | | | | | | | | | | | | | | |
| ☐ Blanketrol | | | | | | | | | | | | | | | | |
| ☐ Cell-saver | | | | | | | | | | | | | | | | |
| Position | | | | | | | | | | | | | | | | |

| REMARK | | Total | |
|---|---|---|---|
| | | Cryst. | |
| | | Colloid | |
| | | PRBC | | WB | |
| | | FFP | | PC | |
| | | EBL | | UO | |
| | | Dur. of Anesth | 　:　　~　　: |

마취 기록지에는 무엇을 기록하나요?

마취 기록지 구성을 순서대로 살펴보도록 해요. 병원마다 기록지 양식에 차이가 있을 수 있어요. 수기로 작성하기도 하고, 최근에는 EMR(Electronic Medical Record, 전자기록)으로 기록되어요. EMR은 감시 장치 및 마취기의 정보가 자동 기록이 돼. 대신에 마취통증의 의 진료 행위는 직접 입력해야 해요.

마취 기록지에 기록하는 내용은 다음 TIP으로 알아보도록 해요.

## ✓ TIP 마취 기록지 기록 내용

① 환자 정보(대체로 환자 바코드 스티커를 부착)
  : 진단명, 수술명, 마취통증의사 명, 집도의 명, 마취회복간호사명, 수술 참여 간호사명

② ASA, NPO 여부, 치아 상태를 표시하고 환자 체중, 키, 활력징후, Hb, Hct를 기록

③ Notes란에 특별 주의를 요하는 증상이나 환자의 기저 질환, 투약 중인 중요 약물 기록

④ 마취 기구의 안전 점검, 사용하는 모니터와 환자 첫 활력징후 기록

⑤ Intubation 시 사용한 Tube 종류 직경이나 깊이, Cuff 사용 여부 기록

⑥ Remark란에 마취 유도 및 유지 중 발생한 중요한 상황을 시간 순으로 기록

⑦ Flow sheet에 $O_2$, Air, $N_2O$, 흡입마취제 농도를 기록하고 5분 간격 활력징후, $ETCO_2$, $SPO_2$
  CVP 기록[Urine output은 1시간 간격으로 기록(불안정하면 더 자주 기록)]

⑧ 공급 수액, 혈액, 지속 투약 약물 기록

⑨ Total I/O 기록, 환자 이송 위치 기록

⑩ 마취 기록지 Flow sheet에 사용되는 기호
  - 마취종료와 시작은 X, 수술 시작과 끝은 ⊙
  - 수축기 혈압은 ∨, 이완기 혈압은 ∧, 평균 동맥압은 x, 심박수는 ·
  - 자발호흡은 ○, 보조 호흡은 ⊘, 조절 호흡은 ⊗

⑪ 수술 체위 표시

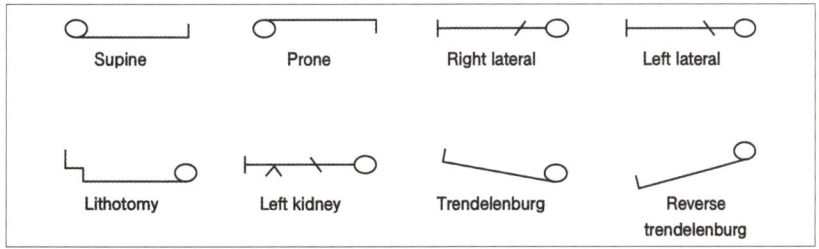

## UNIT 2 부위마취간호(수술하는 부위만 마취할 수는 없을까?)

1) 척추마취
2) 경막외마취
3) 척추경막외 병용요법
4) 말초신경차단

# 1 척추마취

## Case

40세 남자 환자로 진단명 Knee osteoarthritis로 수술명 High tibial osteotomy를 받으려 부위마취로 수술이 진행될 예정이라고 한다. 어떻게 해야 할까?

선생님. 부위마취, 부분마취, 국소마취가 모두 같은 뜻인가요?

용어가 비슷해서 약간 헷갈리죠? 마취는 크게 전신마취(General anesthesia)와 부위마취(Regional anesthesia)로 나뉘어요. 부위마취에는 척추마취(Spinal anesthesia)와 경막외 마취(Epidural anesthesia), 말초신경차단(Peripheral nerve blocks)과 신체 일부만 마취하는 국소마취(Local anesthesia)가 있어요. 보통 부위마취는 부분마취와 같은 의미로 혼용되어요.

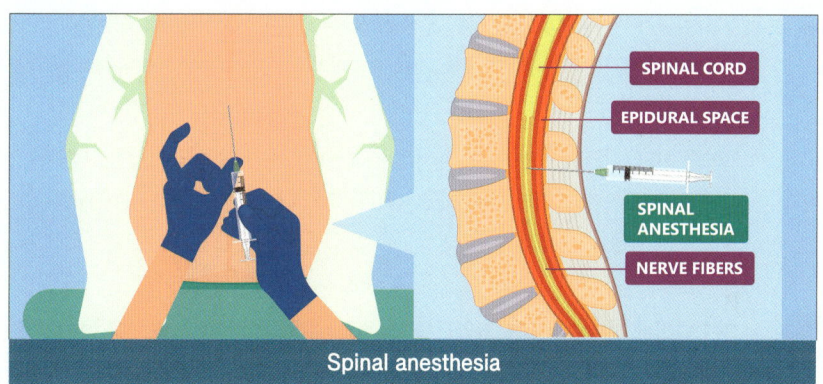
Spinal anesthesia

척추마취는 어떤 수술을 할 때 하게 되나요?

수술 부위가 회음부, 하복부 및 하지의 수술에 척추마취 시술을 할 수 있어요. 수술 시간이 길지 않아서 수술 동안 환자가 같은 자세를 잘 견딜 수 있어야 하고 환자가 수술에 대해 너무 불안해하지 않을 때 적용해요.

그러면 적응증이 돼도 척추마취를 하지 못할 수도 있는지 궁금해요.

환자가 척추마취를 강력히 거부하거나, 항응고제(Anticoagulants) 또는 항혈소판제(Antiplatelet)을 복용하는 경우는 척추마취 후 출혈이 있거나 혈종이 생길 수 있어요. 그러므로 척추마취를 하지 못하고 시술 부위의 감염이 우려될 때, 두개강 내압이 상승한 경우는 전신마취로 수술하죠.

척추마취를 할 때는 척추 어느 부위에 하게 되나요?

 척추마취는 요추(Lumbar, L)에 해요. 성인의 척수(Spinal cord)는 두개골 기저부(Base of skull)에서 시작하여 *L1, L2* 에서 끝나고 소아는 *L3* 에서 끝나서 이 부위를 피하려고 *L3* 아래에 시술하죠.

 요추에 마취제를 주사하면 어떻게 마취제가 퍼지게 되는지 궁금해요.

 먼저, CSF에 대해서 아는 것이 척추마취를 이해하기에 좋을 것 같네요. 성인의 CSF은 투명한 액체로 뇌실(Choroid plexus)에서 하루에 500mL 정도 분비돼요. CSF의 비중(Baricity)은 1.005±0.003이죠.

 CSF의 비중까지도 알아야 하는 건가요?

 네. CSF의 비중과 국소마취제 비중의 차이로 약제가 퍼지게 되는 거예요. 척추마취제 확산과 감각차단의 높이에 중요한 역할을 해요. 국소마취가 멸균 증류수에 섞이는 밀도에 따라 CSF에 비해 고비중(Hyperbaric), 등비중(Sobaric), 저비중(Hypobaric)이 되어요.

고비중(밀도>CSF)은 척수강 내에서 중력에 의해, 등비중(밀도=CSF)은 약제 주입되는 분절의 높이에 의해, 약제가 퍼져요. 그리고 저비중(밀도<CSF)은 척추강 내에서 중력에 반대로 약제가 퍼지게 되죠.

 그런 원리로 척추마취되는 거였군요. 척추강 내 국소마취제의 확산에 영향을 주는 것이 있을까요?

 앞서 말한 비중과 환자의 자세, 척추마취 Needle의 경사면, 나이, 용량(Dose), 부피(Volume)가 영향을 줄 수 있어요. 그리고 임신과 같은 복압의 증가도 마취제 확산에 영향을 줄 수 있는 부분이죠.

 척추마취제는 국소마취제 종류와 용량에 지속시간이 달라지겠네요.

 맞아요. 그리고 혈관수축제(0.1~0.2% Epinephrine)와 함께 주입하면 지속시간이 연장되는 효과가 있죠.

 척추마취 후 약제 확산 범위는 어떻게 알 수 있나요?

신경차단은 신경섬유의 굵기에 따라 가장 먼저 교감신경이 차단되고 표재통과 온도감각, 진동 및 위치감각, 운동, 촉각 순으로 차단돼요. 약제 확산에 따른 마취의 범위는 피부 지각을 확인하는데, 유두 높이면 T4, 검상돌기(Xiphoid) 높이면 T6, 배꼽 높이면 T10 으로 봐요. 국소마취제 마취 범위가 고정되는 5~10분까지 알코올 솜을 이용해서 냉감의 소실을 확인하거나, 바늘(Needle)을 이용한 통각의 소실을 확인하는 것으로 약제 확산 범위를 알 수 있어요.

척수가 흐르는 척추에 주사하는 것이다 보니 부작용도 있을 것 같아요.

요통, 시술 부위의 감염과 혈종, 국소마취제 독성, 교감 신경차단에 의한 저혈압이 나타날 수 있어요. 그리고 경막천자 후 두통, 오심구토, 신경 손상이 있을 수 있죠.

> ✓ **TIP**  척추마취 전 간호

빠른 교감신경 차단에 의한 말초혈관 확장과 정맥 환류의 저하로 혈압이 하강될 수 있어요. 그래서 심폐 기능이 정상 범위인 환자들에게 정맥으로 척추마취 전 수액 투여(500~1000mL)를 하기도 해요. 평소 혈압보다 25% 이하로 감소하면, 승압제인 Ephedrine 5mg을 투여해요.

부작용이 생기지 않도록 조심해야겠네요.

가장 심각한 부작용인 전적추마취가 생길 수 있어요. 이 경우는 무호흡, 의식소실, 심혈관 허탈이 와서 환자에게 영구적 손상을 가져올 수 있죠. 그래서 시술 때 각별한 주의가 필요하죠.

그럼 척추마취를 하려면 무엇을 준비해야 하는지 알려주세요.

전신마취준비물, Spinal set(Disposable spinal needle 24~25G, 소독 도구, 드레싱 물품), 베타딘, 소독 장갑과 가운, 척추강 내로 주입될 국소마취제인 Bupivacaine(Heavy marcain)과 피부 국소마취용 1% 또는 2% Lidocaine, Nasal cannula, 1cc와 2cc Syringe, 척추천자 부위에 붙이는 소독 밴드를 준비하면 돼요.

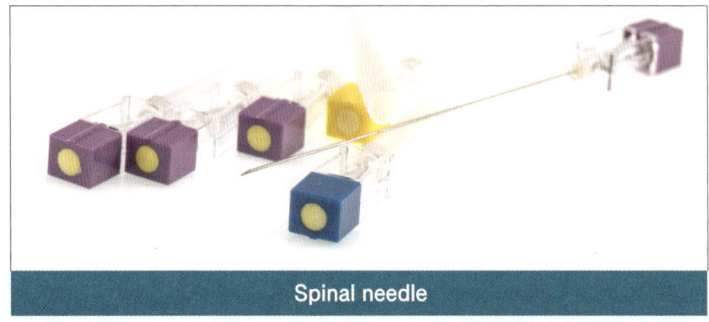
Spinal needle

## ✓ TIP  부위마취 하는데 전신마취준비도 하는 이유는?

척추마취 범위가 너무 높아지면 호흡 억제가 오거나, 저혈압이나 진정제 투여 등으로 호흡중추 억제가 올 수 있어요. 이럴 땐 환자가 호흡이 되지 않아 불안정하게 되므로 빨리 전신마취로 전환해주어야 해요.

---

 척추마취 후에 깨어나면서 두통을 호소하는 환자들이 있던데, 왜 그런 걸까요?

 PDPH(PostDural Puncture Headache, 경막천자 후 두통)예요. 요추천자 부위에서 CSF가 계속 경막으로 유출되어 뇌척수압(Cerebrospinal pressure)이 하강하면, 뇌기저부의 통증 감지 조직(Pain sensitive vascular structure)을 자극해서 발생하는 거예요.

 어떨 때 PDPH가 생겼는지 의심할 수 있나요?

 이 두통은 체위에 따라 나타나요. 누워 있으면 괜찮고, 머리를 들면 심한 박동성 두통이 나타나요. 이 두통은 남자보다 여자, 특히 젊은 여자에게서 잘 생겨요. 천자 직후나 천자 후 24~72시간 사이에 가장 많이 나타나는데, 수일 지나서도 나타날 수 있어요.

 PDPH이 생기면 어떤 간호를 해줄 수 있나요?

 척추마취 후 환자는 머리를 들거나, 높은 베게는 하지 말고 누워 있어야 해요. 일단 증상이 생기면 수액 투여나 수분공급을 권장하고, 복대를 착용하여 복압을 높이는 대증치료를 할 수도 있어요.

 두통이니까 진통제를 투여하면 괜찮아지지 않을까요?

 PDPH는 진통제 투여해도 큰 효과가 없어요. 그래서 경막외 혈액 봉합술(Epidural blood patch)을 해주는 것이 가장 좋아요. Epidural blood patch는 자신의 혈액 10~20mL를 뽑아 경막외 공간으로 주입하면 혈액이 응고되면서 경막의 천자 구멍을 막아줘서 두통이 사라져요.

## 2 경막외마취

 척추마취와 경막외마취는 무엇이 다른 건가요?

 경막외마취(Epidural anesthesia)는 지주막하(Subarachnoid space) 진입 전 있는 황색인대와 경막 사이의 경막외 공간에 Catheter를 삽입하여 지속적으로 마취를 유지할 수 있게 해요. 무통분만, 수술 후 통증도 관리할 수 있죠. 지주막하에 진입하지 않아서 척수(Spinal cord)를 훼손하지 않으면서 척추 전 구역을 마취할 수 있어요.

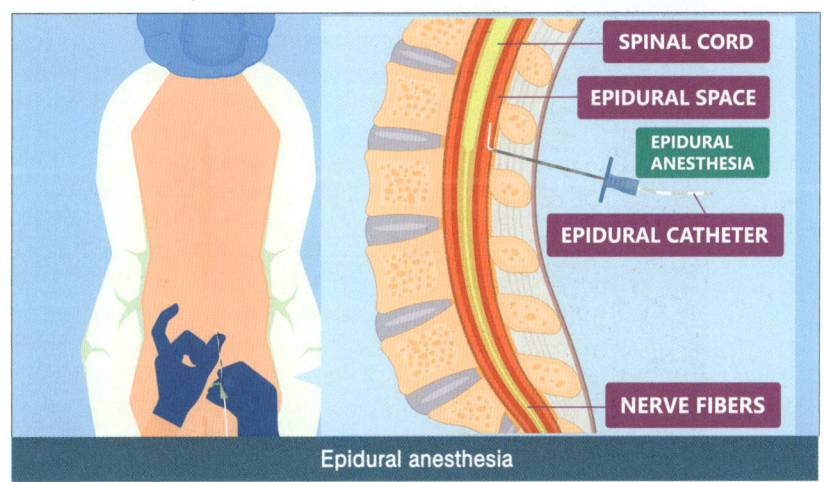

 그럼 경막외 공간에 catheter를 통해 지속적으로 부분마취제가 주입된다는 건가요?

 마취를 지속적으로 유지할 수 있다는 뜻이에요. Epidural catheter를 통해 국소마취제를 더 첨가하기 위해 Bolus injection을 하거나 지속적 투여도 가능해요.

 경막외 마취일 때는 무엇을 준비해야 하나요?

 전신마취준비물, Epidural set(Disposable Tuohy needle, 소독 도구, 드레싱 물품), 베타딘, 소독 장갑과 가운, 경막외로 주입되는 국소마취제인 0.75% Ropivacaine, 피부 국소 마취용 2% Lidocaine, Nasal cannula, 1cc와 5cc Syringe, Epidural catheter, Tegaderm CHG, Epidural catheter의 가는 라인이 꼬이거나 꺾이지 않게 몸에 고정해줄 Tegaderm이나 거즈, 종이 반창고가 필요해요.

 Epidural set는 Spinal set와 비교했을 때 Tuohy needle이라는 것을 쓰네요. 어떤 바늘인지 궁금해요.

Tuohy needle은 경막천자(Dural puncture)를 하지 않도록 바늘 끝이 날카롭지 않고 굽은 바늘이에요. 또한, Epidural catheter가 Needle을 통과할 수 있게 17~18G 굵은 Needle을 사용해야 하죠.

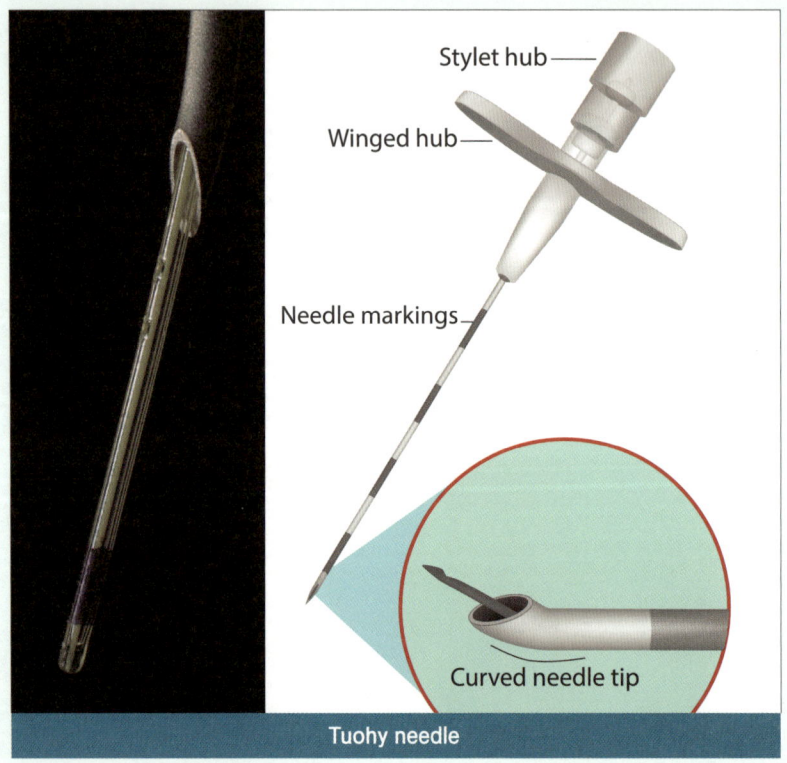
Tuohy needle

그런데 Tuohy needle을 통해 catheter를 어떻게 경막외에 위치시켜 삽입할 수 있는지 궁금해요.

경막외 공간에는 성근 조직(Areolar tissue), 지방, 림프관, 혈관이 있어요. 음압(Negative pressure)을 가진 해부학적 특징을 이용하여 천자 바늘이 황색인대를 통과하면 갑자기 저항이 감소하는 저항 소실법(Loss of resistance method)으로 확인할 수 있어요. 또한 수액을 채운 주사기를 연결하고 천자했을 때, 수액이 안으로 밀려들어 가는 것으로 확인하는 현적법(Hanging drop method)으로도 경막외에 진입된 걸 확인할 수 있죠.

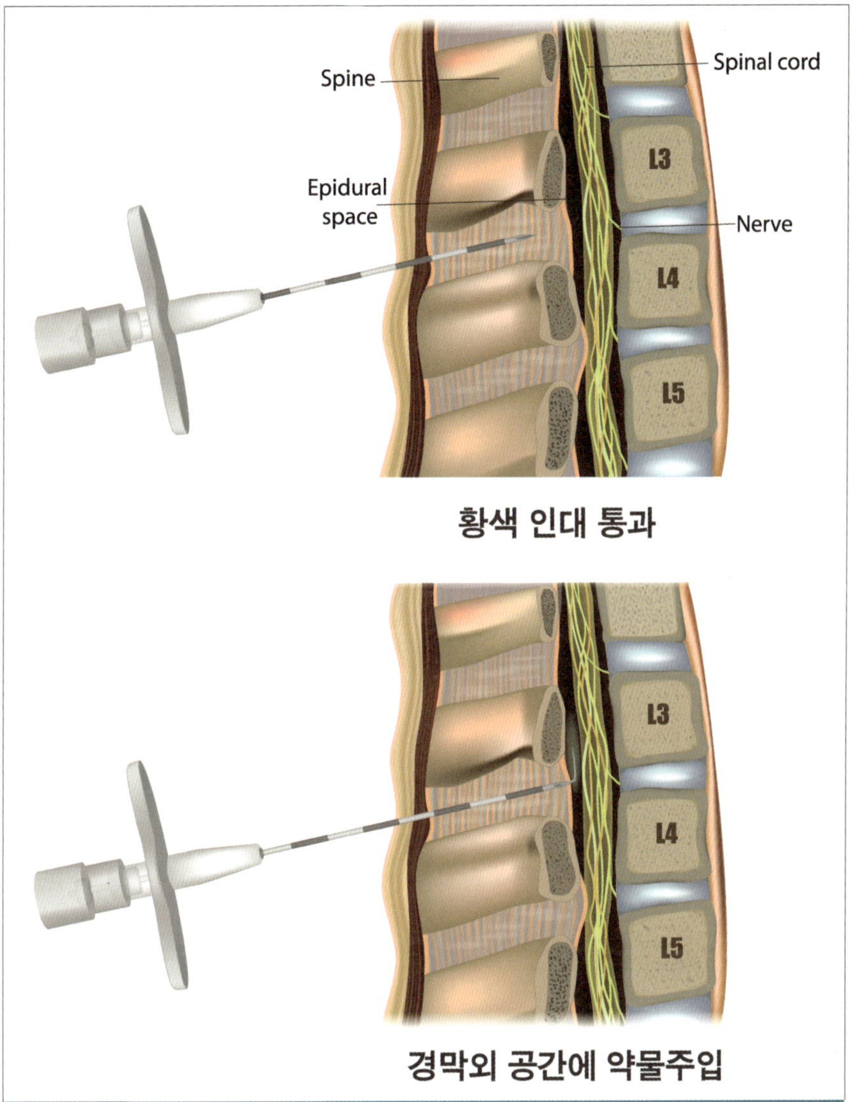

황색 인대 통과

경막외 공간에 약물주입

경막외마취 부위

척추마취처럼 경막외마취에도 합병증이 있을 것 같아요.

요통, 시술 부위의 감염과 혈종, 국소마취제 독성이 생길 수 있어요. 그리고 경막외의 자율 신경이 다른 신경들보다 회복이 느려서 배뇨 곤란이 있을 수 있어요. 이상 감각과 저린감도 있을 수 있는데, 수주 후면 증상이 좋아진다고 해요.

## 3 척추경막외 병용요법

척추마취와 경막외마취를 같이 적용하기도 하나요?

척추 경막외 병용요법(Combined spinal epidural technique)은 작용 시간은 빠르고 마취 효과가 확실한 척추마취의 장점과 오래 마취를 유지하고 수술 후 통증도 조절할 수 있는 경막외마취의 장점을 같이 이용해요. 정형외과수술과 제왕절개 수술 시 많이 사용되어요.

척추경막외 병용요법은 어떻게 하는지 궁금해요.

Spine needle을 삽입할 수 있도록 고안된 Disposable Tuohy needle(Ex. Esopocan)을 사용하여 경막외에 진입해요. 이후 Spine needle을 지주막하까지 삽입한 뒤, 척추마취를 하고 Spine needle을 뽑아요. 그리고 경막외에 Epidural catheter를 삽입해서 마취하는 거죠.
척추경막외 병용요법에 대해서는 다음 케이스를 통해 알아보도록 해요.

### Case

산부인과 34세 여자 환자가 Cephalopelvic disproportion(아두골반부적합)진단으로 C/S(Cesatean section, 제왕절개)를 위해 수술실에 왔다. 마취는 척추마취(Spinal anesthesia)를 할 예정이고 수술 후 통증 조절을 위해 Epidural catheter를 삽입할 예정이다. ASA 2이며, 총 마취 시간은 60분 소요 예정이다. 어떻게 해야 할까?

산모가 많이 불안해 할 것 같아요.

전신마취를 하는 환자보다 오히려 부분마취를 하시는 분들이 많이 불안해해요. 우선 산모를 따뜻하게 해주고 부분마취 중에 너무 힘들면, 살짝 재워주는 약(Ex. Midazolam)을 투여할 수 있다고 정보를 줄 수 있어요. 자, 이제 마취를 하기 전에 무엇을 먼저 해야 할까요?

먼저 환자를 수술용 table로 옮기고 모니터를 연결해야 해요.

맞아요. 그리고 Nasal prong으로 100% 산소를 줘요. 그런 다음 마취를 할 수 있는 자세를 잡게 도와줘야 해요. 주로 Lateral decubitus position으로 하되, 어깨와 허리 및 골반이 수술 Table과 수직이 되도록 자세를 잡고 유지하도록 해요.

Lateral decubitus position이 옆으로 누워 등을 구부리는 자세이군요.

Spinal, Epidural anesthesia를 할 때의 체위인 Lateral decubitus position은 환자를 옆으로 눕게 하고, 양쪽 무릎이 배에 닿고 머리를 숙여 턱을 가슴 쪽으로 당기는 자세를 말해요. 이 자세는 척추 간격이 넓어져서 시술에 용이해요. Spinal, Epidural anesthesia를 위한 다른 자세로는 앉은 자세(Sitting position)나 엎드리는 자세(Prone position)를 할 수도 있어요.

그래서 옆으로 누워 등을 구부리는 자세를 잡는 거군요. 척추마취를 위해 바늘 삽입 시 주의점이 있나요?

네. 척수마취용 바늘 삽입 시에 산모에게 불편한 점(Ex. 다리 저림, 감각 이상 등)이 있어 환자가 움직이면 척추 천자로 인해 손상이 생길 수 있어요. 그래서 움직이지 않고 말로 표현해달라고 설명하도록 해요.

마취를 하고 나면 환자를 Supine position으로 체위를 바꾸고 왼쪽으로 약간 침대를 기울이던데, 왜 그런 건가요?

산모 특성상 커진 자궁이 하대정맥 압박으로 인한 Cardiac output 감소가 나타나는 증상이 나타나는 Supine hypotension syndrome이 나타날 수 있어요. 그래서 Left uterine displacement 자세를 취해줘서 이를 예방하도록 해요. 그리고 척추마취 특성상 저혈압이 나타날 수도 있으니 혈압을 자주 측정해서 확인하도록 해요.

감각차단 높이를 측정한 후 높이가 충분하지 않으면 어떻게 해야 하나요?

감각차단이 충분하지 않으면 빨리 전신마취를 준비해서 대처하는 것이 좋아요. 그래서 항상 전신마취준비를 같이하는 거랍니다.

그렇군요. 이제 수술이 끝나면 Epidural catheter에 PCA(Patient Controlled Analgesia)를 연결하겠군요.

척추마취를 하면서 삽입한 Epidural catheter에 생리식염수나 국소마취제 소량을 Bolus injection 해서 개방성을 확인해요. 그리고 앞서 설명한 것처럼 가늘고 긴 Line의 Epidural catheter가 꼬이거나 꺾이지 않게 고정해줘요. 그리고 Filter와 연결된 부위를 잘 고정한 후 수술 후 통증 조절용 PCA을 연결해 주면 돼요.

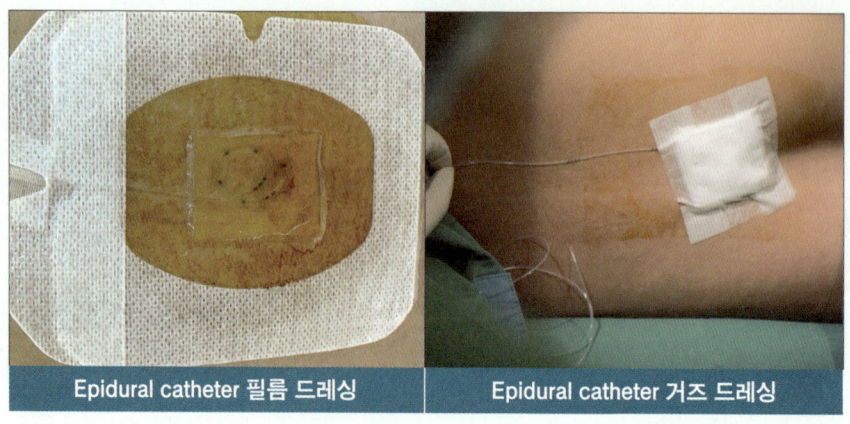

Epidural catheter 필름 드레싱 | Epidural catheter 거즈 드레싱

MEMO

# 4 말초신경차단

## Case

58세 남자 환자로 정형외과 Rt. Rotator cuff tear(오른쪽 회전근개 파열)을 진단받고 Rt. Arthroscopic rotator repair and acromioplasty(관절경 회전근개 봉합술과 견봉성형술)를 하려 한다. 마취는 Peripheral Nerve Blocks의 Interscalene BPB(Brachial Plexus Blocks, 상완총신경차단)로 하고, 수술 후 통증관리도 받을 예정이다. 어떻게 해야 할까?

말초신경차단(Peripheral nerve blocks)은 어떻게 마취가 되는 건가요?

특정 신경이나 신경다발 주변에 국소마취제를 투여하면, 국소마취제가 신경에 작용하여 자극의 전달을 막아서 마취해요. 최근에 수술을 위한 마취에도 사용하지만, 수술 후 통증을 위한 시술로 많이 사용되어요.

Peripheral nerve blocks을 했을 때는 어떻게 신경의 위치를 확인하는지 궁금해요.

신경 위치는 신경자극기(Peripheral nerve stimulator)와 Sono(Ultrasound guided technique, 초음파)를 이용하여 확인할 수 있어요. 신경자극기는 신경자극기에 연결된 바늘을 이용해 목표 신경이 분포된 근육의 경련을 유발해 확인할 수 있죠. 그리고 Sono는 Sono probe를 이용해 신경, 바늘, 국소마취제를 관찰할 수 있어서 최근에 많이 사용해요.

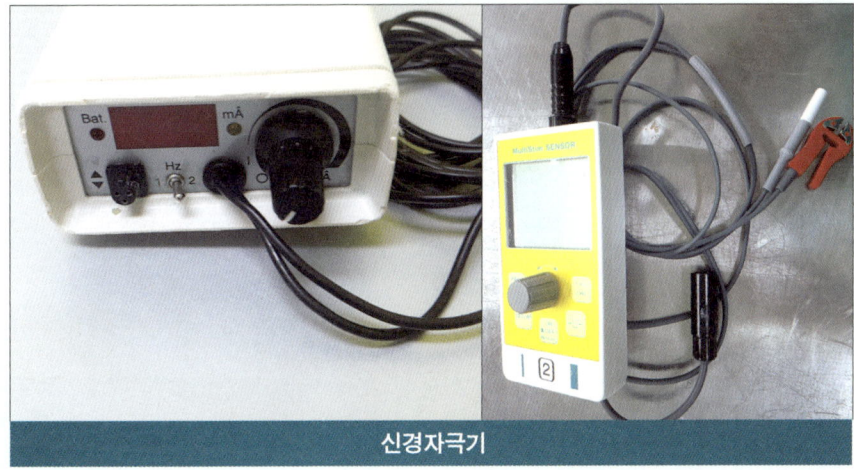

신경자극기

Peripheral Nerve Blocks할 때 Sono는 어떻게 사용하나요?

먼저, 수술에 따라 적절한 위치에 Sono 기계를 준비해요. 그리고 간호사가 Sono Probe를 건네주면, 마취통증의가 소독된 소노 랩(Sono lab)으로 감싸서 Sono를 사용하죠.

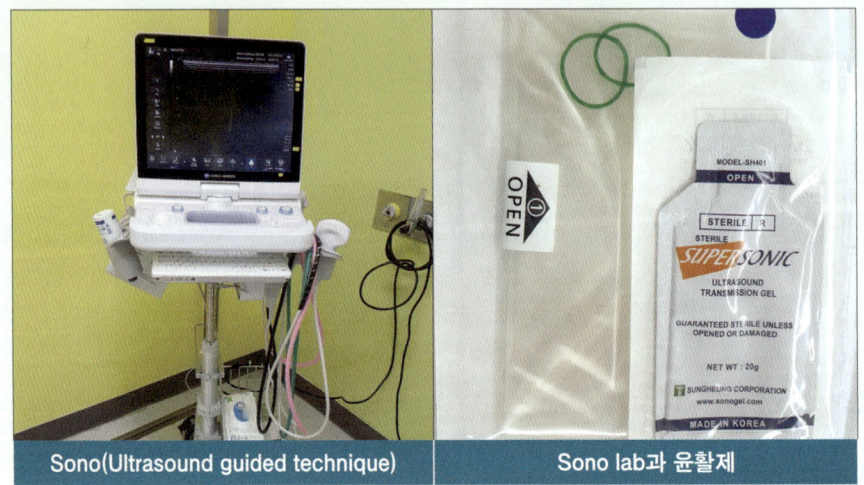

Sono(Ultrasound guided technique) | Sono lab과 윤활제

 BPB(Brachial Plexus Blocks, 상완총신경차단)는 Interscalene에만 할 수 있는 건가요?

 BPB(Brachial Plexus Blocks)은 Interscalene(목갈비근사이), Infraclavicular(쇄골하), Supraclavicular(쇄골상), Axillary(액와)에 할 수 있어요. 주로 어깨, 원위쇄골, Humerus수술에 사용돼요.

 BPB(Brachial Plexus Blocks)할 때는 어떤 것을 준비해야 하는지 알려주세요.

 보통 Epidural Set, E-cath 51mm, 18G, 5cc Syringe, Sono lab, Hydroacryl(의료용 본드), Tegederm CHG, Jelly, Echopleux Needle(catheter를 삽입하지 않고 마취만 할 때 사용)를 준비해요.

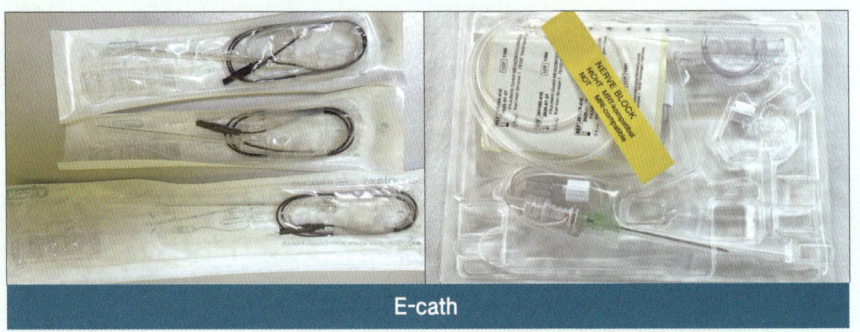

E-cath

## ✓ TIP  E-cath

E-cath의 길이는 보통 Interscalene BPB일 때는 51mm, Infraclavicular Nerve Block일때는 83mm을 준비해야 해요. 그 밖(Supraclavicular, Axillary)에 길이가 결정되지 않은 경우는 Sono로 확인 후 개봉하는 것이 좋아요.

이제 BPB를 할 준비는 다 해둔 것 같아요. BPB를 하는 환자는 어떻게 준비해야 하나요?

환자를 확인하고 모니터를 부착해요. 케이스의 환자는 오른팔이 수술 예정이니 EKG line은 수술하는 팔 반대 방향으로 정리해서 수술 부위 방해되지 않도록 EKG lead를 부착해요. NIBP cuff는 보통 Sitting position에서는 수술 부위 반대편 팔에 감고, Lateral position일 때는 다리에 감아요.

## ✓ TIP  Monofusion 수액 세트

NIBP 재는 팔과 수액을 주입하는 팔이 같다면, 혈압 측정시 압력에 의한 혈액의 역류할 수 있어요. 이를 방지하기 위해 수액 Line을 Pressure가 가해져도 One way valve가 있어 혈액이 역류하지 않는 Monofusion 수액 세트로 바꿔 주면 좋아요.

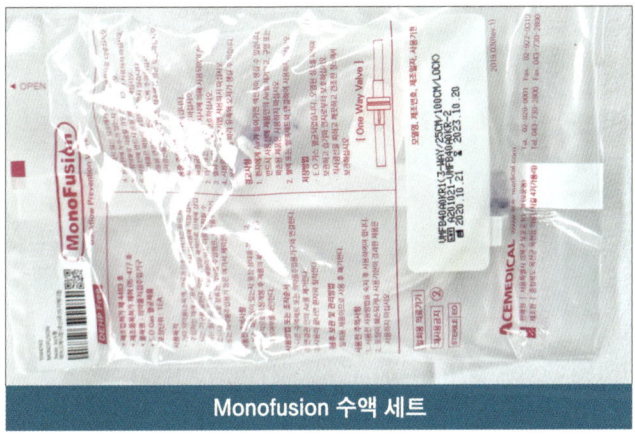
Monofusion 수액 세트

Interscalene BPB할 때 환자 자세는 어떻게 하나요?

마취 전 시술할 때는 수술 부위가 위로 가도록 Lateral position을 취해줘요. 전신마취를 한 후에 시술할 때는 Supine position에서 고개만 수술 부위 반대편으로 돌리기만 하면 돼요.

Interscalene BPB catheter는 왜 의료용 본드로 고정하는지 궁금해요.

Nerve blocks용 Catheter는 위치가 바뀌고 빠지는 경우가 많아서 고정을 잘 해둬야 해요. 주로 Tunneling으로 고정해요. 최근에는 의료용 본드로 고정하고, 그 위에 Tegaderm CHG로 한 번 더 고정해줘요.

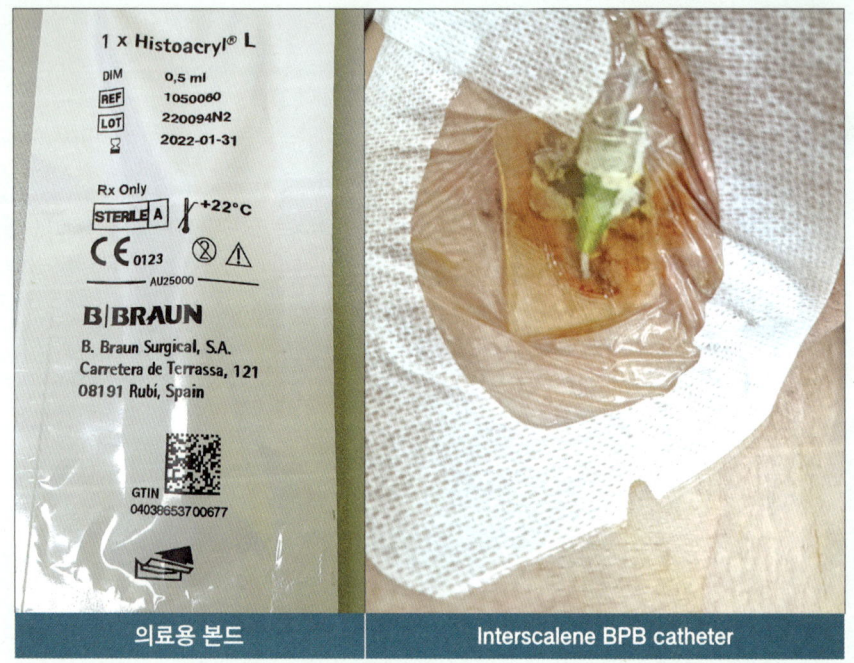

| 의료용 본드 | Interscalene BPB catheter |

 그런 이유가 있었군요! BPB는 상반신 쪽으로 신경을 차단한다면, 하반신 쪽의 신경을 차단하는 방법도 있나요?

 하반신 쪽 신경을 차단하는 방법에는 Lower extremity blocks라고 해요. Lower extremity blocks라고 해요. Lower extremity blocks의 종류인 Femoral nerve block은 양쪽 무릎 수술에 사용돼요. 그리고 Sciatic nerve block은 하지 수술 특히 Popliteal block은 무릎보다 더 아래쪽 다리 수술할 때 적용 되죠.

 Peripheral nerve blocks는 신경 차단하는 시술이다 보니 합병증도 위험할 것 같아요.

 Peripheral nerve blocks의 합병증으로는 신경 손상, 국소마취제 전신독성, 감염, 혈종이 있어요. 무균적으로 시술을 해야 감염을 줄일 수 있어요. 그리고 약물주입 때마다 혈관이 아닌지 확인하며 주입해야 혈종을 예방할 수 있어요.

MEMO

**UNIT 3**  마취 중 수액/수혈 간호(마취시 수액 투여는 어떻게 결정하지?)

1) 수액 및 전해질
2) 수혈

# 1 수액 및 전해질

## Case

체중 70kg, 남자 49세 환자는 HCC(Hepatocellular carcinoma, 간세포암)로 진단 받았다. 전신마취하에 Right anterior segmentectomy 수술 중으로 수액 투여 중이다. 마취 중에 수액은 왜 투여되는 걸까?

수술하는 환자 대부분은 마취 중에 수액이 투여되는 것 같아요. 마취 중 수액은 꼭 투여되어야 하나요?

수술 중에는 환자의 금식뿐만 아니라 마취제에 의한 생리적 변화, 조직손상에 의한 출혈, 수술 부위로부터의 수분의 손실이나 이동이 생겨요. 그래서 마취 중 투여되는 수액은 수분, 전해질, 영양분을 공급하여 체액의 이상 교정을 위해 필요하답니다.

그래서 수액 투여가 필요한 거군요. 인체 구성 중에는 물이 대부분을 차지한다던데 그래서 더 중요한 부분이겠네요.

맞아요. 물은 신체를 구성하는 주성분이에요. 전체 체중에서 성인 남자는 60%, 성인 여자는 50%, 신생아는 70~80%, 노인은 52% 정도를 차지해요.

신생아는 성인보다 체중에서 더 큰 비중이 물이네요. 그럼 우리 몸에 있는 물은 어떻게 구성되나요?

모든 몸에 있는 물, 체액은 물리적으로 구별되는 여러 구획으로 나뉘어요. 성인 남자 기준 TBW(Total Body Water, 인체의 총 체액) 60%는 ICF(InterCellular Fluid, 세포내액) 40%, ECF(ExtraCellular Fluid, 세포외액) 20%으로, 세포외액은 간질액(Interstitial fluid) 16%, 혈장(Plasma) 4%로 나누어 분포되어요. 그래서 수액보충을 Crystalloid solution으로만 하면 부종을 초래할 수도 있답니다.

다음 문제를 참고로 보면 이해하기 쉬울 거예요.

> 문제) BW(Body weight, 체중) 70kg의 남자의 체액의 구획은?
>
> 풀이) TBW: 42L(B.W × 0.6) = ICF: 28L(B.W × 0.4) + ECF: 14L(B.W × 0.2)
>
> ECF 14L = Interstitial fluid: 11.2L (B.W × 0.16) + plasma: 2.8L(B.W × 0.04)

이렇게 체액의 구획이 나뉘지만, 환자의 상태에 따라 체액 조성이 달라질 수도 있을 것 같아요. 체액의 조성은 어떻게 결정되나요?

간질액과 혈장의 분포는 모세혈관을 사이에 두고 정수압(Hydrostatic pressure)과 교질삼투압(Oncotic pressure)의 균형으로 결정돼요. 세포 내·외액의 전해질이 세포막을 사이로 삼투작용으로 물을 이동하게 하여 체액의 분포가 구성되는 거죠.

■ 체액의 전해질 농도

| 전해질 | 혈장(mEq/L) | 간질액(mEq/L) | 세포내액(mEq/L) |
|---|---|---|---|
| $Na^+$ | 142 | 142 | 10 |
| $K^+$ | 4 | 4 | 140 |
| $Mg^{2+}$ | 2 | 2 | 58 |
| $Ca^{2+}$ | 3 | 3 | <1 |
| $Cl^-$ | 103 | 106 | 4 |
| $HCO_3^-$ | 24 | 28 | 10 |

마취 중에 환자에게 투여되는 수액을 보니 종류가 정말 다양하더라고요.

네. 수액은 기본적으로 NaCl을 포함한 전해질 용액인 정질액(Crystalloid solution)이 있어요. 그리고 알부민과 포도당의 고중합체로 고분자량의 물질로 된 콜로이드용액(Colloid solution)이 있죠.

|  | Crystalloid solution | Colloid solution |
|---|---|---|
| 효과 | 간질액의 증가, 신혈류 증가, 혈관 내 용적 증가 | 혈관 내에 남아 혈장량 증가 |
| 반감기 | 20~30분 | 3~6시간, 알부민은 16시간 |
| 부작용 | 조직부종 | 혈액응고 장애 |
| 종류 | 생리식염수(0.9% NaCl), Lactated Ringer액, 하트만, Plasma-late, Plasma solution | Hetastarch, Pentastarch, 알부민, 덱스트란 |

그럼 마취 중 체액 보충량은 어떻게 결정되는지 궁금해요.

체액 보충량은 하루 수액 유지량(Maintenance), 금식으로 인한 **부족량(Deficit)** + 전신 및 부위 마취제 투여 시 생기는 혈관 확장으로 인한 **혈관 내 용적의 보정량** + 손상(Ex. 수술적 절개 등)이나 염증(Ex. 환상, 복막염 등)이 있는 조직에 수분이 간질, 복강, 위장관으로 이동하여 생기는 **체액의 재분포량 + 출혈량(Blood loss)**을 고려해서 결정돼요.

| 종류 | 산출 방법 |
|---|---|
| 하루 수액 유지량 | 환자의 체중 중 10Kg까지: 4mL/kg, 10~20kg: 2mL/kg, 20kg 이상~: 1mL/kg (4-2-1 rule) |
| 부족양 | 유지량 × 금식 시간( 밤 동안 IV 수액 투여유지 경우는 제외) |
| 혈관 내 용적의 보정량 | 5~7mL/kg |
| 체액의 재분포량 | 최소 조직손상 수술: 0~2mL/kg<br>중등도 조직손상 수술: 2~4mL/kg<br>심한 조직손상 수술: 4~6mL/kg |
| 출혈량 | Crystalloid solution로 보충 시 3배<br>Colloidsolution는 출혈량과 1:1 |

앞서 제시된 표를 참고로 다음 문제를 보면 이해하기 쉬울 거예요.

문제) 체중이 70kg 환자가 수술을 위해 8시간 동안 금식하였으며, 수술 중 출혈 500mL가 있었다. 이 환자의 수액 보충량은?

풀이) 유지량(mL): 4mL×10kg=40, 2mL×10kg=20, 1mL×50kg=50, Total 110mL

부족량(mL): 110×8= 880mL

혈관 내 용적의 보정량: 5×70=350mL

체액의 재분포량: 4×70=280mL

출혈량: 500mL(Colloid solution)

따라서 Total 2,120mL을 보충해야 함.

투여할 수액량을 계산하는 방법이 다 있었군요. 이렇게 보충하면 적정 수액이 투여될 수 있겠어요.

체액 보충량은 계산으로도 구할 수 있지만, 때에 따라 과량의 수액이 체내에 축적으로 체중이 늘고 조직에 부종이 생기는 경우도 있어요. 그래서 최근에는 이 계산된 수액의 양을 참고해서 경식도 심장초음파(TransEsophageal Ecocardiography, TEE)를 이용해 측정한 최대 일회 박출량(Stroke volume, 좌심실에서 대동맥으로 1회 박출하는 혈액량)과 CVP의 목표치를 정해놓고 조절하는 것이 좋다고 해요.

환자의 체액량이 부족하면 어떤 증상이 있나요?

흔히 알고 있는 탈수증상이 나타날 수 있어요. 근무력, 혼동, Hct 증가, 고나트륨혈증, 대사성 산증, BUN/Cr 비율증가, 소변 농축 등의 증상이 관찰되죠.

수분뿐만 아니라 전해질 이상도 조절을 해줘야 한다고 알고 있어요.

네. 심각한 전해질 이상은 교정하면서 수시로 재검사를 해서 전해질 수치를 확인해야 해요. 전해질 이상의 원인을 찾는 것도 교정을 해주는 것만큼 중요하답니다.

전해질도 다양해서 전해질마다 이상 시에 나타나는 증상이나 교정 방법도 다르겠네요. 고나트륨혈증(Hypernatremia)은 어떻게 교정하나요?

수술 중 고나트륨혈증이 나타나는 원인은 수분의 과다소실, 항이뇨호르몬(Antidiuretic hormone, ADH) 결핍이 있어요. 혼수나 경련, 기면, 의식 상태 변화, 근무력증과 같은 증상이 나타나요. 그러므로 정상 삼투압과 혈액량을 회복하기 위해 수액을 투여해야 하죠.

그럼 반대로 저나트륨혈증은 항이뇨호르몬의 과도한 분비로 나타날 수 있겠네요.

맞아요. 저나트륨혈증은 항이뇨호르몬의 과도한 분비로 총체액량이 증가하는 것이 원인이 되죠. 뇌부종, 폐부종, 고혈압, 심부전이 발생할 수 있어요. 그리고 급속한 교정 시 중추신경계 손상이 발생할 수 있어요. 그래서 시간당 0.5mEq/L 이상 증가하지 않도록 해야 해요.

저나트륨혈증 교정 시에는 천천히 교정될 수 있도록 주의해야겠네요.

고칼륨혈증(Hyperkalemia)은 흔히 콩팥 기능 이상으로 발생되고 Acidosis(산증), Malignant hyperthermia(악성고온증), Hypoaldosteronism(저알도스테론증)에 의해 나타나요. 증상은 근무력, 근마비, 특히 심독성이 심해 부정맥, 심장 전도차단, 심장정지까지 올 수 있죠.

심장정지까지 올 수 있다니! 고칼륨혈증은 빠른 교정이 필요하겠어요.

고칼륨혈증 교정을 위해서는 이뇨제 투여, 심근세포막을 안정을 위해 $Ca^{2+}$ gluconate 50mg/kg $Ca^{2+}$ chloride 10mg/kg을 투여해요. 그리고 혈중 칼륨 이온을 세포 내로 이동시킬 수 있도록 50% D/W에 Insulin 10unit를 섞어서 투여하거나, Sodium bicarbonate(Bivon) 1mEq/kg을 각각 5~10분간 정맥주사하기도 해요.

약물 투여가 아닌 방법으로 고칼륨혈증을 교정하는 방법도 있는지 궁금해요.

전신마취 중에는 Hyperventilation을 해줌으로써 교정에 도움을 줄 수가 있어요. 반대로 저칼륨혈증은 Alcoholism, Hyperaldosteronism, 이뇨제, 구토, 설사, 섭취 감소가 원인이 될 수 있어요. 포타슘($K^+$)을 0.5~1.0mEq/kg/hr로 투여해서 교정하도록 하죠.

 저칼슘혈증(Hypocalcemia)은 어떻게 교정하나요?

 수술 중 흔한 원인은 Hyperventilation과 대량수혈을 할 때 많이 발생할 수 있어요. 증상은 손발 저림, 이상 감각, 후두 경련, 저혈압, 심전도 이상이 나타나죠. 치료는 $CaCl_2$ 10mg을 정맥주사하고, 비타민D을 투여하고, 심각한 경우에는 투석을 할 수도 있어요.

---

### ✓ TIP   저칼슘혈증일 때 저마그네슘혈증 교정

만약 저칼슘혈증일 때 저마그네슘혈증(Hypomagnesemia)이 있다면 마그네슘을 먼저 교정해주는 것이 좋아요. 마그네슘은 칼슘이 세포 내에서 작용하는 것을 조절하는 내인성 칼슘길항제라고도 하기에 마그네슘을 교정해주는 것이 저칼슘혈증 교정에 도움이 될 수 있기 때문이에요.

---

 그렇군요. 그럼 저마그네슘혈증(Hypomagnesemia)일 때는 어떤 증상이 나타날 수 있나요?

 주로 호흡근을 약화하고 부정맥이 관찰될 수 있어요. 치료는 황산마그네슘 1~2g을 15분간 주입 후 수액 1L에 6g을 넣어 24시간 동안 지속해서 해요. 그리고 교정 시에 호흡 저하, 급성 고마그네슘혈증(Hyermagnesemia)이 오는지 확인해야 하죠.

## 2 수혈

### Case

61세 남자 환자가 진단명 복부대동맥류(Abdominal aortic aneurysm without rupture)로 Resection and Y-graft interposition, Abdominal aortic aneurysm 수술을 받는다. Bypass & patch angioplasty 하던 중 출혈이 지속되어 시행한 ABGA상 pH 7.370 - $PCO_2$ 45.0 - $PO_2$ 140.0 - Glucose 103, Lactate 1.1, Hct 24%, Hb 8.2g/dL로 측정되어 마취통증의 처방에 따라 Packed RBC 2unit 수혈 예정이다. 수술실 혈액은행에서 혈액 불출을 요청해야 한다는 데, 어떻게 해야 할까?

환자가 출혈이 있어서 수혈 예정인가 봐요. 출혈이 있으면 무조건 수혈하는 건가요? 수혈은 어떻게 결정되는지 궁금해요.

보통 혈액량의 10~20%를 출혈하면 수혈을 하게 돼요. 혈액 검사상 Hb(Hemoglobin, 혈색소)가 7~8g/dL 이하, Hct(Hematocrit, 적혈구 용적률) 21~24% 이하에서 수혈 진행을 결정해요. 수술실에서 실혈(Blood loss)에 의한 수혈은 산소 운반 능력을 높이는 데 목적이 있어서 주로 Packed RBC을 수혈해요.

### ✓ TIP 수술 중 출혈량(Blood loss)

수술 중 출혈량을 확인하려면 수술 중 수술 부위에서 적용하는 Suction량과 Surgical sponges를 봐야 해요. 참고로 완전히 젖은 4×4 거즈: 10mL, 완전히 젖은 Surgical pad: 100~150mL로 보니 알아 두도록 해요.

그럼 혈액제제의 종류를 어떻게 선택해서 투여하나요?

대부분 환자는 혈액 중에서 특정 성분이 필요한 경우가 많아요. 그래서 WB(Whole Blood, 전혈)보다는 혈액 성분 수혈 제제를 선택해서 사용하는 것이 수혈 시 발생할 수 있는 위험성도 적고 경제적이에요.

■ 혈액 종류별 특성

| 종류 | 적응증(Indications) | 용량(Volume) | 기대 효과 |
| --- | --- | --- | --- |
| WB(Whole Blood, 전혈) | 급성 출혈, 광범위한 화상, 교환수혈에 쓰임 | 450±50mL | - |

| 종류 | 적응증(Indications) | 용량(Volume) | 기대 효과 |
|---|---|---|---|
| Packed RBC (Red Blood cell Concentration, 농축적혈구) | Red cell volume 충전 위해 사용함 | 200mL | unit당 Hb 1g/dL 상승 효과 |
| FFP(Fresh Frozen Plasma, 신선냉동혈장) | All coagulation factors 보충 | 200~250mL | 응고인자 보충 |
| PC (Platelets Concentration, 혈소판 농축액) | 혈소판 감소증, 혈소판 기능장애, 보존혈 다량 수혈 시 | 25mL/unit | 혈소판 보충 |
| Platelets, Pheresis(혈장) | 혈소판 감소증, 혈소판 기능 장애 | 30~50mL | 1unit당 PC 8unit와 동일 |
| Plasma protein fraction (혈장단백제), Albumin | 저알부민증, 저혈량증, Volum expansion, Nephrosis, 화상 | 250mL | 혈장단백질 알부민 보충 |

혈액은행에서 혈액을 불출할 때는 어떻게 하는지 알려주세요.

마취통증의로부터 혈액 불출을 지시받으면 전산 또는 혈액은행으로 연락해서 환자의 혈액 검체가 있는지 확인해요. 혈액검체는 수혈할 혈액과 환자의 혈액이 적합한지 확인하기 위해 필요해요. 그러므로 혈액 검체가 없다면 채혈을 해서 혈액은행으로 검체를 보내고, 혈액 불출량을 전산으로 확인하여 혈액은행에 불출 신청을 해요. 전산으로 혈액이 준비된 것이 확인되면, 수술실 혈액보관실에서 불출해요.

혈액은행에 환자의 혈액 검체가 있어야 하는군요. 혈액 적합성 검사는 무엇이 있나요?

ABO Rh혈액형검사, 교차반응검사(Cross matching), 항체검사(Antibody screening)가 있어요.

ABO Rh혈액형검사는 혈액형의 종류를 알려주는 검사겠죠?

네. 환자의 혈청과 이미 혈액형을 아는 적혈구를 섞어 응집을 관찰해 혈액형을 확인해요. 수혈자의 적혈구와 항D항체를 반응시켜 RhD형을 결정하죠.

교차반응검사(Cross matching)은 무엇을 확인하는 검사인지 궁금해요.

수혈자 혈청과 공혈자 혈구(주시험), 공혈자 혈청과 수혈자 혈구(부시험)를 반응시켜 보는 검사예요. 응집 또는 용혈 유무를 판정하여 불규칙항체의 존재 유무와 ABO 혈액형을 재확인함으로써 적합한 혈액을 공급하기 위해서 시행해요. 검사하는 데에 45~60분이 소요돼요.

 그렇군요. 항체선별검사(Antibody screening)는 무슨 검사인가요?

 교차반응검사와 비슷하게 혈액 속의 여러 가지(M, N, P, Lewis, Rh, Kell, Kidd, Duffy) 항원을 확인하는 검사예요.

 검사하는 데에도 시간이 소요되니, 미리 검사가 되도록 확인해두는 것이 좋겠네요. 이런 검사를 하지 않고도 수혈할 수 있나요? 초응급 수혈이라는 것도 있던데요.

 네. 출혈이 심각하여 빨리 수혈해야 하는 경우는 초응급 수혈을 해요. 이는 혈액의 교차반응과 항체선별검사를 하지 못하고 혈액의 ABO와 Rh와 단축교차반응만 시행하고 수혈해요.

 초응급 수혈을 어떻게 할 수 있는지 궁금해요.

 혈액은행에 초응급 혈액을 전화로 요청하고, 초응급수혈요청서(보호자 동의: 사후 처리)를 보내서 환자와 혈액형만 확인해요. 투여하는 혈액은 주로 WB(Whole Blood, 전혈)를 투여하고, 만약 환자의 혈액형도 모르는 경우는 O형 Rh- Packed RBC을 투여해요.

 아무래도 수혈은 혈액이 투여되는 것이라서 합병증도 있을 것 같아요. 수혈 시 나타날 수 있는 합병증에는 무엇이 있나요?

 수혈의 합병증으로 감염과 용혈반응이 나타날 수 있어요. 그리고 대량수혈로 오는 저체온, 고칼륨혈증, 혈액응고 장애가 있죠. 그중에서도 용혈반응은 ABO 부적합 혈액을 실수로 수혈했을 때 나타날 수 있어요. 그에 따른 사망률은 20~60%로 알려져 있어요.

 용혈반응으로 발생할 수 있는 사망률이 엄청 높네요. 용혈반응이 있는지는 어떻게 알 수 있는지 궁금해요.

 보통은 오한, 발열, 가슴 통증, 오심이 나타나요. 하지만 마취 중에는 이런 증상이 나타나는 것을 알기 힘들어요. 헤모글로빈뇨증이나 저혈압, 발열, 빠른 맥박으로 알 수 있어요.

 그럼 용혈반응에 대한 치료로는 어떤 것이 있나요?

수혈을 곧바로 중단하고 충분한 수액을 주입하는 대증적 치료를 해요. 승압제로 저혈압을 교정하고 이뇨제를 투여하여 소변량을 1mL/kg/hr 이상을 유지하죠. 그리고 Sodium bicarbonate(Bivon) 투여로 소변을 알칼리화하여 신장 손상을 방지해야 해요.

용혈반응에 대한 치료가 되는지 알아보기 위해서는 어떤 검사를 할 수 있는지도 알려주세요.

치료에 대한 반응을 확인하기 위해 혈액과 소변을 검사실로 보내요. 또한 DIC(Disseminated Intravascular Coagulation)가 발생할 수 있어서 혈소판 수치나 aPTT(Activated Partial Thromboplastin Time), 혈청 섬유소원 검사를 해야 하죠.

수혈 중 용혈반응이 생기지 않도록 적절한 혈액인지를 잘 확인해야겠어요.

네. 간호사도 즉시 혈액제제와 환자의 정보를 다시 확인해야 해요. 착오가 있다면 빨리 주치의와 혈액은행에도 사실을 알려 착오 발생에 대해 철저한 조사를 해야 해요. 환자 치료에 적극적 참여를 해야 해요.

혈액을 확인하는 일은 정말 중요하군요.

수혈 전에는 수술 전 Time out을 한 환자 확인 인적 사항과 혈액형, 혈액 번호, 혈액 종류, 혈액제제 상태를 확인해야 하죠. 혈액 불출할 때, 불출한 혈액을 수술실 혈액 냉장고에 보관할 때, 보관 중인 혈액으로 수혈을 할 때마다 여러 번 확인해야 해요. 수혈 직전에는 의료인 두 명이 소리 내어 읽고 정보를 맞춰봐야 해요. 그리고 수혈 후 5~15분간 환자를 세밀히 관찰하여 부작용을 살펴야 하며, 혈액 연결자와 확인 사항을 혈액스티커에 기록하고 의무기록지에 부착해야 해요.

PDA를 이용해서도 혈액 확인을 할 수 있다고 들었어요.

최근에는 혈액 바코드 리더기와 PDA를 이용하여 혈액 스티커나 기록을 하는 병원이 늘고 있어요.

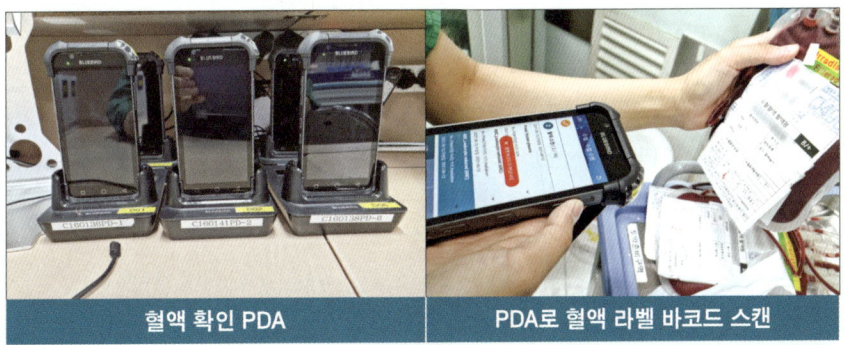

| 혈액 확인 PDA | PDA로 혈액 라벨 바코드 스캔 |

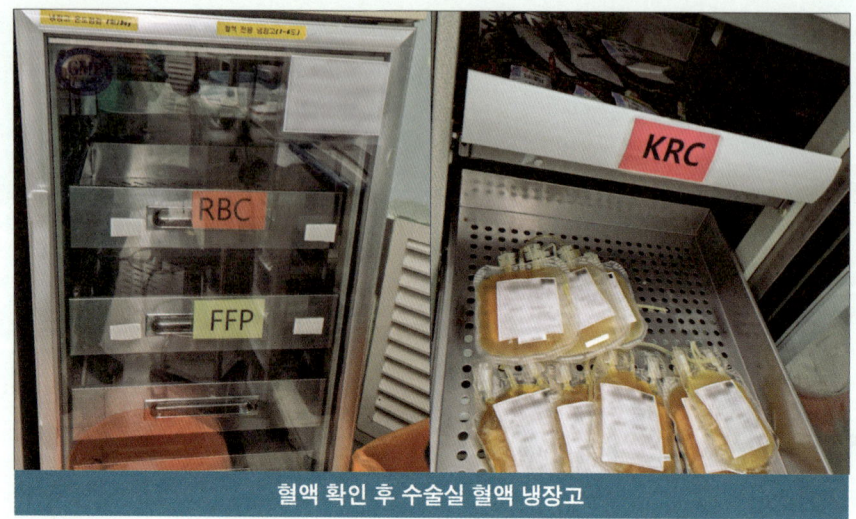

혈액 확인 후 수술실 혈액 냉장고

 PDA를 이용하면 혈액을 확인하면서 수혈할 혈액의 혈액형과 환자의 혈액형이 일치하는지를 화면으로 확인할 수 있어요. 그래서 더 정확할 것 같아요. 수혈할 때 기록은 어떻게 하나요?

 수혈 시작 시, 수혈 15분 후, 수혈 종료 시 환자의 활력징후를 기록해요. 그리고 수혈 부작용 유무를 반드시 기록하죠.

 수혈의 합병증인 감염은 어떤 경우에 생길 수 있는 건가요?

 수혈로 발생할 수 있는 감염은 주로 바이러스감염이에요. 혈액에 대해 C형 간염바이러스 특이 검사가 개발된 후는 발생률이 1% 이하로 낮아졌답니다. 그리고 AIDS(Acquired ImmunoDeficiency Syndrome, 후천성면역결핍증후군) 바이러스에 대한 검사도 시행되면서 감염 합병증 발생률이 많이 감소했어요. 그 외에도 그람 음성균과 매독과 같은 세균감염도 나타날 수 있어요.

 앞서 대량수혈로도 합병증이 나타날 수 있다고 하셨죠? 대량수혈로 생기는 합병증에 대해서도 자세히 알려주세요.

 대량수혈은 말 그대로 환자의 전체 체내 혈액량 이상을 수혈하는 경우를 말해요. 이로 인해 희석성 혈소판 감소증과 인자 V와 Ⅷ의 농도 감소로 인하여 출혈을 일으키는 혈액응고 장애가 생겨요. 그리고 구연산염이 칼슘이온과 결합하여 일어나는 저칼슘혈증, 고칼륨혈증, 대사성 알칼리증, 저체온이 있을 수 있어요.

 대량 수혈을 하면 혈액검사를 해서 합병증이 나타나는지 확인해봐야겠네요.

대량수혈을 한 경우는 혈액응고인자검사, aPTT, PT, 전해질검사, 체온을 자주 검사해요. 그리고 응고인자 합성에 도움이 되는 비타민K를 투여하기도 해요. 이런 합병증에 대한 설명이 필요하므로 수혈 진행 시 수혈동의서를 꼭 받아야 해요.

■ **혈액응고검사**

| 종류 | 정상치 |
| --- | --- |
| Prothrombin time | INR < 1.2 |
| aPTT | 28~38sec |
| Platelet | 150,000~350,000/mm$^3$ |
| Fibrinogen | 200~400mg/dL |

 맞아요. 수술 동의서를 받을 때, 수혈동의서도 함께 받더라고요.

 네. 외과 담당 주치의가 환자 혹은 보호자에게 수혈의 필요성과 부작용을 설명하고 동의서를 받아요. 동의서는 첫 수혈할 때 받고, 보통 6개월이 지나면 다시 받아야 해요. 간호사는 의무기록에 첨부되어 있으니, 동의서 여부를 꼭 확인해야겠죠.

 혈액은 단독으로 투여되어야 한다고 배웠는데, 생리식염수하고는 같이 주는 걸 본 적이 있어요.

 혈액제제를 환자의 IV에 연결할 때 NS(Normal Saline, 생리식염수) 이외는 다른 수액을 같은 Line으로 연결할 수 없어요. 물론 혈액 주입 중인 Line에 약물 투여해서도 안 돼요.

### ✓ TIP

Packed RBC를 수혈할 때는 수혈 세트를 사용해야 해요. Set 내 Filter 능력이 떨어지지 않도록 혈액 1unit마다 교환해주어야 해요. 그리고 혈소판은 혈소판 set만을 사용해야 해요.

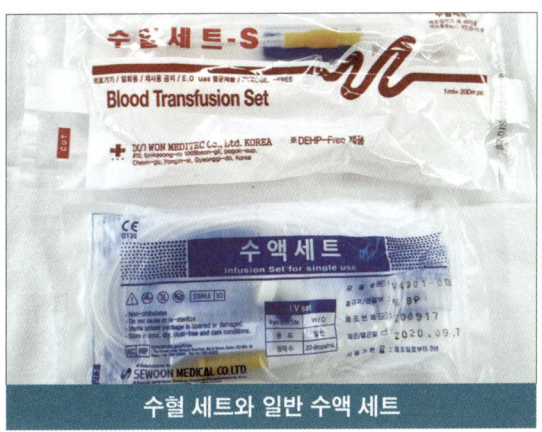

수혈 세트와 일반 수액 세트

## ✓ TIP  수혈 시 수혈 세트의 Chamber 채우기

Packed RBC를 주입하는 수혈 세트의 Chamber는 3/4 이상을 채워 혈액의 낙하로 생기는 용혈을 예방할 수 있어요.

불출한 혈액을 사용하지 않는 경우도 본 적 있어요. 사용하지 않은 혈액은 반납한다고 하던데, 어떤 절차로 이루어지는지 알려주세요.

병원마다 절차는 다르지만 보관 상태가 적절한 혈액이라면 혈액반납 요청서를 작성한 후 마취통증의학과 담당 의사, UM(Unit Manager)의 서명을 받고 혈액과 함께 혈액은행으로 보내요. 최종적으로 반납된 혈액은 혈액은행에서 24시간 관찰 후, 다시 사용할 수 있다면 반납처리가 되어요. 그렇지 않으면 폐기해야 해요.

폐기하면 그것도 환자에게 비용이 청구될 수 있겠어요. 혈액을 잘 보관해야겠네요.

맞아요. 병원마다 다르지만 혈액 사용이 많다면 수술실마다 혈액 보관 냉장고가 설치되어 있어서 혈액을 보관할 수 있어요. 보관 방법은 혈액제제마다 달라요.

그럼 혈액제제에 따라 어떻게 보관해야 하는지 알려주세요.

적혈구는 혈액은행 출고 후 24시간 이내에 실온 노출은 30분 미만, 냉장 보관은 혈액 온도 10°C 이하에서 보관해야 해요. 그리고 혈소판은 출고 후 2시간 이내 20~24°C 보관, 유효기간 이내로 실온 보관할 수 있어요. FFP는 출고 후 2시간 이내, 1~6°C 온도에서 냉장 보관한 상태에서만 반납이 돼요.

만약 적절하게 보관되지 못한 혈액이나 사용하고 남은 혈액을 폐기할 때는 어떻게 하나요?

출고된 혈액이 폐기될 때는 마취통증의학과 담당 의사, 담당 교수 및 UM(Unit Manager)의 서명이 기재된 폐기 요청서와 함께 폐기 혈액을 혈액은행으로 보내요. 소중한 혈액이 폐기 되지 않도록 간호사들의 세심함이 필요하겠죠.

혈액을 다룰 때는 항상 주의해야겠어요. 중요한 혈액을 폐기하지 않도록 하는 방법은 없을까요?

MSBOS(Maximum Surgical Blood Order Schedule, 최대 수술 혈액준비량)라는 것이 있어요. 혈액 불출 요청을 했을 때, 효율적으로 검사 시간과 혈액을 관리해서 혈액이 빨리 공급되는 방법이 있어요. 미리 많은 양의 혈액을 불출하지 않고도 사용할 혈액의 양만큼 조금씩 불출할 수 있으니, 혈액 폐기하는 일이 줄어들게 되겠죠?

 MSBOS는 사용할 혈액의 양만큼만 불출하니까 다시 혈액을 반납하거나, 불출되었다가 혈액을 다시 사용할 수 없게 되어서 폐기하는 일도 줄어들겠네요.

 맞아요. 수술 전 수술에 필요한 적정 혈액을 미리 주문하고, 혈액의 교차반응과 적합성 검사를 시행한 혈액제제를 수술실 혈액은행에 보관해요. 그래서 불출 요청 후 실제 수혈하는 데까지 15분이 걸려요.

# PART 3

## Case로 보는 마취 분야별 간호

**UNIT 1** **과별 마취간호** • 147
(주요 과별 마취간호 완전 정복!)

**UNIT 2** **장기이식 마취간호** • 199
(이식 수술시 마취는 어떻게?)

**UNIT 3** **연령별 마취간호** • 231
(남녀노소 마취간호 파악하기!)

**UNIT 4** **특수마취간호** • 245
(로봇손으로 수술을 한다고?)

### UNIT 1 과별 마취간호(주요 과별 마취간호 완전 정복!)

1) 심폐수술 마취(Anesthesia for Cardiothoracic surgery)
   : 심장수술 마취, 폐수술 마취

2) 신경외과 수술 마취(Anesthesia for Neurologic surgery)
   : 뇌신경수술 마취, Awake surgery 마취, 경추 수술 마취

3) 정형외과 수술 마취(Anesthesia for Orthopedic surgery)
   : TKRA 마취, 척추 수술 마취

4) 산부인과 수술 마취(Anesthesia for Obstetrics and gynecologic surgery)
   : C/sec 마취, 부인과 수술 마취

# 1 심폐수술 마취
(Anesthesia for Cardiothoracic surgery)

## 1 심장수술 마취

### Case

Severe mitral regurgitaion(승모판 역류)으로 MVR(Mitral Valve Replacement, 승모판대치술) 수술 예정인 수술실에서 마취회복간호사가 응급 약물을 준비한다. 어떤 약이 필요할까?

심장 수술 마취에서 필수적으로 알아야 하는 것은 무엇인가요?

심장 수술 마취에서는 심혈관계에 영향을 주는 많은 약물을 알아야 해요. 그리고 이 약물들은 응급 상황에서도 많이 쓰이므로 잘 알아야 해요.

심폐소생술 때도 사용되는 Epinephrine 같은 약물이 많이 사용될 것 같아요.

맞아요. 에피네프린과 같은 약물은 아드레날린 수용체 작용제예요. 아드레날린은 각 수용체에 따라 작용이 다르죠.

■ 아드레날린 수용체(Adrenergic receptor)

| 아드레날린 수용체 | 작용 |
| --- | --- |
| $\alpha_1$ | 혈관 평활근 수축, 동공확대, 위장관 이완, 동맥압 상승, 말초혈관 저항이 증가 |
| $\alpha_2$ | 심장 박출량 감소, 심근 수축력 감소, 심박수 감소, 말초혈관 저항의 감소 |
| $\beta_1$ | 심근 수축력 증가, 심박수 증가, 레닌 분비 촉진 |
| $\beta_2$ | 혈관 확장, 기관지 확장, 인슐린 분비 증가, 자궁, 장, 방광 배뇨근 이완 |
| $\beta_3$ | 지방 분해 |

Epinephrine은 베타 수용체인가 보네요. 아드레날린 수용체에 작용하는 약물에는 어떤 것이 있는지 궁금해요.

아드레날린 수용체에 작용하는 약물과 대항하는 약물로 나뉘어요. 아드레날린 작용제(Agonist) 약물에는 Dobutamine, Dopamine, Ephedrine, Epinephrine, Isoproterenol(Isuprel), Phenylephrine과 Norepinephrine(Levophed, Norpin)이 있어요. 다음 표를 통해 아드레날린 작용제(Adrenergic agonists)에 대해서 다음 표로 알아보도록 해요.

■ 아드레날린 작용제(Adrenergic agonists)

| 약명 | 희석 비율 | 주입 속도 | 작용기전 |
|---|---|---|---|
| Dobutamine | 500mg/250mL D5W | 2~20㎍/kg/min | · 심근수축력 증가<br>· 말초혈관 확장 |
| Dopamine | 400mg/250mL D5W | 2~20㎍/kg/min | · 혈관수축 효과<br>· 신장혈관 확장 |
| Ephedrine | - | 일시정주 5~10mg | · 저혈압 치료 |
| Epinephrine | 4mg/200mL D5W | 일시정주 0.05~1mg<br>0.02~0.3㎍/kg/min/dL | · 심실세동, 심정지, 아나필락시스 쇼크의 일차선택제<br>· 강력한 혈압상승제로 심한 저혈압의 치료.<br>· 기관지 연축의 치료 |
| Isoproterenol (Isuprel) | 4mg/200mL D5W | 0.5~10㎍/min | · 아트로핀에 작용하지 않는 느린맥<br>· 방실차단을 동반한 부정맥<br>· 기관지 수축<br>· 이식된 신장의 심박수 증가 |
| Phenylephrine | 40mg/250mL D5W | 일시정주 50~100㎍<br>10~20㎍/min | · 마취 중 혈압상승제<br>· 심장 질환 환자의 관상맥의 관류압 상승 |
| Norepinephrine (Levophed, Norpin) | 5mg/250mL D5W | 0.02~0.3㎍/kg/min | · 중증의 Sepsis나 Septic shock에서 혈압상승제로 일차선택제 |

그럼 아드레날린 대항제는 아드레날린 작용에 반대되는 기능이 나타나겠네요.

네. 아드레날린 작용에 대항하는 약물에 대해서 다음 표로 정리해보았어요.

■ 아드레날린 대항제(Adrenergic β-antagonists)

| 약명 | 희석 비율 | 주입 속도 | 작용기전 |
|---|---|---|---|
| Labetalol (Trandate) | - | 정주 5~10mg max 30mg | · 고혈압 치료<br>· 반사성 빈맥 없음<br>· 기관지 연축 |
| Esmolol | 2500mg/250mL D5W | 정주 0.25~0.5mg 지속 주입 50~200μg/kg/min | · 심실성 빈맥, 고혈압 |
| Propranolol (Inderal) | - | 정주 0.5~1mg | · 고혈압, 협심증, 편두통 예방 |

아드레날린 작용제와 대항제 말고도 심장혈관계에 작용하는 약물에 대해서도 알려주세요.

그 외에도 CCB, 혈관확장제 그리고 항부정맥제 등이 있어요. 다음 표를 보면 우리가 주로 많이 사용하는 약물들이 정리되어 있을 거예요.

■ CCB(Calcium Channel Blocker)

| 약명 | 희석 비율 | 주입 속도 | 작용기전 |
|---|---|---|---|
| Nicardipine | 20mg /200mL D5W | 5~15mg/hr | · 고혈압, ICP 증가 없음 |
| Verapamil | - | 정주 2.5~10mg | · 협심증, 심실상성빈맥, 고혈압, 심방세동 |

■ 혈관확장제(Vasodilators)

| 약명 | 희석 비율 | 주입 속도 | 작용기전 |
|---|---|---|---|
| Hydralizine | - | 정주 5~20mg | · 고혈압, 임신성 고혈압 |
| Nitroglycerin | 50mg/250mL D5W | 1~3μg/kg/min | · 협심증, 심근허혈, 고혈압, 수술 중 유도 저혈압 |
| Nitroprusside sodium (Nipride) | 50mg/250mL D5W | 0.25~5μg/kg/min | · 고혈압, 수술 중 유도저혈압, 급성 울혈성 심부전 |

■ 항부정맥제(Antiarrhythmics)

| 약명 | 희석 비율 | 주입 속도 | 작용기전 |
|---|---|---|---|
| Amiodarone | 200mg/250mL D5W | 정주 300mg | · 악성 심실성 부정맥<br>· Pulseless VT<br>　(Ventricular Tachycardia) |
| Adenosine | - | 정주 6mg | · PSVT, WPW |
| Lidocaine | 2g/250mL D5W | 1~1.5mg/kg | · 심실성 빈맥, 급성 심근경색 |

모든 수술에 이 약물들이 모두 필요한 건가요?

전부 준비할 필요는 없어요. 하지만 환자의 상태에 따라 사용이 결정되므로, 약물을 잘 익혀두어야 하죠. 대부분 응급 상황 시에 바로 꺼내 쓸 수 있도록 마취 준비 카트에 구비되어야 하므로 약품 점검을 잘 해두는 것이 중요해요.

그렇군요. Bolus용 응급약도 있다고 들었습니다.

지속 주입을 준비하는 시간을 얻어야 하고, 일시 정주도 할 수 있으므로 Bolus용 응급약은 항상 준비해둬요. 이때 응급약은 Ephedrine(5mg/cc), Phenylephrine(100μg/cc), 2% Lidocaine(10cc), Epinephrine(10μg/cc & 100μg/cc), Norepinephrine(10μg/cc), CaCl$_2$(20cc)를 각각 syringe에 재서 준비해요.

## Case

49세 남자 환자로 진단명 Three vessel disease(V.fib arrest d/t acute MI)로 수술명 응급 CABG(Coronary Artery Bypass Graft, 관상동맥우회술)을 받기 위해 수술실로 입실하였다. ASA 4, E이며 Premedication은 투여하지 않은 상태이다. 어떻게 해야 할까?

이 환자는 관상동맥 수술 예정이에요. 앞서 배운 대로 ASA 4, E이니까 지속적으로 생명을 위협하는 중증의 전신 질환이 있으면서 응급수술인 경우인가 봐요.

맞아요. 이 환자는 심장 관상동맥에 질환이 있어 V.fib arrest가 생겼어요. 그러므로 응급하게 수술이 필요한 상황이네요.

심장 수술 전 마취에 대해서 알기 전에 관상동맥과 관상동맥 질환이 어떤 것인지 알고 싶어요.

관상동맥은 심장으로 분당 250mL의 혈류를 공급해요. 대동맥에서 분지되는 첫 번째 동맥으로 우관상동맥(Right main coronary artery)과 좌관상동맥(Left main coronary artery)으로 나눠어요. 그리고 Right main coronary artery는 Marginal branch, PDA(Posterior descending artery, 후하행지)로 나뉘고, Left main coronary artery는 LAD(Left anterior descending artery, 좌전하행지), Circumflex branch로 갈라지죠. 이 관상동맥이 하나 이상 죽상 경화성 협착이 있어 심근 산소 소모량과 공급량 사이의 불균형으로 인한 심근허혈이 생기는 질환을 관상동맥 질환이라고 해요.

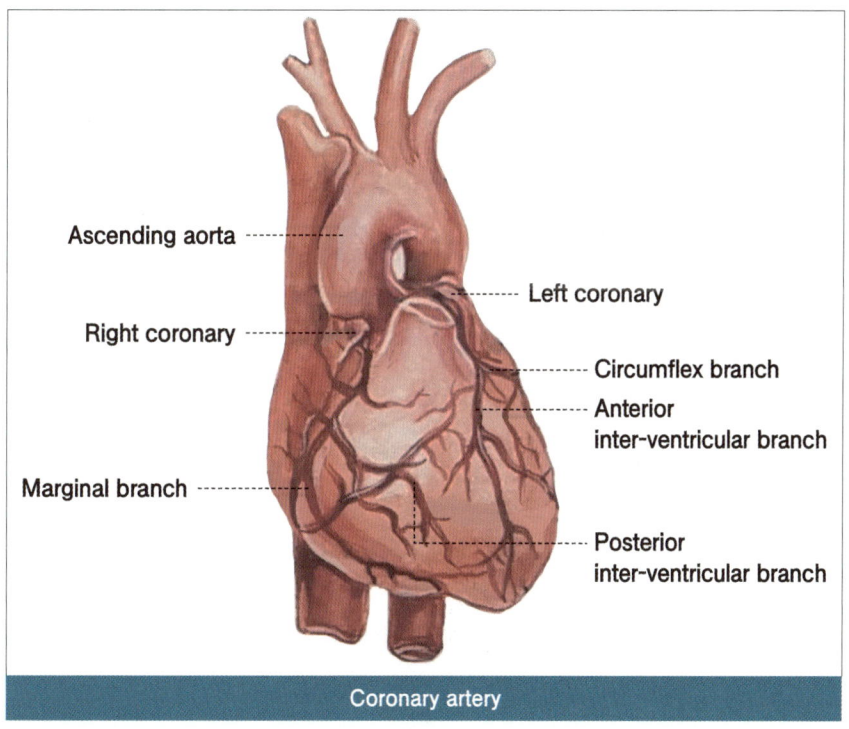

Coronary artery

 심장마취준비는 일반 수술과 마취할 때 차이점이 있을 것 같아요.

 심혈관계통의 약물과 치료에 대한 환자 상태와 치료에 대한 반응을 반영하는 다양한 혈역학적 감시 장치의 활용에 대한 지식을 갖추어야 해요.

 그래서 마취 시 환자 상태를 잘 확인하기 위해서 마취 장비를 많이 준비해야 하는 거군요.

 네. 우선 기본 모니터 장비와 Cell saver, TEE, FMS, Blanketrol, BIS, Soma sensor를 준비하면 돼요. 특히 EKG는 사지유도 II와 흉부유도 V5를 부착해서 심근 허혈 정도를 잘 모니터할 수 있도록 하죠.

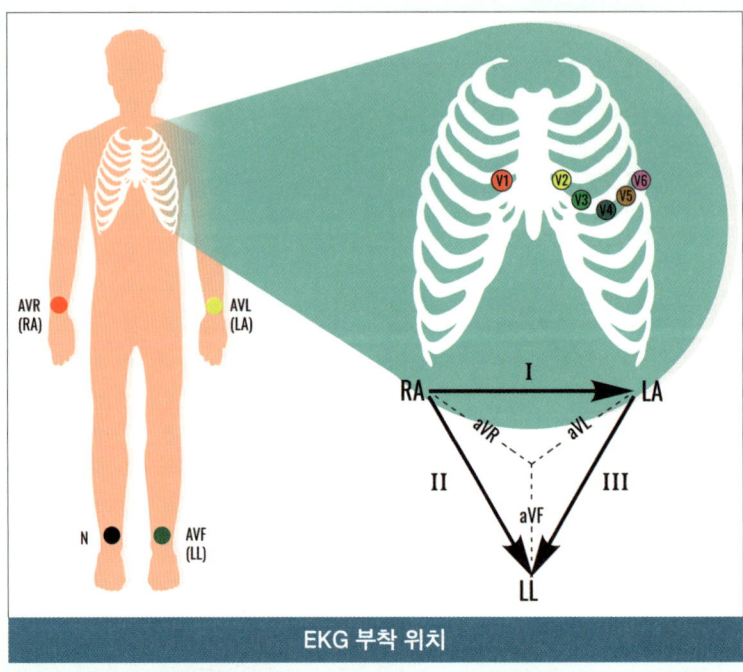

EKG 부착 위치

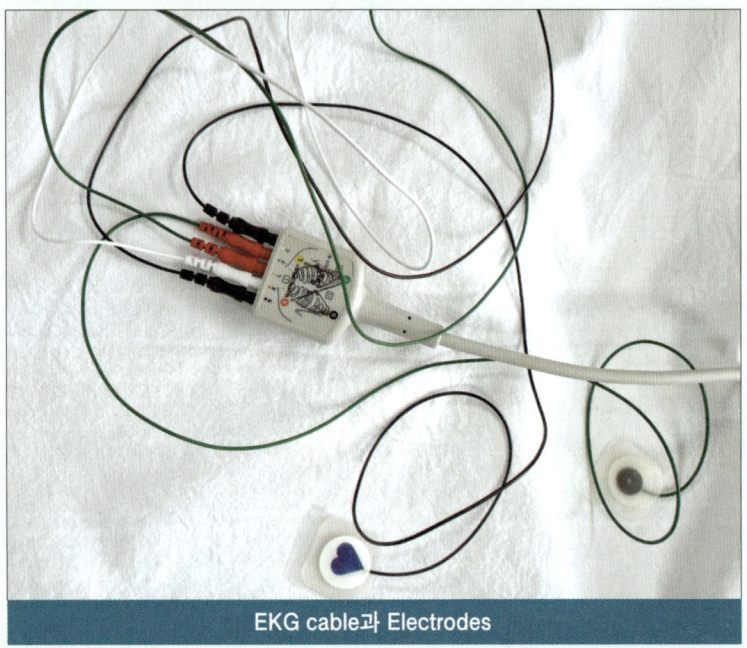

EKG cable과 Electrodes

Soma sensor는 처음 들어보는 장비인데요.

Soma sensor는 두부 산소포화도(Cerebral oximetry)로 뇌 산소 소모량을 간접적으로 측정하는 장비예요. 뇌허혈의 조기 발견을 목적으로 뇌신경계를 감시하기 위해 사용되죠.

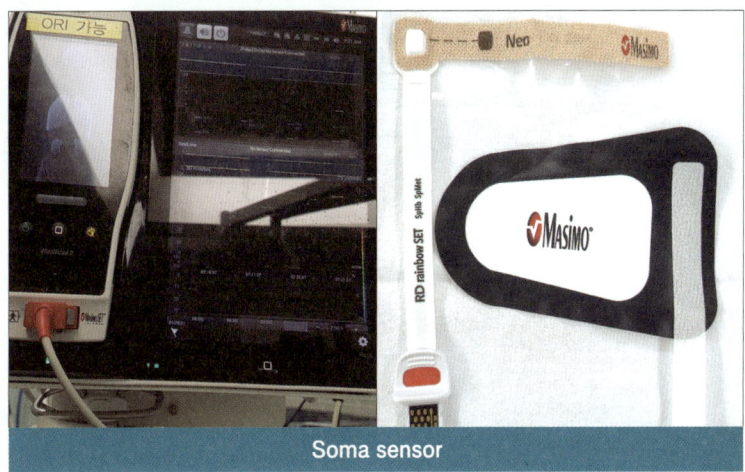
Soma sensor

 심장 수술 마취 준비 물품은 어떤 것이 있나요? 우선 기본 마취준비물은 있어야 할 것 같아요.

 기본 마취준비물[Corrugated tube, Reservoir bag, Mask, Airway, Laryngoscope, E-tube, Stylet, Suction catheter, ESS(Esophageal stethoscope)]과 C-line set(Jugular set, C-line 삽입 package) 그리고 A-line set, Swan-Ganz catheter set, 9Fr AVA/MAC을 준비해요.

 심장 수술 마취준비할 때는 수액도 많이 준비되던데요.

 맞아요. A-line용 Heparin 2000unit을 섞은 NS 1L, C-line으로 투여할 P/S(Plasma solution), Pph-line으로 투여할 P/S과 Volulyte가 필요해요. 그리고 FMS용 P/S, Cell saver에 사용할 Heparinized solution(Heparin 25000unit을 섞은 NS 1L), Wash용 NS 1L을 사용하므로 각각 수액 세트에 연결해서 공기를 제거하여 준비하면 돼요.

 마취 유도 시 사용 약물은 무엇을 준비할까요?

 보통 Midazolam 5mg, 2% Lidocaine 40mg, Esmeron 100mg, TIVA(2% Fresofol + Remifentanil 200㎍/cc)이 필요하고 마취 유도 직후 혈압이 떨어질 수 있으므로 응급약 Norepinephrine(4mg/200mL), Dobutamin(500mg/250mL), Isoket(50mg/250mL)도 같이 준비해요.

 약물 말고도 미리 준비하거나 확인해야 할 것이 있을까요?

 혈액준비 현황을 확인해야 해요. 보통 Packed RBC와 CPB에 따른 혈액응고인자가 손상될 수 있어요. 그래서 FFP와 Cryoprecipitate 등이 준비되도록 확인해야 하죠.

그렇군요. 이제 환자 확인을 하고 나면, 각종 모니터를 연결하면서 환자에게 어떤 모니터링을 위한 것인지 설명을 해야겠네요.

 네. 모든 환자가 긴장하지만, 심장 수술을 받는 분들은 생명과 직결되기에 더 많이 긴장해요. 수술에 사용되는 많은 장비를 보고 더 불안해 할 수 있어요. 모니터 장착하면서 설명을 해드리고, 수술실 온도가 낮으므로 Warmer를 켜주어 따뜻하게 해주는 것이 좋아요.

 심장 수술 환자들은 마취 유도 전 미리 수액을 주던데요.

 심장 수술 환자들이 저혈량 상태로 수술실에 오는 경우가 많아요. 그래서 저혈량 의심 소견이 있으면 수액을 미리 공급하고 마취를 시작하기도 해요. 직접 혈압감시를 하기 위해 A-line을 미리 삽입하고, 산소도 미리 충분히 흡입시키고 마취 유도를 시작하죠.

 마취 유도 시간이 다른 마취와 비교해서 긴 것 같아요.

 교감신경 흥분에 따른 고혈압 및 빈맥은 산소소모량을 높여요. 그래서 심장 수술 환자의 기관 내 삽관이 환자에게 큰 자극이 되지 않도록 충분히 마취 깊이를 유지한 뒤 삽관하는 것이 더 안전하답니다. 심장 수술 환자의 마취 유도 시에는 흡입마취제, Opioid, Propofol, Benzodiazapine계 약제을 적절하게 병용하는 균형마취 방법을 쓰게 되죠.

 투여할 약물도 많을 것 같아요. 그럼 중심정맥관도 필요하겠어요.

 그렇죠. 마취통증의가 C-line, Swan-Ganz catheter을 삽입하고 삽입된 중심정맥관을 이용해서 CVP, PAP, PCWP을 필수로 모니터하죠. A-line, C-line, Swan-Ganz catheter를 모두 준비할 때는 모니터에 연결될 라인의 개수를 고려해서 3-DPT(Tranducer triple lumen)을 준비하면 Pressure bag을 하나만 연결하면 돼요.

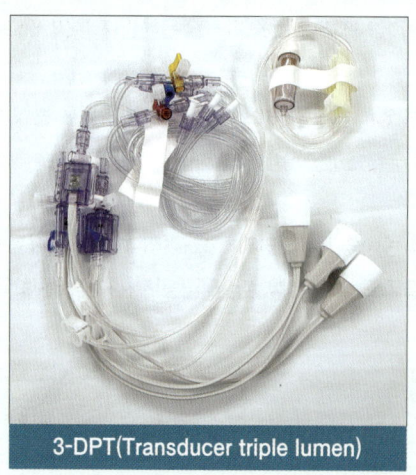

3-DPT(Transducer triple lumen)

연결된 수액도 많고 감시 장치 라인도 많네요. 아무래도 주변 정리하기가 어려울 것 같아요. 어떻게 정리하는 것이 좋을까요?

 응급 상황 발생이 많은 수술일수록 수액 라인과 모니터 라인을 철저하게 확인해야 해요. 중간에 빠지거나 꼬이지 않게 신경 써서 정리하고, 연결된 수액 라인의 끝부분에는 해당 약물의 이름을 라벨링해서 혼동되지 않도록 해 두는 것이 좋아요.

 심장 수술을 할 때 수술하는 동안에는 심장을 뛰지 않게 하던데요. 어떻게 가능한 건가요?

 CPB(CardioPulmonary Bypass, 심폐우회술) 수술하는 동안 심장과 폐의 역할을 대신해주기에 가능해요. 생명 유지의 절대적 순환과 호흡 기능을 기계가 일시적으로 대신하는 시술로, 심장 수술을 발전시킨 장치죠.

 아, 여러 개의 펌프 같은 것으로 구성된 기계를 본 적이 있어요.

 네. 아마 그 기계가 바로 CPB였을 거예요. CPB의 구성에 대해서는 다음 TIP를 통해 알아보도록 해요.

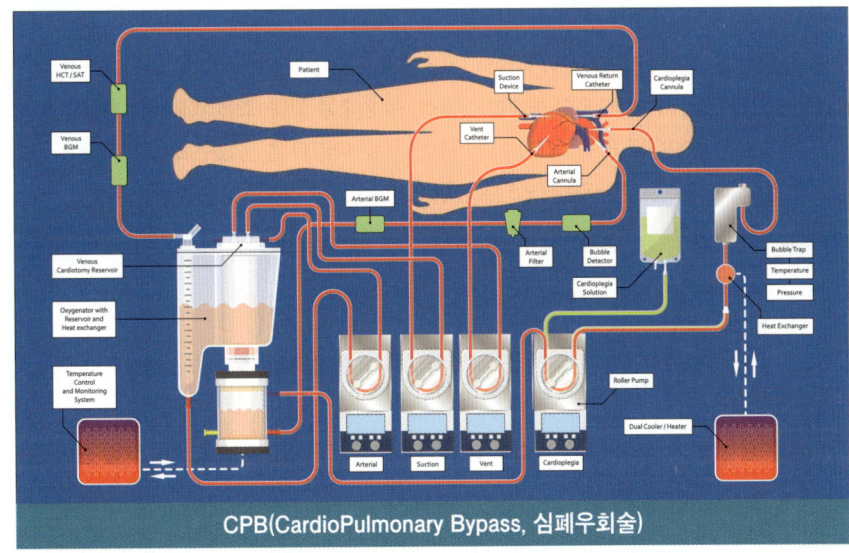

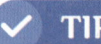 **TIP**   CPB(CardioPulmonary Bypass, 심폐우회술)의 구성

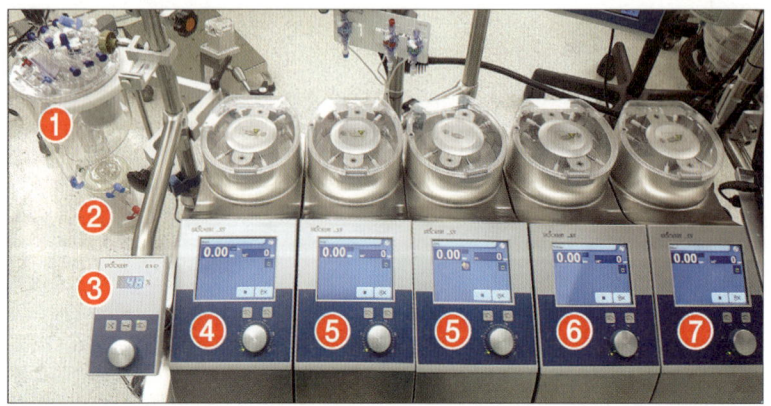

① Venous reservoir(정맥혈 저장)

- 전신순환 후 심장으로 정맥혈이 유입되는 우심방에 삽입된 정맥도관을 통해 정맥혈 저장하는 곳.

② Oxygenator(산소포화기)

- 폐의 역할을 하는 산소포화기가 혈액의 이산화탄소를 제거하고 산소화하는 역할을 함.

③ Heat exchanger(열교환기)

- 산소포화기를 거친 혈액을 냉각시키거나 가온을 하는 열교환기임.

④ Roller pump(Main pump)

- 혈액순환을 추진할 수 있는 압력을 생산하는 인공심장 역할을 하는 순환 펌프임.

⑤ Sucker 회로

- 수술 시야의 혈액을 흡인하는 회로임.

⑥ Vent 회로

- 심장 내로 환류되는 혈액이나 기체를 흡인하는 회로임.

⑦ Cardioplegia solution 회로

- 심장 수술 중 심장박동을 중지시키기 위하여 상행 대동맥겸자(Aortic clamp)를 해서 관상동맥 혈류를 중지하는 동안 심근보호를 위해 사용하는 심정지액을 주입하는 회로임.

⑧ Arterial filter(동맥 필터)

- 미세혈전, 가스 색전, 칼슘, 조직 파편 제거함.

 그럼 환자 심장과 폐에 있는 혈액을 CPB로 보내는 도관의 삽입이 필요할 것 같아요.

흉부외과 집도의가 흉부를 열어서 정맥 도관과 동맥 도관을 직접 삽입해요. 이 도관 중 우심방에 정맥도관(Venous cannula)을 삽입하여 전신을 돌고 돌아오는 혈액을 심폐기 정맥혈 저장고로 보내요. 그리고 산소포화기, 열교환기, 동맥 필터를 거쳐 순환 펌프를 통해 산소화된 혈액이 대동맥에 삽입한 동맥도관 (Arterial cannula)을 통해 전신순환을 하게 되죠.

심정지액(Cardioplegia solution)은 무엇인가요? 말 그대로 심장을 정지하는 용액인가요?

일반적으로 고농도의 Potassium을 사용해요. 최근에는 혈액을 추가한 혈액성 심정지액(Blood cardioplegia)을 사용하죠.

심정지액에 혈액이 추가되면서 어떤 점이 달라지는 건지 궁금해요.

혈액이 추가되었기에 산소운반능력이 있고, 정상교질 삼투압도 가지고 있어 심근부종이 적은 장점이 있어요. 이전에는 심정지액(Cardioplegia solution)과 혈액성 심정지액(Blood cardioplegia)을 1:4 또는 1:8 비율로 사용했는데, 최근에는 Del-Nido solution(P/S에 Potassium, Sodium bicarbonate(Bivon), Maso. 등이 함유된 것)을 쓰면서 Del-Nidosolution와 혈액성 심정지액 비율을 4:1로 사용하는 추세예요.

그렇군요. CPB는 수술하는 동안 심장과 폐의 기능을 대신하면서 어떤 기능을 할 수 있나요?

혈액의 산소화와 이산화탄소 제거, 혈액의 순환, 체온 조절 및 심장을 비움으로써 수술 시 야를 확보하는 것이 CPB의 주기능이에요.

그렇게 CPB가 환자의 심장을 수술하는 동안 쉬게 하는군요.

심폐기가 심장 수술의 획기적 발전에 큰 역할을 했죠. 하지만 우회 회로와 자신의 박동이 아닌 채 혈액이 돌게 되면서 혈액이 손상될 수 있어요. 급격한 체온과 혈액 점성의 변화로 전신 염증 반응과 혈액응고체계가 바뀌고, 이에 따라 주요 장기의 손상을 가져올 수 있어요. 물론 이런 부작용이 발생하지 않도록 많은 의학적 처치를 하기는 해요. 그러나 아직 확실한 방법은 없어요.

급격한 체온 변화가 있는지 잘 확인하면서 체온이 유지되도록 해야겠네요.

네. 산소 소모량은 1℃마다 7%씩 감소하므로, 전신의 산소 소모량을 줄이기 위해 환자의 체온을 줄여요. 29℃에서 정상 체온보다 산소소모량이 50%밖에 되지 않으며, 심지어 8~10분간 순환정지(Circulatory arrest)가 가능해요. 하지만 체온을 내릴수록 혈액응고 체계의 변화가 심하므로 27~32℃ 정도로 유지를 하려 해요.

그럼 혈액 점성의 변화는 어떻게 확인하는지 궁금해요.

 우선 혈관 밖으로 나오는 혈액은 응고반응이 진행되므로, 심폐 우회로를 시작하기 전에 항혈전 예방제인 Heparin 300㎍/kg을 중심 정맥으로 투여해요. 그리고 이 효과를 측정하기 위해 심폐기사가 ACT(Activated Clotting Time)가 380초 이상이 되도록 30분 간격으로 검사하고 Heparin을 추가 투여하기도 하죠.

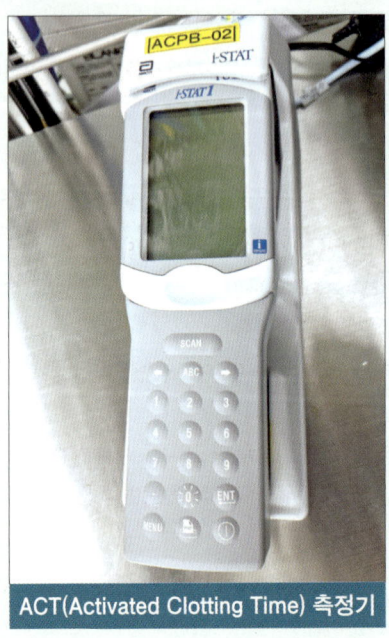

ACT(Activated Clotting Time) 측정기

 ECMO(ExtraCorporeal Membrane Oxygenation, 체외막산소공급)와 CPB는 무슨 차이가 있는 건가요? 둘 다 도관을 삽입해서 심장과 폐를 쉬게 해주는 역할을 하는데, 같은 기계인 건가요?

 좋은 질문이네요. ECMO와 CPB 둘 다 거의 같은 기능을 해요. ECMO는 3~10일 이상 쓰는 long term support고, CPB는 6시간 정도 사용하는 short term support이에요.

ECMO는 중환자실에서 사용되어요. 주로 Femoral artery와 Femoral vein에 도관을 연결하여 완전 폐쇄 구조로 사용되죠. 그러므로 Heparin 사용이 적고 Heat exchanger(열 교환기)가 없어서 체온 조절을 할 수 없어요. Reservoir와 Cardioplegia solution을 사용하지 않는다는 차이가 있어요.

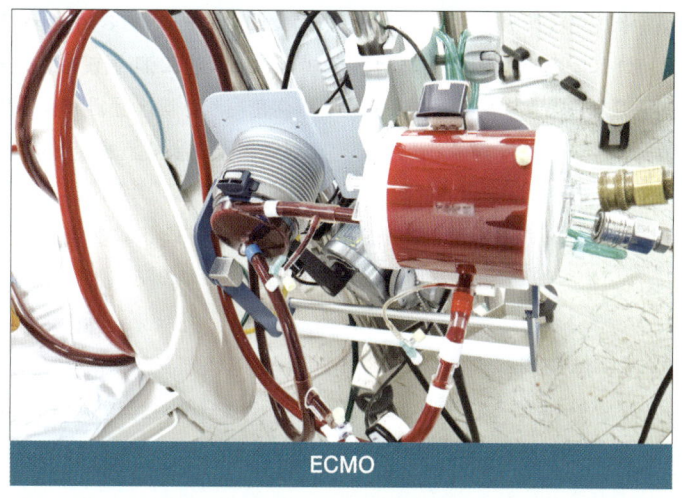
ECMO

 CPB를 하는 동안 마취는 어떻게 유지되어야 하나요? 실제 체내에서는 심장과 폐가 쉬고 있으니 마취간호가 더 중요할 것 같아요.

 순환 혈류량이 너무 많으면 심장으로 돌아오는 혈류량을 증가시켜 수술 시야를 방해해요. 그리고 미세혈전에 의한 뇌경색 발생과 직접적 관계가 있어서 혈류량이 너무 적으면 주요 장기가 손상될 수 있어요. 그래서 적절한 순환 혈류량 관리가 중요해요.

 적절한 순환 혈류량은 어느 정도여야 하는지 알려주세요.

 일반적으로 평균 전신 동맥압은 50~60mmHg 이상으로 유지해요. 그래서 마취 기록지에도 MBP(Mean arterial Blood Pressure, 평균동맥압: x로 표시)를 기록하고, 만약 전신 혈류량이 적어도 뇌혈류량은 유지하려 노력해야 해요.

CPB로 순환할 때는 CPB가 폐 역할도 하므로 인공호흡기도 잠시 멈춰요. 또한 저체온 자체가 마취 효과를 가져오므로, 심폐기사가 CPB에서 흡입마취제를 최소한으로 사용해요.

 수술이 끝나고 CPB를 제거하기 위해 무엇을 해야 하나요?

 먼저 수술하는 동안 낮춰서 유지한 체온을 열교환기(Heat exchanger)를 통해 점차적으로 높여줘요. 이때 환자의 중심 온도가 최소 36℃ 이상 되어야 하죠. 그래서 낮춰 있던 수술실과 Blanktrol 온도를 높여야 하죠. 환자의 중심 온도가 상승하면서 환자가 각성이 될 수 있어요. 그러므로 마취 깊이를 확인하고 마취제 및 진정제를 투여해야 해요.

 CPB를 제거할 때도 조심해야 할 것들이 많을 것 같아요.

심폐우회로 제거 전에는 심장과 폐의 기능이 회복되어야 가능해요. 심장이 개방되어 있어 정맥관과 동맥관 제거 시 공기가 유입될 수 있어요. 그러므로 수술 Table을 Head down 자세를 만들어 주고 ABGA상 검사치를 정상치로 환원시켜요. 그리고 Hct는 20~25%로 유지하게 수혈을 해주고 충분한 폐환기를 해주죠. 그런 다음 멈췄던 인공호흡기를 작동하도록 해요. 심근수축제, 승압제, 혈관확장제를 필요에 따라 주입해요. 또한 TEE로 심장 내 공기가 없는지도 꼭 확인이 필요하답니다.

CPB를 제거하면서 제세동기(Defibrillator)를 작동하던데요. 모든 경우에 제세동기를 사용하게 되는 건가요?

대동맥 겸자를 푼 후 일시적 심실세동이 올 수 있으므로 Defibrillator를 사용해요. 이때 심근의 손상을 예방하기 위해 에너지는 10J부터 시작해요(Maximum 50J). 시행 후 심장 리듬이 회복되지 않으면 가온이 덜 됐는지, 전해질 이상이 없는지, 혈액 가스검사를 통해 확인하고 교정해야 해요. 그리고 다시 시도해도 심장 리듬이 회복되지 않으면, Amiodarone등의 부정맥 약제를 투여하기도 해요.

CPB을 제거하고 나서 Protamine이라는 약을 투여하는 것을 본 적이 있어요.

네. CPB를 제거하면 혈액응고를 방지하기 위해 투여 중이던 Heparin을 중화하기 위해 Heparin의 대항제인 Protamine(Heparin 100unit당 1~1.3mg)을 투여해서 ACT(Activated Clotting Time)를 Heparin 투여 전 상태로 회복시켜야 해요. 이때 Protamine 정맥 투여는 아나필락시스 쇼크를 방지하기 위해 천천히 주사하도록 해요.

심장 수술 환자는 보통 수술이 끝나도 Extubation을 하지 않는 경우가 있는 것 같아요.

심장 수술은 수술이 종료되어 환자의 활력징후의 안정성이 확보되면, 수술실에서 Extubation 하기도 해요 그러나 만약 활력징후가 불안정하면, 중환자실에서 인공호흡보조기를 써서 서서히 회복시켜 Extubation해요. 최근 조기발관(Fast track anethesia)을 하는 경우도 있지만, 환자의 상태를 고려해서 계획하죠.

그렇다면 중환자실로 환자를 인계할 내용도 정리해야겠어요.

환자를 회복실에서 병동으로 인계할 때는 전화로 인계되지만, 중환자실은 환자가 가지고 가는 수액과 혈액, 응급 약물, 모니터가 많이 부착되어 있어요. 그래서 더욱 더 정확한 인계를 위해 병원마다 다르겠지만, 인계 내용을 인계장에 적어서 환자와 함께 보내는 것이 좋겠죠.

인계장에 쓸 내용은 어떤 건가요?

환자 인적 사항(나이, 성별, 혈액형, 진단명), 수술 중 Event, Line, Drain, I/O, 혈액 준비 현황, V/S, 인계 물품, 수술명, 약물 희석 비율을 적어서 인계해요. 그리고 환자가 중환자실로 이동하는 동안에서 모니터링될 수 있도록 Portable monitor를 준비하고 각종 모니터, 수액 라인이 꼬이거나 빠지지 않도록 준비해요. Extubation하지 않고 이송한다면, Ambu-bag기능과 산소탱크의 산소 잔여량을 확인 후 연결해요. 안전하게 조심해서 이송할 수 있게 신경써야 해요.

CPB를 사용하지 않고 CABG 수술을 하기도 할 수도 있나요?

네. CPB을 이용하지 않는 CABG 수술을 OPCABG(Off-Pump Coronary Artery Bypass Graft, 무체외순환 관상동맥우회술)이라 해요. CPB 사용으로 생길 수 있는 합병증을 많이 줄일 수 있어 최근에 많이 증가하는 수술 방법이에요. OPCABG는 심장 고정 장치(Heart stabilization device)와 심장 거상 장치(Vacuum positioning device)로 심장을 고정하고, 이 심장 거상 장치로 관상동맥 graft 혈관을 봉합할 수 있어 더욱 발전된 방법이랍니다.

CPB를 사용하지 않는 CABG 수술은 어떻게 선택되나요?

OPCABG 수술도 심장 거상과 고정 장치로 인한 혈역학적 변화가 많아요. 그래서 문합 순서와 관상동맥이 폐쇄 정도를 잘 파악하고 있어야 해요. 응급수술이 아닌 계획된 수술에서 사용돼요.

OPCABG 수술 시 혈역학적 변화는 무엇인가요?

심장을 거상하면 심방에서 심실로의 혈류 이동에 문제가 생겨요. 이완기 충만의 장애도 유발돼요. 또한 심장 고정기의 사용으로 심장 수축이 제한되어 변화가 일어나요. 혈역학적 변화의 정도는 문합을 시행하는 부위에 따라 달라요.

문합을 시행하는 부위에 따라 어떻게 달라지나요?

좌전하행동맥 문합은 PAP와 PAWP의 증가예요. 이는 심장고정기가 우심실 유출로를 압박하기 때문이에요. 심장의 후벽면에 위치한 좌우회동맥 문합으로 혈압 저하와 PAP, PAWP가 같이 감소하는 우심실 저하가 심각해져요. 이유는 문합할 관상동맥노출을 위해 심장을 회전시켜 심실이 압박받기 때문이에요. 우측관상동맥 분지를 문합할 때는 심박 리듬의 변화 및 부정맥이 발생해요.

그러면 OPCABG 수술 시 혈역학적 변화는 어떻게 관리해야 하나요?

수액 투여와 수술 Table을 15° 정도 머리 쪽을 내려주고(Trendelenburg position), 그래도 교정이 안 되면 말초혈관수축제 Norepinephrine을 점적 주입하다가 문합이 끝나고 심장이 원위치로 회복되면 중단하면 돼요.

## 2 폐수술 마취

### Case

74세 남자 환자로 건강 검진에서 발견된 진단명 Adenocarcinoma left upper lobe로 Lobectomy, Left upper lobe of lung, Video assisted thoracoscopic surgery(VATS, 흉강경병용흉부외과수술) 예정으로 수술실에 입실하였다. 폐 수술 예정인 환자의 마취는 어떻게 해야 할까?

환자가 폐 수술 예정이에요. 폐 수술할 때의 마취는 어떻게 다른지 알려주세요.

폐 마취는 Lateral decubitus position으로 수술 체위를 취하고 Chest를 개방하여 수술해요. One-lung ventilation으로 마취를 해야 하는 등 생리에 역행해서 수술하는 특징이 있어요.

One-lung ventilation이 뭔가요? 한쪽 폐로만 환기시킨다는 건가요?

네. 양측 폐를 분리한 상태에서 한쪽 폐만 환기를 시행하는 거예요. DLT(Double-Lumen endobronchial Tube, 이중관 기관지 튜브)를 이용하죠.

아~ 관이 두 개인 Endotracheal tube를 본 적 있어요. 그게 DLT군요.

맞아요. 보통 E-tube(Endotracheal tube)와 달리 기관 내에 삽입되는 Cuff가 하나 있고 한쪽 기관지로 삽입되는 Endobroncheal tube cuff가 하나 더 구성되어요. Double-lumen으로 이루어져서 수술할 폐를 허탈시켜 수술 시야를 좋게 해줄 수 있죠. DLT는 각 Lumen에 Suction을 해줄 수 있을 정도로 내강이 크고 투명해서 많이 사용돼요.

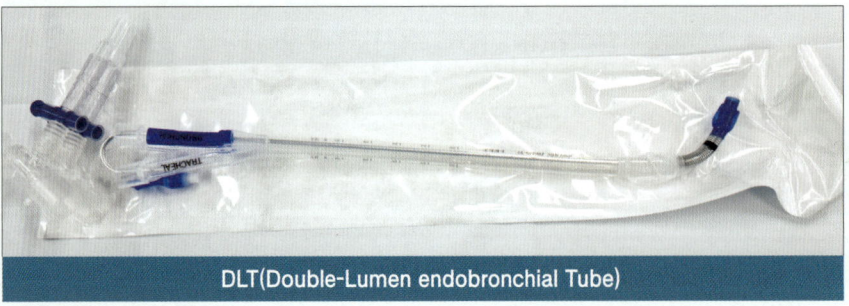
DLT(Double-Lumen endobronchial Tube)

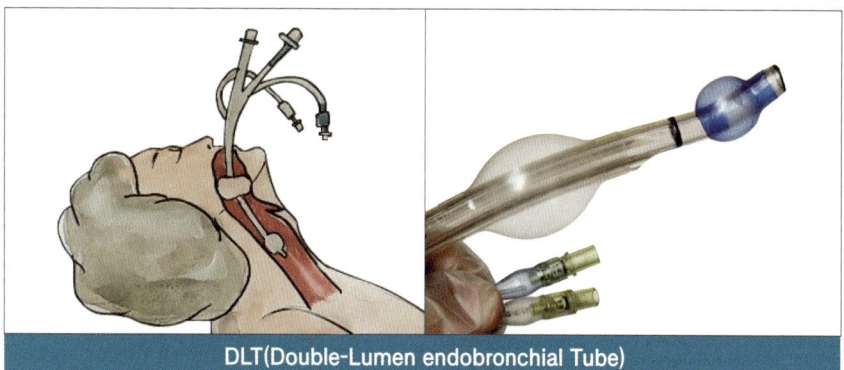

DLT(Double-Lumen endobronchial Tube)

 DLT는 Right용, Left용 나눠네요. 어떤 기준으로 선택해서 준비해야 하나요?

 1.5~2cm인 우측 기관지(Right bronchial)는 5cm인 좌측 기관지(Left bronchial)보다 길이가 짧아요. 그래서 Right DLT를 사용하면, Endobronchial tube에 Balloon에 의해 Right upper lobe가 막힐 수 있어요. 그러므로 Lobectomy 수술을 할 때는 LUL(Left Upper Lobe) 부위 수술일 때만 Right DLT을 사용해요. 대부분 Left DLT를 많이 사용해요.

단, Pneumonectomy와 Sleeve lobectomy 수술에서는 수술 부위 반대 방향의 DLT를 준비해야 해요.

 DLT 크기는 일반 Endotracheal tube의 크기보다 더 내경이 큰 것 같아요.

 네. 내경이 크기에 정확한 위치에 Tube를 거치시킬 수 있어요. Suction을 할 때도 용이하죠. 그리고 효과적으로 한쪽 폐도 차단할 수 있답니다. 보통 성인 여자는 35~37Fr, 성인 남자는 37~39Fr을 사용해요. 그리고 기관 Cuff는 5~10cc, 기관지 Cuff 1~2cc Balloon을 해요.

 DLT는 내경이 크니까 Intubation하기도 더 어려울 것 같아요.

 DLT로 Intubation하는 방법은 다음과 같아요. DLT의 기관지 튜브 끝이 성문(Glottis)을 통과하면, 안에 있는 Stylet을 제거해요. Right DLT은 우측으로, Left DLT은 좌측으로 회전시켜 저항이 느껴질 때까지 밀어 넣어요. 그리고서 Flexible fiberoptic bronchoscope으로 위치가 맞는지 확인하죠. Flexible fiberoptic bronchoscope으로 기관지를 보면서 Intubation하는 것이 더 확실한 방법이긴 하지만, 무호흡 시간이 지연된다는 단점이 있어서 잘 사용하지는 않아요.

 DLT Intubation도 일반 Intubation 때처럼 적절하게 삽입되었는지 확인을 해야겠어요.

 맞아요. 청진으로 위치를 확인하는 방법과 흉부 X-ray 촬영, Bronchoscope으로 확인하는 방법이 있죠. 주로 이 세 가지 방법으로 다 확인하는 것이 안전하죠.

확인하는 방법은 일반 Intubation과 같네요.

 하지만 청진으로 위치를 확인하는 방법은 조금 달라요. 처음에는 기관 Cuff를 Ballooning해서 양쪽 폐음을 확인해요. 그리고 기관과 기관지 Cuff를 다 Ballooning해서 기관 Cuff 쪽을 Kelly로 Clamp해요. 그러고 나서 청진하고자 하는 쪽의 기관지 폐음이 잘 들리면 적절한 위치에 삽입되었다고 봐요. DLT 삽입 확인을 위한 청진이 끝나면 잊지 말고 기관 Cuff 쪽을 Clamp해둔 것을 풀어서 양쪽 폐 환기 될 수 있게 해야 한답니다.

 폐 수술할 때 마취에는 어떤 준비 물품이 필요한가요?

 먼저 기본마취준비물[Corrugated tube, Reservoir bag, Mask, Airway, Laryngoscope, DLT, Stylet, Suction catheter, ESS(Esophageal StethoScope)]이 필요해요. 그리고 C-line set(Jugular set, C-line 삽입 package), A-line set를 준비해요. 기관지 삽관 위치 확인을 위한 Flexible fiberoptic bronchoscope을 준비해요.

 폐 수술에서는 기본 마취준비물에 E-tube 대신 DLT가 들어가네요. 그런데 DLT를 사용해서 One-lung ventilation을 할 때는 아무래도 한쪽 폐로만 환기해서 부작용도 있을 것 같아요.

 One-lung ventilation 환기 시 가장 큰 문제는 최근 발생빈도가 많이 줄긴 했지만, HPVH(ypoxic Pulmonary Vasoconstriction, 저산소폐혈관수축)이에요. 이는 One-lung ventilation 환기시 관류 재분포를 좌우하는 요소로, 수술 부위 폐의 혈류를 50% 정도 감소시켜 저산소혈증이 될 수 있어요. HPV는 폐포 내 산소 분압 감소에 의해 자극되어요. 그러므로 마취통증의는 수술 부위 폐는 수술 시야 확보를 위해 무기폐(Atelectasis)를 최대화해야 해요. 수술하지 않는 폐는 가스 교환을 높이기 위해 무기폐가 없도록 노력해야 하는 어려움이 있죠.

 그런데도 무기폐가 생긴다면 환자는 호흡이 어려워지겠네요.

 맞아요. 무기폐의 발생으로 갑자기 산소포화도가 현저하게 감소하면 100% 산소를 공급하고, Two-lung ventilation으로 전환할지 고려해야 해요.

 무기폐의 발생을 줄이려면 어떤 노력을 할 수 있는지 궁금해요.

심박출량이 부족해서 무기폐가 발생한다면, 혈관수축제를 투여해요. One-lung ventilation에서 Two-lung ventilation으로 돌아올 때, Recruitment(발살바 조작처럼 15~25초 동안 흡기말압을 20cmH$_2$O으로 유지)법으로 무기폐를 예방해줘요. 일시적으로 높은 압력을 주는 것을 반복하면서 폐를 점점 팽창시키는 거죠. 그런 다음 PEEP(Positive End Expiratory Pressure, 호기말 양압) 5cmH$_2$O을 적용해주면 수술하지 않는 폐의 환기/관류의 불균형 (Shunt)이 많이 개선될 수 있어요.

폐 수술은 호흡과 관련된 합병증이 많을 것 같아요.

맞아요. 호흡기계 합병증으로 무기폐, 폐렴, 호흡부전이 대표적이에요. 그리고 DLT로 인한 기관지 분지 파열이 드물지만 발생하기도 해요.

그렇군요. 그리고 폐 수술 준비물을 보니까 C-line, A-line 삽관 준비물도 필요하네요.

폐 수술 환자의 경우 정확한 혈압 모니터링과 혈액 가스분석을 감시해야 해요. 그러므로 A-Line이 필요해요. 혈관 수축제와 같은 응급 약물을 투여할 수 있어서 Pph-line을 하나 더 확보해요. 그리고 폐는 모세혈관이 많이 분포되어서 수술에 따라 출혈이 있을 수 있어요. 그러므로 C-line로 준비해야 할 수도 있어요.

폐 수술 환자의 수액 관리는 어떻게 하나요?

오랫동안 수술 체위가 Lateral decubitus position이므로, 수액이 많으면 수술하지 않는(아랫쪽) 폐는 중력에 의해 수액이 누출(Transudation)되어요. 그러면 Shunt가 증가하여 저산소증이 생길 수 있고 수술한 폐는 다시 팽창할 때 폐부종이 발생할 수 있어요. 그러므로 폐 수술 환자의 경우 Crystalloid solution보다는 Colloid solution로 투여하도록 해요. 보통 다른 수술 마취 시보다 전신 및 부위마취제로 인한 혈관 확장이 더 생길 수 있으므로 혈관 내 용적의 보정량은 맞춰주지만 폐 수술 때는 이 보정량을 맞춰주지 않아요.

# 2 신경외과 수술 마취
(Anesthesia for Neurologic surgery)

## 1 뇌신경수술 마취

### Case

46세 남자 환자가 진단명 Middle cerebral artery aneurysm으로 Aneurysm clipping 수술을 받기 위해 신경외과 수술실로 입실하였다. 전신마취가 계획되고, 마취 전 투약 기록지를 보니 ASA 2점이고 특이사항이 없었다. 뇌수술 마취는 어떻게 해야 할까?

뇌신경 마취는 일반 마취와 무엇이 다른가요?

일단 마취할 뇌의 생리에 대해서 알고 있어야 이해하기 쉬울 거에요.

중추신경계는 뇌와 척수로 구분되어요. 이들은 뇌척수막에 싸여 있어요. 뇌는 단단한 두개 골에 의해 한정된 공간에 뇌척수액과 혈액이 중요한 상호관계를 해요. 그래서 뇌신경 마취는 CBF(Cerebral Blood Flow, 뇌혈류), CPP(Cerebral Perfusion Pressure, 뇌관류압), ICP(Intra Cranial Pressure, 두개내압), BBB(Blood Brain Barrier, 혈액뇌장벽)에 대한 이해가 필수적이 에요.

하나도 잘 모르겠는데, 알아야 할 것들이 많네요. CBF(Cerebral Blood Flow, 뇌혈류)는 무엇인가요?

CBF부터 하나씩 알아보도록 해요. 먼저 뇌는 1,200~1,500g 정도로 전체 체중의 2%밖에 안 돼요. 하지만 뇌는 전체 혈액의 17%를 받고 체내 소비하는 산소의 약 20%를 사용해서 높은 뇌 대사율을 반영해요.

뇌 대사율이 CBF에도 영향을 주겠네요.

그렇죠. 이 뇌 대사율은 수면이나 각성, 마취제, 약물, 온도 변화에 영향을 받아요. 정상 CBF는 40~50mL/100g/min이죠. CBF는 뇌 대사율과 동맥혈 이산화탄소분압($PaCO_2$), 동맥혈산소 분압($PO_2$)의 영향을 받아요.

어떤 영향을 받아서 CBF가 달라지는지 궁금해요.

뇌 대사율은 우선 체온이 1℃씩 감소하면 약 7%의 CBF가 떨어져요. 그러므로 Warm system을 사용해서 적극적으로 체온을 유지해야 해요. 그다음에는 $PaCO_2$가 40mmHg로 부터 매 1mmHg 증감에 따라 뇌혈류량도 1mL/100g/min씩 증감하죠. 그래서 ABGA를 자주 검사하여 과다환기 되지 않도록 확인을 해요. 반면 $PO_2$은 큰 영향은 없는데 50mmHg이하에서는 뇌혈류량이 급격히 증가해요. 이 외에도 뇌 관류압도 뇌 혈류량에 영향을 줄 수 있어요.

CPP(Cerebral Perfusion Pressure, 뇌 관류압)은 어떻게 CBF에 영향을 주나요?

뇌 혈류 조절 기전 중 가장 중요한 것은 뇌혈관을 일정하게 유지하는 자동 조절 능력(Autoregulation)이에요. 이 자동조절 능력이 뇌 관류압이 증가하면서 발생할 수 있는 충혈과 모세혈관 손상 및 부종으로부터 신경 조직을 보호하죠. 그래서 CPP가 CBF에 영향을 주는 요소인 거죠. CPP = MBP(Mean Arterial Blood Pressure) - ICP(Intra Cranial Pressure)이니 참고하도록 해요.

ICP(Intra Cranial Pressure, 두개내압)는 성인간호학 시간에도 들어본 용어예요. ICP가 높으면 뇌혈류량이 감소하는 거죠?

맞아요. ICP 정상은 10mmHg이에요. ICP의 현저한 상승은 뇌 관류압(CPP)과 뇌 혈류(CBF)를 감소시켜 뇌 허혈을 일으켜요. 뇌 허혈은 뇌부종을 일으키고 ICP는 더 상승하게 되는데, 그러면 결국 뇌 손상을 일으키는 뇌탈출(Brain herniation)이 일어날 수 있죠.

무척 위험하군요. 그러면 ICP를 감소시키는 방법은 무엇인가요?

이뇨제인 Mannitol, Furosemide를 투여하는 방법이 있어요. 삼투성 이뇨제인 Mannitol은 0.25 ~1g/kg 투여하고, Furosemide는 0.5~1mg/kg을 정주 투약하죠.

약물 투약 말고는 ICP를 감소시킬 방법은 없는지 궁금해요.

환자의 머리를 10~20° 올리면 정맥 환류가 잘되어 ICP가 감소해요. 그리고 과다 환기는 CBF와 뇌척수액의 알칼리화에 의해 뇌혈관 수축을 유발하여 뇌용적이 감소하게 되어요. 그러나 $PaCO_2$ 26mmHg 이하가 되면 뇌 용적 감소보다 산소 운반 감소가 커서 $PaCO_2$ 30~35mmHg을 유지하는 것이 이상적이라고 해요. 또한 스테로이드와 뇌혈관을 수축하는 Barbiturate, Propofol을 사용하는 것이 ICP를 감소에 도움이 되죠.

BBB(Blood Brain Barrier, 혈액뇌장벽)에 대해서는 어떤 것을 알아야 하나요?

뇌척수액과 혈액 사이에 존재하는 BBB는 특정 물질들이 혈관으로부터 신경 조직으로 들어가는 것을 막는 일종의 장벽이에요. 여러 종류의 약물과 대사물질이 이 장벽에 막혀 투과 되지 못해요. 그러니 마취 중 사용 약물이 BBB 영향을 받는지 아는 것이 필요하죠. 예를 들면 Dopamine은 BBB를 통과하지 못해요.

그럼 어떤 것이 BBB를 투과할 수 있는지 알려주세요.

주로 친지질 분자, 수분 혹은 이산화탄소, 산소, 흡입마취제 등은 신속히 통과되어요. 각종 이온이나 포도당, 아미노산, Mannitol과 같은 극성분자, 단백질 같은 거대 분자는 통과를 잘못해 능동적 운반을 해야 해요.

뇌에 관련해서 CSF(Cerebro Spinal Fluid, 뇌척수액)도 많이 들어봤어요. CSF는 뇌를 보호하고 지지하는 역할을 한다고 하던데요.

맞아요. 성인 기준 140~175mL정도의 양이 있다고 해요. CSF가 순환하면서 포도당을 공급하고 대사산물이나 약물, 병리적 생태 물질 등을 제거하죠. 어느 곳에서나 흐름이 막히면 CSF의 압력이 증가하여 뇌수종을 일으킬 수 있어요.

마취 준비 물품은 어떻게 되나요?

기본마취준비물[Corrugated tube(Heated circuit)], Reservoir Bag, Mask, Airway, Laryngoscope, Reinforced tube(A-node), Stylet, Suction catheter, ESS(Esophageal StetoScope), C-line set(Jugular set, C-line 삽입 Package), A-line set을 준비해요.

Heated circuit인 Corrugated tube가 필요한가 보네요.

모든 병원이 똑같은 것은 아니지만, Heated circuit은 Corrugated tube 내부를 가온 가습할 수 있게 설계되었어요. 환자의 호흡기에 가습을 해주고, 차가운 공기가 아닌 적정 온도의 환기를 해주어 환자의 체온 유지에 유리하게 되어있죠. Heated circuit 내 같이 동봉된 멸균증류수 50mL를 Circuit 내에 주입 후, 안에 있는 면사가 잘 적셔지게 섞어야 가온이 잘될 수 있어요.

Heated circuit는 신경외과에서만 사용하는 물품인가요?

신경외과에만 사용하는 것은 아니고 모든 과에서 사용할 수 있어요. 이런 Circuit이 있다는 것도 알아 두면 좋겠죠.

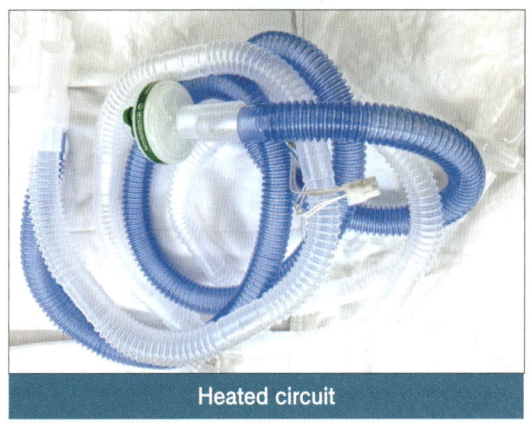

Heated circuit

그리고 일반 Endotracheal tube가 아닌 Reinforced tube(A-node)를 사용하네요.

두경부 수술은 대체로 머리의 자세가 Natural하지 않고 수술 부위에 따라 조작이 많은 수술 영역이어서 마취과가 수술 도중에는 접근할 수 없어요. 그래서 모두 다 Reinforced tube(Anode)를 사용해요. 반드시 Stylet을 끼워서 사용해야 해요. Reinforced tube 안에는 Wire가 감겨있어서 Endotracheal tube가 꺾이거나 눌리지 않아요.

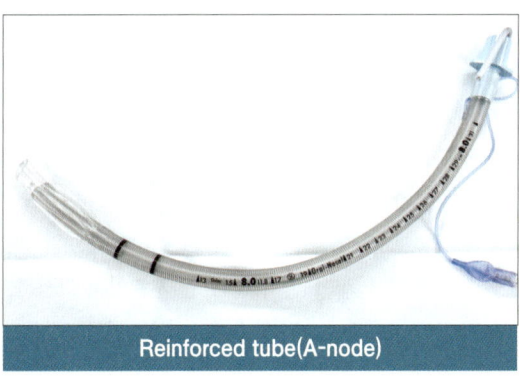

Reinforced tube(A-node)

그렇군요. 뇌수술 중에서도 특별히 마취에 신경써야 할 수술은 어떤 것이 있는지 궁금해요.

모든 두경부 수술의 마취는 신경써서 해야겠지만 특히, 뇌동맥류(Aneurysm) 수술을 할 때는 Aneurysm 파열을 방지하도록 마취해야 하죠. 혈압의 갑작스런 증가를 방지하고 CPP(뇌관류압)을 유지하여 수술 시야를 확보해야 해요. 저환기로 인한 ICP(두개내압)의 증가가 오지 않도록 주의해야 해요. 수술 조작 중 통증으로 인해 혈압이 높아지는 경우[뇌 수술 시 머리 양쪽을 핀으로 고정(Mayfield pin)하는 머리 고정 장치 부착, 피부 절개, 유해한 자극발생 조작]에는 마취를 깊게 해서 ICP 상승을 방지해야겠죠.

마취 유도 시 사용하는 약물을 준비해 두어야겠네요.

2% Lidocaine으로 미리 Infiltration하고 A-line을 먼저 잡고 마취 유도를 시작해요. Propofol, Opioid, 근이완제 Vecuronium(Nocuron)을 주고 Intubation은 마취를 충분히 깊게 한 뒤 시도하죠.

Phenylephrine은 지속 주입하던데요.

마취의마다 다르겠지만, 국소적 저혈압으로 인해 측부 순환에 의한 관류가 감소할 수 있어요. 그래서 관류를 더욱 잘되게 하도록 정상 혹은 그 이상의 혈압을 유지하기 위해 Adrenergic agonist인 Phenylephrine을 지속 주입하여 사용해요. 동맥류 결찰 뒤 혈압을 높게 유지하기도 좋아요.

Phenylephrine 사용용량은 어떻게 되나요?

Phenylephrine을 100㎍/mL로 희석해서 사용해요. 마취의가 환자의 혈압을 보면서 투여 용량을 증감하죠.

그런데 국소적 저혈압을 하는 이유가 있나요?

마취 중 혈압을 낮춰서 동맥류 파열도 방지하고 수술 시야를 확보할 수 있어서죠. 동맥류 결찰을 용이하게 하기 위해 보통 Vasodilator인 Nitroprusside sodium(Nipride)을 사용하여 유도저혈압을 만들었어요. 그러나 Nitroprusside sodium(Nipride)을 과량을 주입하면서 1~3시간 이상 사용하면 시안화물 독성(Cyanide poisoning)이 생기기에 대사성 산증이 발생할 수 있어요. 그래서 최근에는 유도저혈압을 하지 않죠. 그 대신 집도의가 수술 부위 동맥류 파열 가능성을 낮추려고 동맥류 근위부 동맥에 클립(Clip)을 사용하여 일시적으로 국소적 혈류를 차단해요. 전신적 저혈압 없이 국소적 저혈압을 만들기 위해서죠.

> ✓ **TIP** 시안화물 독성(Cyanide poisoning)
>
> 시안화물 독성(Cyanide poisoning)은 주로 담배, 불, 음식 등 여러 요인에 의한 독성 물질로, 세포 내 미토콘드리아(Mitochondrial)의 대사성 산증(Metabolic acidosis)을 가져와요.

그럼 동맥류 결찰을 한 후에도 정상 혈압보다 높게 혈압을 유지해야 하나요?

네. 동맥류 결찰 뒤에 혈관 경련을 줄일 수 있어요. 그래서 수액을 투여하여 과혈량을 유지하고, 승압제를 투여해서 수술 끝날 때까지 혈압을 정상 혹은 그보다 조금 높게 유지해요. 수술 중 혈압 유지와 Normocapnea, Hb 10g/dL를 목표로 마취 정도를 유지하도록 해요. 그래서 주로 흡입마취제는 뇌혈류에 크게 영향이 적은 Sevoflurane을 사용하죠.

그리고 정맥마취제로는 TIVA를 이용해서 투여하는 것을 본 적 있어요.

맞아요. 주로 TIVA를 사용하여 Opioid인 Remifentanil(0.1~0.5㎍/kg/min)과 Propofol(1~2mg/kg), 근이완제 Vecuronium(Nocuron) 또는 Rocuronium(Esmeron)을 지속 투여해요. 필요에 따라 집도과에서 뇌부종을 감소시키기 위해 부신피질호르몬인 Dexamethasone(10mg 1회, 4mg은 6시간마다) 투여를 처방하기도 해요.

뇌수술을 할 때는 포도당 수액을 투여하지 않던데, 왜 그런지 궁금해요.

포도당은 체액을 따라 빨리 퍼져나가서 혈당 농도가 뇌의 당 농도보다 더 빨리 감소하면 뇌 부종을 초래해요. 그러면 뇌허혈이 발생할 수 있기 때문이에요. 신경 세포 손상을 증가 시킬 수 있으므로 수액 투여 시에는 생리식염수를 많이 사용해요. 교질액도 필요에 따라서 사용하죠.

뇌신경마취에서 주의점이 더 있나요?

Posterior cranial fossa(후두개와)에 Brain tumor(뇌종양)를 수술할 때 환자는 앉은 자세에 서 하게 돼요. 이때는 수술 환자의 20~50%에서 공기색전증(Air embolism)이 발생할 수 있다고 하니 잘 확인해야겠죠?

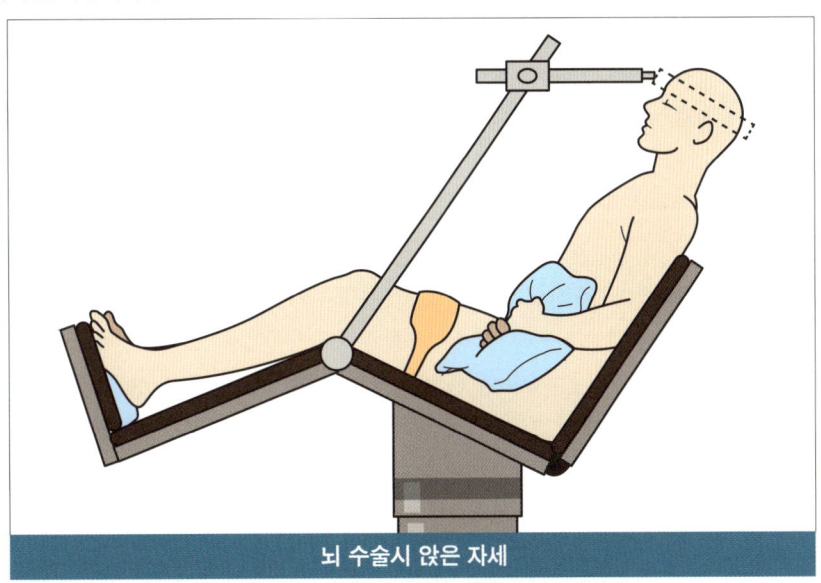

뇌 수술시 앉은 자세

공기 색전증(Air embolism)은 많이 위험하다고 들었어요.

 네. 수술 부위가 우심실보다 5cm 이상 높으면 공기 색전증이 생길 수 있어요. 그리고 대부분의 뇌신경 수술은 두개골 절단면의 정맥을 통해서 공기가 유입될 수가 있어요. 그래서 집도의는 두개골 절단 시 Bone wax을 사용하거나 소독된 식염수를 뿌려주면서 주의해서 수술해야해죠. 그런데 혹시 공기가 유입되면, 폐혈관 수축과 폐혈관 저항의 상승으로 환기/관류 불균형, 폐부종, 심박출량의 감소가 일어나 사망까지 이를 수 있어요.

 환자가 사망에까지 이를 수 있다니 정말 무섭군요. 마취 중 공기색전증(Air embolism)이 발생했는지는 어떤 방법으로 알 수 있나요?

 환기되는 폐포에서 공기색전증에 의해 환류가 중단되면, Dead space(사강)가 증가되어 반영하는 호기말 이산화탄소의 농도가 갑작스레 감소해요. 이를 통해 알 수 있어요. 더불어 저혈압, 빠른맥 등이 보여요. 저혈압과 빠른 맥이 뇌 대사량에 영향을 줄 수 있으니, 빨리 이상을 확인할 수 있는 호기말 이산화탄소 감시가 중요하겠죠.

또한 TEE로 공기 색전증을 발견할 수 있어요. 좌심실 공기 유무로 공기 색전증 발견이 용이한 감시 장치라고 볼 수 있죠. 그리고 전흉부 도플러(Precordial Doppler)를 사용하여 공기를 감지할 수 있어요.

 그런 방법으로 확인할 수 있군요. 전흉부 도플러(Precordial Doppler)는 어떻게 사용하는 건가요?

 도플러 Probe에 Jelly를 발라요. 보통 흉골 우측 2~4번 늑간 위치에 적용해요. 그러나 도플러 Probe의 정확한 위치는 C-line을 통해 5~10mL생리식염수를 주입하며 (도플러에서 나는 소리가 공기가 들어갔을 때와 유사한 소리임) 주입되는 소리가 잘 들리는 위치임을 확인 후 고정하는 것이 더 좋아요.

 그럼 마취 중 공기 색전증이 발생하면 어떻게 해야 하나요?

 의심되면 빨리 집도의에게 알려서 공기 유입 부위인 골절단 부위를 Bone wax를 사용하여 막아요. 아니면 수술 부위에 생리식염수를 뿌려 공기 유입을 차단하게 해요. 그리고 경정맥을 부드럽게 압박하거나 수술 Table을 Head down으로 조작해요. 마취 가스 $N_2O$는 즉시 사용을 중단하고 산소만을 이용하여 호흡을 유지해요. 승압제와 수액 투여로 혈압을 유지시켜줘야 해요. 그리고 ABGA를 해서 혈액 속의 $PCO_2$와 호기말 이산화탄소의 분압($ETCO_2$) 차이 발생으로 공기색전증을 진단하죠.

공기색전증이 발생할 위험이 있음을 항상 대비해야겠네요.

 그래서 우선 마취 중 공기색전증 발생 가능성이 있는 수술을 하는 경우는 C-line을 반드시 삽입해요. 그래야 C-line 통해 유입되는 공기를 흡입할 수 있고, 이런 방법으로 진단과 치료를 동시에 할 수 있어요. 그리고 탄력 붕대(Elastic band)를 이용해서 다리를 허벅지까지 압박하거나, 간헐적 하지 가압 기구(Intermittent pneumatic compression)를 사용하는 것이 좋아요(Ex. Kendall smart compression difference).

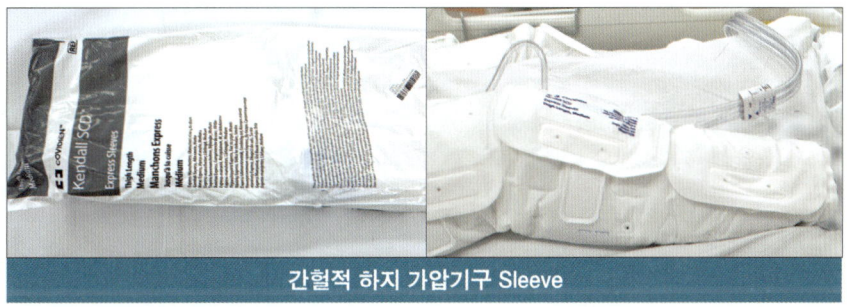

간헐적 하지 가압기구 Sleeve

 이제 수술이 끝나고 나면 Extubation을 해야 하죠? 뇌신경 수술 환자가 Extubation 하기 전에는 어떤 주의 사항이 있나요?

 마취로부터 회복할 때 기침을 하면 ICP를 높일 수 있으므로 피해야 해요. 환자가 Eye opening, Obey commands, Motor, Self respiration이 완벽히 돌아왔는지 확인 후 Extubation을 해야 하죠.

 환자를 마취에서부터 깨우지 않는 상태라면, Extubation을 할 수 없겠네요.

 집도과의 판단에 따라 Sedation을 해야 하는 경우나, 신경학적 문제가 발생되었다고 생각 되어 신경외과 중환자실로 가는 경우는 Extubation하지 않을 수 있어요.

 신경외과 수술을 한 환자의 의식 상태는 뇌 손상 여부와도 관계가 있을 것 같아요.

 그래서 뇌손상 환자의 신경학적 상태를 GCS(Glasgow Coma Scale: 3~15점)을 사용해요. GCS가 8점 이하는 혼수상태와 기관 삽관이 필요한 심한 뇌손상이에요. 물론 CT를 보면 더 잘 알 수 있겠죠(나이에 따른 정상 점수: 0~6개월: 9점, 6~12개월: 11점, 1~2세: 12점, 2~5세: 13점, 5세 이상: 14점 이상).

■ GCS(Glasgow Coma Scale)

| 항목 | 세부 항목 | 점수 |
| --- | --- | --- |
| Eye opening | Spontaneously | 4 |
| | To speech | 3 |
| | To pain | 2 |
| | No response | 1 |
| Best motor response | Obey commands | 6 |
| | Localized pain | 5 |
| | Withdraws from pain | 4 |
| | Abnormal flection | 3 |
| | Extensor response | 2 |
| | No response | 1 |
| Verbal response | Oriented | 5 |
| | Confused conversion | 4 |
| | Inappropriate sounds | 3 |
| | Incomprehensible sounds | 2 |
| | No response | 1 |

수술실에서 바로 검사실로 갔다가 중환자실로 이송되는 경우도 본 적 있어요.

맞아요. 곧바로 수술실에서 CT(컴퓨터 단층촬영) 검사실로 가서 검사를 시행하기도 하죠. 그래서 이송용 Bed에 Portable monitor를 두고 A-line, $SpO_2$ 연결하여 이송 중에도 모니터할 수 있게 준비하죠. Ambu-bagging하면서 가야 할 테니 Portable 산소통에 잔여 산소 양도 점검하고 약물 주입 라인도 잘 정리해줘야겠죠.

## 2 Awake surgery 마취

드라마에서 신경외과 수술을 할 때 환자가 깬 상태에서 손을 움직여 보라고 한다든지, 말을 해보라고 하는 등 환자의 상태를 확인해가면서 수술하는 걸 본 적 있어요. 그 수술이 Awake surgery인가요?

맞아요. Brain tumor 중 음성 또는 운동 영역 수술 중 환자의 손상을 최소화하기 위해 음성 또는 운동 반응을 살펴야 할 때나, 간질(Epilepsy) 수술을 위해 Lobe 절제 수술 중 환자 반응을 살펴야 해서 완전한 의식소실 없이 수술해야 하는 경우를 Awake surgery라 해요.

환자가 수술 중 계속 깨어있어야 한다는 건가요?

 그건 아니에요. 신경외과 수술은 환자의 불안감이 높고 여러 수술 도구들의 소음도 많아요. 게다가 환자가 움직이면 안 되는 세심한 수술이라, 다양한 진정과 마취를 하다가 수술 중 환자의 반응을 확인할 때만 각성되게 해주어야 해요. 이 시기가 지나면 다시 잠들게 해도 돼요.

 처음 수술을 시작할 때는 환자가 잠들어 있다가 필요한 순간에만 깨어있게 한다는 거군요.

 하지만 음성 확인이나 각성을 해야할 때 기관 삽관(Intubation)이 되어있으면 안 되니 $ETCO_2$가 측정되는 Face mask를 사용하거나, Nasal prong으로 산소를 주어야 하죠. 그래서 마취통증의는 환자의 기도 관리와 환기에 더욱 신경을 써야 해요. 수술 부위 통증을 없애야 해서 국소마취제로 수술 부위 근처에 다양한 Nerve block을 해 줘야 해요.

 아, Nerve block이 이때도 사용되는군요.

 여러 각도의 Nerve block을 통해 최대한 효과를 내야 해요. 주로 국소마취제인 0.75% Ropivacaine에 지속 시간을 길게 하도록 1:200,000으로 희석한 Epinephrine mix해서 사용해요.

 Awake surgery는 전신마취와 Nerve block 마취준비를 같이 해야겠네요.

 네. 신경외과 기본 전신마취 set, Nerve block 마취 set, A-line set, C-line set, 특히 약물 중 Nerve block용 국소마취제 0.75% Ropivacaine를 10cc Syringe에 재서 6~7개 준비하고, Lidocaine Injection용 0.2% Lidocaine도 챙겨야 해요.

 그럼 어느 신경을 차단하나요?

 주로 Supra trochlear nerve block(위활차신경차단), Supra orbital nerve block(위안와신경차단), Zygomaticotempotal nerve block(광대관자신경차단), Auriculotemporal nerve block(귓바퀴관자신경차단), Superficial cervical plexus nerve block(표재적경추신경총차단 ), Greater occipital nerve block(대후두부신경차단)을 해요. 그리고 수술 부위와 Temporalis muscle(측두근) 부위는 집도의가 2% Lidocaine을 사용해서 마취하죠.

 정말 어려운 마취가 되겠어요. 환자분도 힘들고요.

 이 수술은 환자를 지속적으로 안심시키고 의사소통을 이끌어야 해요. 그러므로 수술에 대한 상세한 설명을 하면서 환자와 신뢰가 형성되어야 해요. 때론 환자와 의료진 모두의 인내심이 많이 요구되는 수술이죠.

또 어떤 점을 주의해야 환자가 좀 더 편안한 환경에서 수술을 받을 수 있을까요?

환자를 따뜻하게 해줘야 해요. 수술 자세가 불편하지 않게 살피고, 힘들어하면 진정제와 진통제를 적절하게 사용해서 조절해요. 모든 처치는 신속하고 정확히 하는 것이 좋겠죠. 주로 자발호흡이 가능한 Propofol과 Remifentanil을 주로 사용해요.

## 3 경추 수술 마취

### Case

30대 남자 환자로 오토바이 교통사고로 경추의 Fracture가 발생하여 목 보호대(Neck brace)를 하고 수술받기 위해 수술실로 입실했다. 경추 부위 수술 시 마취는 어떻게 해야 할까?

Cervical fracture 환자라 Intubation할 때 주의해야겠어요.

그래서 이런 경우에는 경추 손상을 악화시키지 않기 위해서 Awake intubation을 하게 돼요. 환자가 안면기형(Ex. 선천적으로 턱이 없거나 손상이 있는 경우)이 있어서 기도유지가 안 되는 경우, 경추손상을 악화시킬 가능성이 있는 경우, Intubation 후 신경계 기능을 확인해야 할 때 시도하죠.

정말 신기하네요. 환자가 깬 상태에서도 Intubation을 할 수 있군요. 이 케이스의 경추 손상환자의 Awake intubation은 어떻게 하는지 궁금해요.

기도유지와 Intubation을 할 때 경추를 과신전하면서 손상된 경추의 Cervical cord injury를 주게 되면 사지마비가 발생할 수 있어요. 호흡 근육의 마비 등 Spinal shock이 올 수 있어요. 그래서 환자를 재우지 않고 먼저 Intubation하고 신경계 기능을 확인한 후 환자를 재워요. 또한 혈압을 빨리 파악할 수 있는 A-line은 확보해두고 Awake intubation을 시도하는 것이 좋겠죠.

Awake intubation 준비물은 일반 Intubation 때와 다르네요.

Awake intubation set의 구성물품은 병원에 따라 다를 수 있어요. 보통은 Laryngoscope Handle, Blade(Macintosh 3, 4번, Miller는 3, 4번), I-gel, Video laryngoscope, Flexible fiberoptic bronchoscope, LMA, Suction catheter, Mask와 Airway 다양한 크기로 준비, Stylet이 필요해요. 그리고 Nerve block 마취 set를 준비하고 Nasal prong으로 100% 산소를 주면서 환자에게 진통과 진정을 위한 Opioid를 투여하죠.

이 경우도 Nerve block을 하나 보네요.

 네. Intubation은 환자가 의식이 있는 상태로는 견디기 힘들어요. 그래서 환자에게 마취 과정을 충분히 설명하고 협조를 구하는 것이 필요하죠. 그리고 먼저 부분마취제 10% Xylocaine spray를 사용하여 입안을 3~4회 분무하여 입안에 머금다가 뱉어내게 해서 환자의 Gag reflex(구역반사)를 마취시켜줘요.

 그리고 Nerve block을 하는 거군요.

 그러고 나서 목을 Povidone(Betadine)으로 소독하고, 1% Lidocaine 10cc syringe에 23G needle로 양쪽 Superior laryngeal nerve block을 하죠. 그리고 4% Lidocaine 5cc syringe에 22G Angio catheter를 끼워서 Trans tracheal nerve block을 해주면 돼요.

 Awake intubation을 어떤 Blade로 먼저 시도하나요? Macintosh와 Miller, 두 종류 모두 준비물품에 있던데요.

 Awake intubation은 숙련된 마취통증의가 담당하며, 삽관 도구는 사용 순서가 있는 것은 아니지만, 보통은 Video laryngoscope과 Macintosh 3번으로 먼저 시도해요. 마취통증의의 판단으로 어떤 삽관 도구를 쓸지가 결정되므로 모두 준비하는 것이에요. 물론 Intubation 시도가 실패했을 때를 대비하여 Suction은 켜두고 E-tube도 여분을 준비해 두는 것이 좋겠죠.

---

### ✓ TIP  Video laryngoscope

Video laryngoscope를 사용할 때 카메라 렌즈에 김이 서리지 않도록 하는 제품(Ex. Antifog)을 뿌린 뒤, 준비해서 시야 확보가 더 잘되게 하면 어려운 삽관에 도움이 되겠죠.

---

 그렇군요. Awake intubation이 끝나면 다음은 무엇을 하나요.

 Intubation이 끝나면 재빠르게 Airway나 Mouth piece를 적용해서 환자가 E-tube을 씹어서 손상시키지 못하게 해요. 그리고 집도과 주치의는 환자의 Motor나 Sensor를 사정하여 환자의 신경 손상 여부를 점검하죠. 문제가 발견되지 않으면 E-tube를 고정하고 마취제를 투여하여 마취를 시작해요.

 Intubation을 하고 난 후에 환자에게 다시 목 보호대(Neck brace)를 적용하네요.

환자의 수술 체위를 잡을 때 신경 손상이 되지 않도록 경추를 보호하기 위해서죠. Supine position으로 수술하면 경추에 충격이 비교적 작을 수 있어요. 그러나 Prone position을 잡아야 할 때는 경추에 손상을 줄 수 있어요. 그래서 수술 체위를 잡을 때는 의료인 다 같이 환자의 머리와 몸이 한꺼번에 돌아가도록 협조하죠.

수술 체위를 잡으면서 각종 라인들이 빠질 수도 있을 것 같아요.

그래서 마취통증의는 우선 환자의 Intubation된 E-tube가 빠지지 않게 잘 관찰해야 해요. 마취회복간호사는 환자의 수액과 감시 장치 라인들이 빠지거나, 꼬이지 않게 잘 점검해야 해요.

환자의 체위를 잡고 나면 또 어떤 준비가 필요한가요?

Cervical 수술은 환자가 차렷 자세로 수술하고 수술 소독포가 다 가려져요. 그러기에 모든 수액 line을 Extension line을 이용해서 연장하여 연결해요. 그 연결 부위가 Disconnect되지 않도록 잘 고정해주고, 체온 유지를 위한 Air warm도 잘 적용해야 하죠. 또한 신체 정렬이 잘되었는지 살피고, 수술 체위 부위에 국소적으로 압력이 가해지지는 않도록 잘 보호도 해줘야겠죠.

수술이 끝난 뒤에는 바로 Extubation을 할 수 있나요? 앞서 설명해주신 신경외과 뇌수술에서의 Extubation처럼 환자의 의식 상태를 확인하고 Extubation해야 하는지 궁금해요.

환자의 의식이 돌아와도 수술 후 부종과 출혈로 기도 폐색이 발생할 수 있어요. 다시 Intubation해야 하는 경우에는 환자의 수술 후 예후가 나빠질 수 있어요. 그러므로 경추 수술 환자들은 대부분 E-tube를 삽관을 유지하고 수술실을 퇴실해요.

중환자실에 간 후 환자 상태에 따라 Extubation을 하게 되겠어요.

맞아요. 환자가 중환자실에서 완벽한 회복을 한 뒤 제거하게 되죠. 중환자실에 가는 경우 이동하는 동안 E-tube의 고정 상태가 바뀔 수 있으니, E-tube 고정 상태를 다시 확인해야 하죠. Grip ET를 사용해서 환자가 자신의 혀와 E-tube를 깨물지 않도록 하기도 해요.

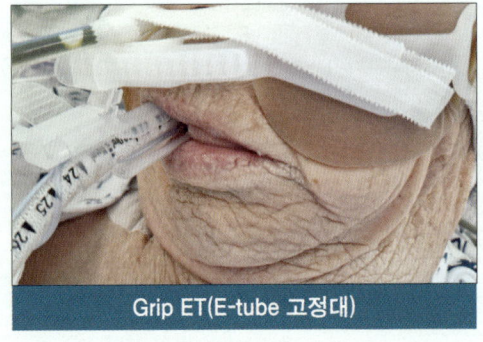
Grip ET(E-tube 고정대)

# 2 정형외과 수술 마취
(Anesthesia for Orthopedic surgery)

## 1 TKRA(Total Knee Replacement Arthroplasty) 마취

### Case

67세 여자 환자로 진단명 Medial osteoarthritis, knee(OA, knee, Rt.)로 수술명 TKRA(Total Knee Replacement Arthroplasty, 전무릎 관절치환술), Right를 받으려 수술실로 입실하였다. ASA 2이며, 마취는 주로 전신마취를 할 예정이고, 통증 감소를 위해 Sono & NS(Nerve stimulator)-guided femoral nerve block &anterior sciatic nerve block을 할 예정이라고 한다. 어떻게 해야 할까?

정형외과 수술은 과 특성상 다양한 환자들이 수술하게 되는 것 같아요.

맞아요. 정형외과 수술은 선천적 기형부터 다발성 근골격계 손상과 골절환자 등 수술 부위도 신체 여러 곳이고, 환자 연령도 소아부터 노인까지 다양하죠. 특히 노인환자가 많아서 동반되는 질환 유무, 치아 상태, 호흡기 문제, 대사성 질환을 잘 살펴야 해요.

그럼 정형외과 수술에서는 어떤 마취를 하는지 궁금해요.

수술 부위에 따라 전신마취와 부위마취 중에서 어떤 마취 방법으로 진행할지 적절히 선택해야 해요. 수술 중, 후 체위와 지혈대(Tourniquet) 적용에 따른 문제와 출혈, 혈전, 지방, 뼈시멘트에 의한 폐색전증의 합병증이 있을 수 있다는 점이 정형외과 수술 시 마취의 특징이죠.

정형외과 수술에서는 Tourniquet을 사용하는군요. 왜 사용하는 건가요?

대부분 공기 지혈대(Pneumatic Tourniquet)로, 수술 중 실혈을 줄이고 뼈 시멘트가 접착할 동안 출혈이 없게 하려고 사용해요. 신경 손상이 없도록 사용 시간은 1~2시간이 적당해요. 그러나 시간이 지연된다면, 10분 정도 풀었다가 다시 적용하면서 사용해요.

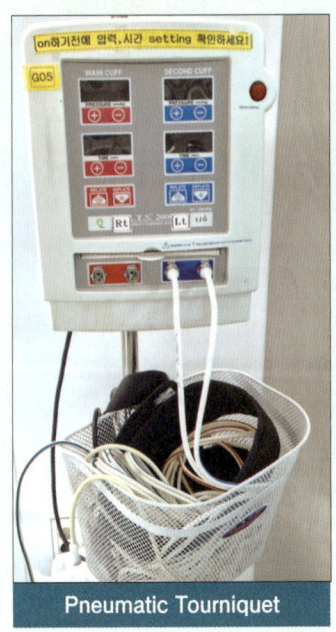

Pneumatic Tourniquet

Tourniquet을 풀면 출혈이 있겠네요.

그렇죠. Tourniquet을 풀고 난 뒤 24시간 동안은 출혈이 있어요. 그리고 Tourniquet으로 인한 피부 손상을 예방하기 위해 가급적 근육이 많은 근위부에, 충분한 쿠션(외과용 솜)을 감은 뒤 적용해줘야 해요.

Tourniquet을 사용하는 마취에서 주의할 점이 있을까요?

Tourniquet은 사지 혈류를 차단해요. 그래서 조직에 저산소증과 산증을 초래해요. 이 변화는 모세혈관 투과성의 증가, 혈액응고기전의 변화를 가져온다고 해요. Tourniquet을 푼 다음에는 평균 동맥압이 급격히 하강, 일시적 중심 체온 하강, 호기말 이산화탄소 분압의 일시적 증가, 산소 소비 증가 등이 나타나요. 그래서 적절한 감시와 체온 유지가 되어야 하죠.

TKRA는 전신마취를 할지, 부분마취를 할지는 어떤 기준으로 선택되나요?

수술의 범위와 종류, 질환에 따라 다르며, 집도과의 요구와 환자의 의견을 종합하여 마취통증의가 결정해요. 하지만 최근에는 Sono을 활용한 부분마취가 쉬워지면서 한 가지 마취가 아닌 병행하는 경우가 더 많아요. 이 케이스의 환자도 말초신경차단과 전신마취를 병행할 예정인 것처럼요.

TKRA 수술을 하기 위한 말초신경차단은 어디를 해야 하나요?

Sono를 활용하여 Femoral nerve block과 Anterior sciatic nerve block을 보통 0.3% Ropivacaine 40mL을 주입해서 차단하죠.

TKRA 수술 마취준비물은 전신마취와 Nerve block 준비를 하면 되겠네요.

전신마취 기본 set에 Nerve block Needle, Nerve stimulator, Sono, 부분마취 set을 준비해요.

뼈 시멘트(Bone cement)는 뭔가요?

뼈 시멘트는 PMMA(PolyMethyl MethAcrylate) 분말과 액체로 구성되어요. 공사장에서 쓰는 시멘트처럼 사용 직전에 혼합하여 반죽 형태로 만들어서 뼈와 삽입 기구 사이에 강력한 접착제로 사용하죠.

뼈 시멘트에 독성이 있다고 하던데요.

뼈 시멘트가 취약한 뼈 사이로 퍼지면서 골수 내 압력을 높일 수는 있어요. 그러면 골수 내지방 조직의 위치가 변화하면서 지방색전(Fat embolism)이 생기게 되죠. 그 결과 혈압 저하, 심장혈관계 허혈, DVT(Deep Vein Thrombosis)가 생길 수 있는 독성은 가지고 있어요.

DVT도 생길 수 있군요.

뼈 시멘트의 독성을 감소하기 위해서 뼈 시멘트를 사용하기 전에 수액을 공급해줄 수 있어요. 하지만 그런데도 DVT가 생겼다면 혈압상승제, 항히스타민제, 산소공급 등의 치료도 필요해요.

그럼 DVT를 예방하는 방법이 있을까요?

네. DVT는 예방이 가장 중요해요. 그래서 Antifibrinolytics인 Tranexamic acid(NS 50mL에 희석하여 사용)를 투여할 수 있어요. 혈관질환이나 뇌혈관질환이 있는 경우는 수술 중 집도의가 환자의 수술 부위에 뿌려서 사용하기도 해요. 또한 수술 후 6시간 이내에 저분자량 헤파린을 투여하는 것도 도움이 되어요.

C-arm fluoroscope 사용하는 경우는 어떤 경우인가요?

C-arm은 X-ray를 계속 연속하여 촬영하는 것으로 이해하면 돼요. 해부학적 위치와 폐쇄골절 환자의 Fracture 부위를 재고정하거나, Instrument가 삽입하고자 하는 위치가 맞는지 확인할 수 있죠. 수술 소견을 확인하고 그에 따라 교정하기 위해 C-arm으로 연속적인 촬영하게 돼요.

아, 그래서 집도의가 무거운 납가운을 입고 소독된 가운을 입고 수술을 하는 거였군요.

 네, 정형외과 수술은 수술 중에 X-ray이나 C-arm을 자주 사용하므로 납 가운과 납 collar를 착용해서 방사선 노출을 최소화해야 해요. 수술 중 마취통증의나 마취회복간호사도 X-ray를 촬영할 때는 착용해야 되겠죠. 환자도 과도하게 X-ray에 노출되지 않게 차폐막을 세워보호를 해줘야 해요.

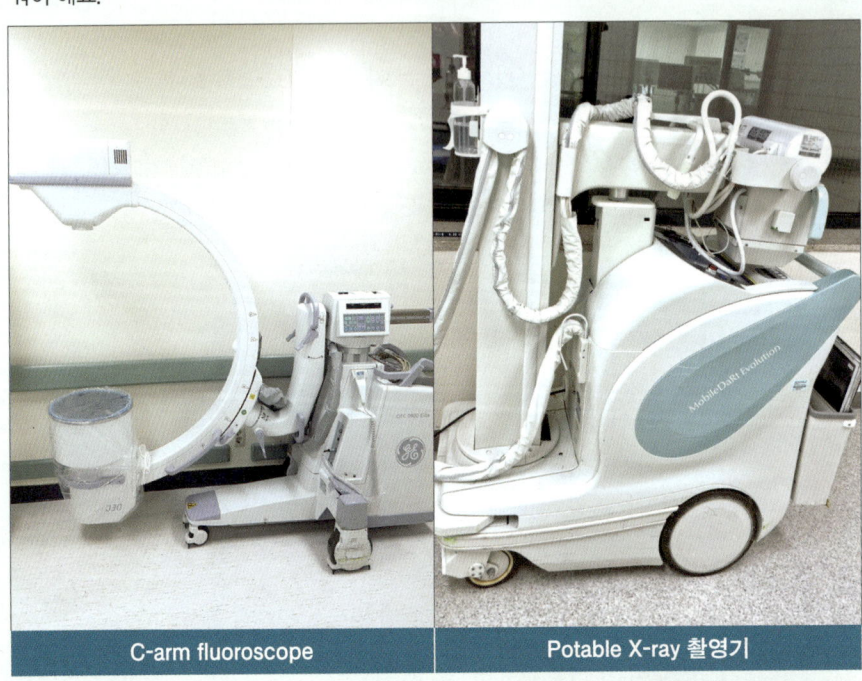

C-arm fluoroscope | Potable X-ray 촬영기

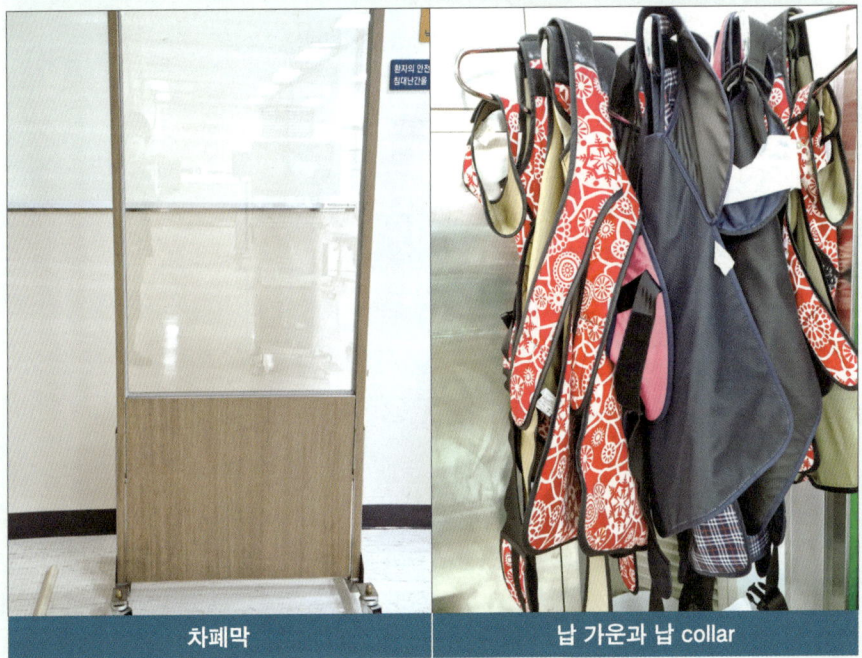

차폐막 | 납 가운과 납 collar

환자의 Pph-line이 아닌 C-line를 확보하고 왔네요.

 만성 관절염 환자는 대부분 스테로이드를 장기간 사용해서 혈관벽이 파괴되기 쉬워요. 그러므로 정맥로 확보가 어려운 경우가 많아요. 그래서 수술을 앞두고 C-line을 삽입하는 경우가 많아요.

 C-line을 확보하고 왔는데, 환자가 가져온 C-line을 제거하고 다른 부위에 다시 잡기도 하던데요.

 CLABSI(Central Line-Associated Blood Stream Infection, 중심정맥관 관련 혈류감염)을 예방하기 위해 무균술(Aseptic technique)을 지키며 삽입해요. 하지만 삽입 시 응급 상황으로 무균술을 준수했다는 확신이 없을 때는 제거하고, 다시 다른 부위에 삽입해서 사용해야 하죠.

 무균술(Aseptic technique)은 균이 없는 상태를 말하는 거죠?

 수술실에서 특히 중요한 용어죠. 미생물의 오염을 예방하는 방법이란 뜻이에요. 다음 TIP으로 무균술과 관련된 용어를 정리해볼까요?

### ✓ TIP 무균술과 관련된 용어 정리

| 용어 | 정의 |
| --- | --- |
| Surgical aseptic technique(외과적 무균술) | 개방 상처의 오염을 막고 수술 부위를 주변의 멸균되지 않은 환경으로부터 차단하여 수술이 안전하게 진행될 수 있도록 무균구역(Sterile field)을 만들고 유지하는 것임. |
| Sterilization(멸균) | 모든 균과 Spore(포자)까지도 다 사멸시키는 과정임. |
| Disinfection(소독) | Spore를 제외한 모든 균을 죽일 수 있는 상태임.<br>- 낮은 수준 소독:<br>　세균, 바이러스, 진균의 일부는 사멸시키지만, 결핵균, 세균의 아포 등과 같이 저항성이 있는 미생물들은 사멸하지 못한 수준임.<br>- 높은 수준 소독:<br>　세균의 아포를 제외한 모든 종류의 미생물을 사멸하는 수준임. |
| Infection(감염) | 균에 의한 신체의 침투 및 균의 존재에 대한 조직의 반응 |

 소독 가운 착용법은 어떻게 되나요?

손을 씻은 후, 소독 가운의 안쪽 목 부분을 잡고 집어 들어요. 그리고 가운의 안쪽이 자기를 향하게 흔들어 편 다음, 소매 속에 양손을 넣고 벌리면 간호사가 가운 뒤쪽에서 당겨 손을 빼게 도와줘요. (소매 커프 안에 손이 위치해서 손끝이 완전히 노출되지 않게) 그리고 가운 뒷부분 위쪽에 끈을 매줘요. 그런 다음 소독 장갑을 착용해요. 마지막으로 소독 가운 앞쪽 허리끈을 풀어 간호사에게 전해주면 끈을 뒤쪽에서 묶어주면 돼요(일회용 가운은 허리끈을 풀어 손으로 잡고 몸을 한 바퀴 돌아서 앞쪽에서 본인이 묶어주면 돼요).

 소독 장갑 착용법은 어떻게 되나요?

❶ 소독 장갑은 커프(Cuff) 안에서 왼손으로 오른쪽 장갑 접힌 부위 손목 쪽 끝을 잡고
❷ 오른손 손바닥위에 장갑의 손바닥면이 마주보게 하고(장갑이 손가락이 팔꿈치 쪽으로)
❸ 커프 속 오른쪽 엄지손가락으로 장갑의 손바닥 접힌 부위를 잡은 후
❹ 뒤집어씌워요.
❺ 왼손 장갑은 막 장갑을 착용한 오른손을 왼쪽 접힌 안쪽에 손가락을 넣어 들어 올려서
❻ 왼손을 끼우면 됩니다.
❼ 가운의 소매 커프는 손이 커프 아래를 통과하는 순간 오염이 된 것으로 간주하므로 가운의 소매 커프는 손목 부분의 아래까지 내려와 있어야 해요.

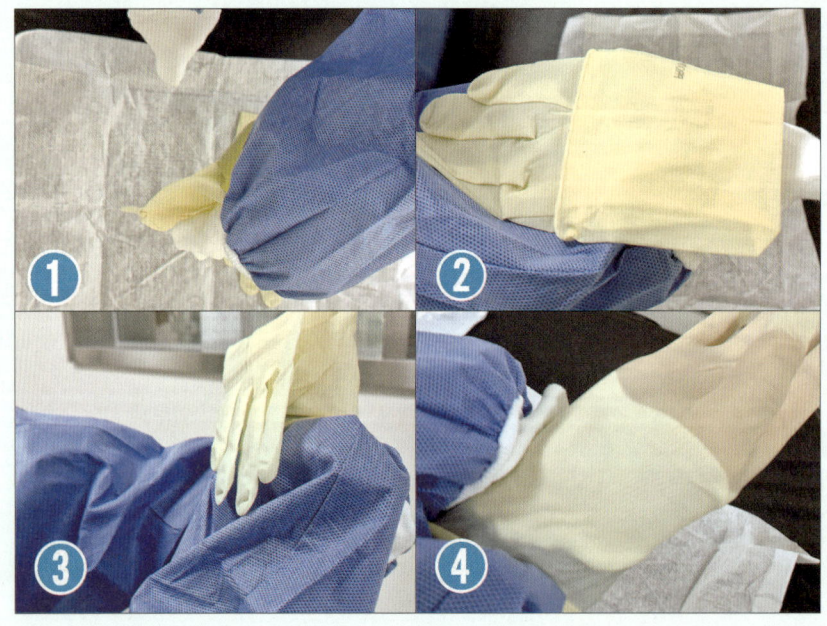

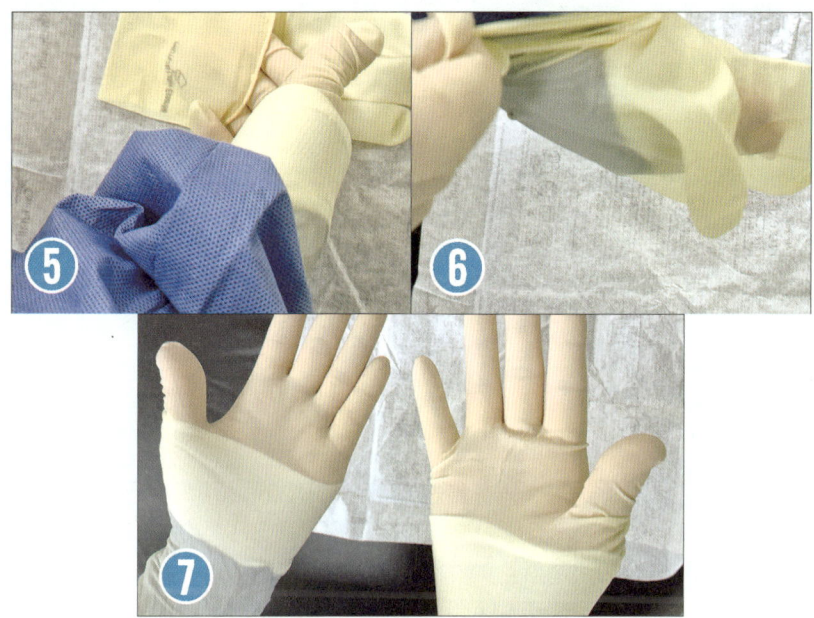

 수술이 끝나는데도 진통제를 투여해요. 수술이 끝나면 아픈 것도 끝 아닌가요?

 Nerve block을 시행해도 마취종료 후 의식이 돌아오면 점차 마취가 풀리면서 수술 부위에 심한 통증이 있을 수 있어요. Tourniquet에 의한 통증은 수술 60분 후에 발생해요.

 Tourniquet에 의한 통증은 한참 후에야 나타나는군요. 왜 그런 건지 궁금해요.

 중추 신경축 차단이 풀릴 때에 C-신경섬유(Unmyelinated C fiber)차단이 풀리기 때문이에요. 또한 수술 후 출혈을 예방하기 위해 Compressive dressing을 해서 수술 후 통증이 더 심할 수 있어요. 그래서 선제적 진통제를 미리 주기도 하는 거랍니다.

 양쪽 무릎이 모두 수술이 필요한 환자가 수술은 한쪽씩 하는 경우가 있던데 특별한 이유가 있는 걸까요?

 보통 환자들은 무릎 양쪽이 다 관절통이 있어서 양쪽 다 수술을 해야 하는 경우가 많아요. 수술 방법이 양쪽 동시에 하는 수술의 장점은 마취를 한 번만 하는 것이죠. 수술 후에 고통도 한 번만 겪어도 된다는 점, 재활과 입원 기간의 감소한다는 점도 있어요. 하지만 수술 전 후의 심각한 합병증의 발생률이 더 높다고 해요. 또한 출혈량이 많아 수혈하는 경우도 많아요. 그래서 몇 달의 간격을 두고 차례로 수술할 수도 있어요. 대부분 환자에 상태를 보고 집도의가 결정하게 되죠.

## 2 척추 수술 마취

### Case

14세 여자 아이로 진단명 Adolescent idiopathic scoliosis로 수술명 Correction, posterior fusion with instrumentation without anterior release[T4-L2]를 시행예정으로 수술실에 왔다. 키 156cm, 체중 61kg, ASA 1점이다. 척추 수술 시 마취는 어떻게 해야 할까?

 Adolescent idiopathic scoliosis(청소년기 척추옆굽음증)은 어떤 질환인지 궁금해요.

 보통 10~16세경 청소년에게 나타나는 척추 질환이에요. 이때 의학적 치료가 필요한 경우는 10% 정도예요. 주로 오른쪽으로 굽었고, 왼쪽으로 굽은 경우는 Thoracic anomalies(흉부 이상)가 동반돼요. 이 경우는 흉부강을 좁게 해서 흉벽의 탄성이 줄어들고, 결국 제한성 폐질환이 생긴다고 해요. 특히 Cobb 각도(Cobb's angle)가 65° 이상이면 폐용적이 감소해 수술 후 환기 보조를 해야 해요.

 Cobb 각도(Cobb's angle)는 무엇인가요?

 만곡의 크기를 측정하는 방법으로 널리 사용되어요. Cobb 각도는 측정하려는 만곡의 오목한 쪽으로 가장 기울어진 척추의 만곡 상단과 하단 끝을 평행하게 선을 긋고 나서, 각 선에서 직각으로 선을 그어 교차된 각을 말해요. 이 각도가 40° 이상일 때 외과적 교정이 필요하죠. 이 각이 클수록 환자가 겪는 장애가 심각하답니다.

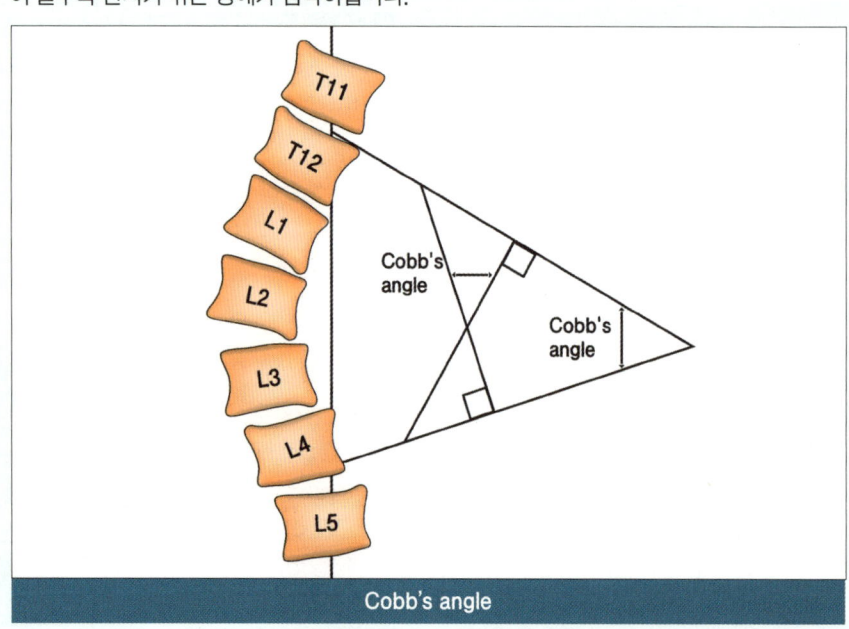

척추수술 시 사용하는 수술용 Table은 좀 달라 보여요.

 네. 척추를 수술해야 하니 척추가 보이도록 환자는 Prone position을 취해야 해요. 그래서 환자에게 압력이 가해지는 부위의 피부 손상을 보호하기 위해 솜이나 스폰지를 적용해서 보호할 수 있는 Table(Ex. Tower table, Modular table 등)을 사용하게 되죠.

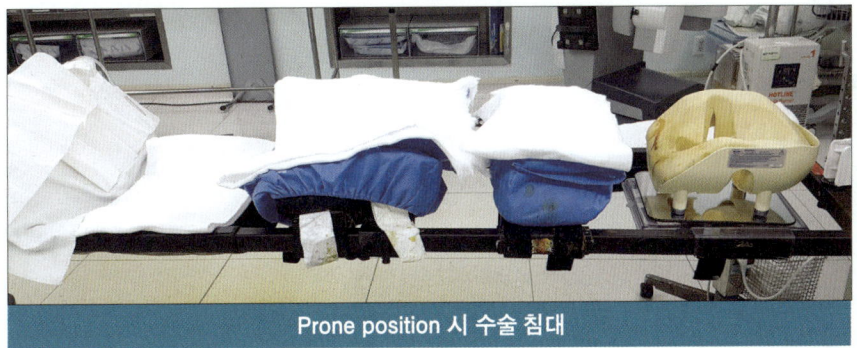
Prone position 시 수술 침대

 Prone position으로 수술을 하면 환자에게 삽관된 라인들이 발관될 수 있을 것 같아요.

 맞아요. 특히, E-tube가 꼬이거나 위치가 변할 수 있어요. 환자의 입안에 침 등으로 고정 Tape가 떨어져서 빠질 수도 있어 E-tube 고정에 신경을 써야 해요. 그리고 혈관과 신경도 눌리지 않도록 주의해야 해요. 특히, Prone position 시 눈으로 가해지는 압력으로 망막에 손상을 줄 수 있어요. 그래서 Duoderm을 부착해서 눈을 보호해주는 것이 좋아요.

 수혈할 혈액을 준비하는 것을 본 적이 있어요. 척추 수술을 할 때 출혈량이 많은가요?

 복잡한 척추 수술은 많은 양의 출혈이 예상돼요. Prone position 때문에 복부에 과도한 압력이 가해지면 정맥울혈에 의한 출혈이 높아질 수 있죠. 그래서 성인 평균동맥압(MAP)이 50~60mmHg을 유지하도록 유도 저혈압(Deliberated hypotension) 마취를 해서 출혈을 줄여 주기도 해요. 그러나 환자의 총혈액량의 10% 범위 내에서는 Crystalloid와 Colloid solution으로 대체되나, 그 이상을 보충해주려면 수혈을 준비해야 해요. 그래서 미리 C-line과 A-line이 확보하는 것이 좋아요.

 유도 저혈압(Deliberated hypotension) 마취는 일부러 혈압을 낮추는 거라 위험한 부분이 있을 것 같아요. 어떤 주의점이 있나요?

 척수의 관류는 낮은 관류압에 민감해요. 그래서 대사성 산증을 관찰하기 위한 ABGA를 자주 시행하죠. 맥박이 증가하면 혈량 저하를 나타내므로 이럴 때는 수혈이 필요해요.

척추 수술을 했을 때 나타날 수 있는 합병증에는 어떤 것이 있을까요?

 폐렴, 무기폐, 마비성 장폐색, 감염 등이 있어요. 특히 수술 후 신경 손상이 있을 수 있어서 잘 봐야 하죠. 신경 손상은 주로 기구삽입에 의한 척수의 당김(Distraction), 동맥혈 공급의 차단, 혈종에 의해 발생할 수 있어요. 이런 신경 손상을 조기에 아는 방법으로는 Wake-up Test가 있어요.

 Wake-up Test는 수술 중에 환자를 깨워보는 검사인 건가요?

 Wake-up Test는 수술 중 환자를 각성하도록 하여 환자의 수의적 운동을 검사하는 거예요. 수술 전 환자에게 수술 통증은 없는 상태에서 잠깐 깨워서 손발 움직임만 확인하고 다시 재워준다는 설명을 충분히 하고 믿음을 주는 것이 중요해요.

 Wake-up Test는 어떻게 하는지 궁금해요.

 집도의가 검사 30~40분 전에 Wake-up Test를 할 시점을 알려주면, 근이완제와 흡입마취 약제를 중단하고 환자를 빠르게 각성할 수 있는 Remifentanil 같은 약물만 투여해요. 점진적으로 각성을 유지하고, 검사 시 $N_2O$ 흡입도 중단하여 각성을 유도해요. 검사가 끝나면 다시 마취를 유지해주면 돼요. 그러나 이 방법은 환자가 협조하지 않으면, 마취 중 각성 상태의 위험이 있어요. 그래서 최근에는 신경학적 감시법을 많이 사용해요.

 아, 그렇군요. 신경학적 감시법에는 어떤 것이 있는지 알려주세요.

 신경학적 감시를 할 때는 검사실 직원이 SSEP, MEP, EMG 등을 감시(Monitor)해요. 수치가 변하면 집도의에게 알리죠. SSEP(SomatoSensory Evoked Potential) 후 척수동맥은 척수의 후주(Dorsal column)에 혈액을 공급하게 되어요. 그런데 이 혈액 공급에 문제가 발생하였을 때 감시로 유용해요. MEP(Motor Evoked Potential)는 척수의 운동 경로의 온전함을 감시해요.

 그럼 EMG는 무엇을 감시하나요?

 EMG(ElectroMyoGraphy)은 근육의 전기 활동을 측정해요. 그리고 이 검사는 압박된 신경 손상(좌골신경통, 수근)혹은 신경 근육질환(루게릭병, 근위축증)을 진단하는 데도 사용돼요.

 신경학적 감시법을 사용할 때도 마취 깊이를 얕게 하나요?

마취제 투여 농도의 영향을 적게 주기 위해 흡입마취제는 0.5~1 MAC 정도를 유지해요. 대부분 정맥마취제를 위주로 마취하고, 수술 중 각성도를 감시하는 BIS, 근이완제 정도를 감시하여 신경근기능 감시를 잘할 수 있게 해주어야 해요.

 수술 끝나고 나면 다시 Supine position을 해야겠네요.

 네. 체위를 변경할 때는 모니터 라인과 투여 중인 모든 약물 라인들이 빠지지 않게 주의해야 해요. 그래서 수술이 끝나면 마취통증의는 E-tube를 주의 깊게 잘 잡고, 다른 의료진들과 같이 환자의 신체 축을 유지하면서 체위를 바꿔요.

 정형외과 수술은 수술의 성격에 따라 환자의 자세 변화가 많은 것 같아요.

 정형외과 수술은 크게 Supine position, Prone position, Lateral position, Beach chair position이 있어요.

 Lateral position은 어떤 수술을 할 때 하는지 궁금해요.

 주로 흉추를 수술할 때 취하는 자세예요. 환자의 겨드랑이 신경과 혈관 등에 쿠션이나 솜을 적용하여 압력이 가해지지 않도록 주의하죠.

 Beach chair position은 정형외과에서 어느 부위를 수술할 때 하나요?

 주로 어깨 수술에서 수술 부위 노출과 X-ray 촬영에 용이하도록 Beach chair position을 취해요. 다리와 발에 탄력 붕대로 감아주고, 뇌혈류가 저하될 수 있죠. 그래서 혈압 관리를 잘 해주는 등 뇌신경 마취의 Sitting position과 비슷하게 관리해주면 된답니다.

# 4 산부인과 수술 마취
(Anesthesia for Obstetrics and gynecologic surgery)

## 1 C/sec(Cesarean section, 제왕절개) 마취

### Case

39세 여자 환자로 진단명 Previous C/sec(Cesarean section), Premature rupture of membrane, preterm labor pain(33+3wks)으로 분만장에서 수술명 Lower segment transverse C/sec을 받으려 수술실에 입실했다. 현재 다태아 임신이며 ASA 2점이다. 제왕절개 수술시 마취간호는 어떻게 해야 할까?

임산부에게 마취할 때는 일반 환자의 마취와는 다른 점이 있을 것 같아요.

임신 중에는 생리적 변화가 많아요. 프로게스테론(Progesterone), 에스트로겐(Estrogen), 사람 융모성 성선자극호르몬(Human chorionic gonadotropin), 프로스타글란딘(Prostaglandin)과 같은 호르몬 분비가 증가하죠. 그에 따라 자궁이 확장되면서 압박되죠. 임산부를 마취할 때는 임산부에게 어떤 생리적 변화가 있는지 알아야겠죠? 다음 표를 통해 알아보도록 해요.

| 구분 | 생리적 변화 |
|---|---|
| 호흡기 | · 호흡기 점막의 모세혈관이 충혈 되어 비강, 인두, 후두 및 기도 부종이 발생.<br>· FRC(Functional Residual Capacity, 기능적 잔기 용량)의 20% 감소와 산소 요구량과 이산화탄소 배출량의 증가는 MV(Minute Ventilation, 분당 환기량)을 높임. |
| 심혈관 | · 심박출량 50% 이상 증가. |
| 혈액학 | · 혈장이 50% 증가와 함께 적혈구 상대적 빈혈이 발생.<br>· 자궁 확장으로 하대정맥과 골반 내 정맥의 부분적 폐쇄로 심박출량이 감소 될 수 있음. |
| 위장계 | · 자궁 확장에 따른 위-식도 접합부의 각도에 영향을 주어서 위 배출 시간 지연.<br>· 마취 중 위 내의 위액과 가스가 축적되어 마취 유도 시 음식물 역류의 위험을 증가. |
| 간기능 | · 총 혈장단백질과 알부민/글로블린 비가 감소. |
| 신장계 | · BUN/Cr 감소. |

산모의 FRC 감소와 분당 환기량의 증가하면 흡입마취제의 농도가 빠르게 상승하겠네요.

그래서 전신마취 유도 전 100% 산소를 3~5분간 투여하고 5회 정도 심호흡을 유도 후 마취를 시작해요. 산모의 산소 예비량을 감소시켜 마취 유도 시 무호흡 기간에 저산소증 발생의 위험이 있어서죠.

또한 임신 중 프로게스테론(Progesterone)의 영향으로 진정효과와 흡입마취제 MAC이 감소되면서 흡입마취제 감수성이 높아지므로 흡입마취제는 일반 성인보다 적은 용량을 사용해야 해요.

그렇군요. 비강, 인두, 후두 및 기도에 생긴 부종도 마취할 때 영향이 있을 것 같아요.

모세혈관이 충혈되어 생긴 부종으로 기관 내 삽관 시 경미한 손상에도 출혈을 일으킬 수 있어요. 그리고 후두 부종으로 성문 입구가 좁아져 있어, E-tube의 직경은 일반 성인 여자보다 작은 것을 선택해요(보통 ID 6.5~7.0mm).

자궁 확장으로 생기는 심박출량의 감소는 결국 저혈압을 유발하겠네요. 저혈압이 발생하는 것은 어떻게 대처할 수 있을까요?

네. 산모가 Supine position을 하면 커진 자궁이 대정맥을 압박해서 5~6% 경우에서 심박출량과 혈압이 떨어져요. 이걸 Supine hypotension syndrome이라 해요. 증상으로는 어지러움, 저혈압, 빠른맥, 구역, 구토가 있어요. 마취할 때 Supine position에서 수술Table을 15° 좌측으로 기울여 자궁을 좌측으로 전위시켜줘야 하는 이유예요(Left uterine displacement).

산소요구량과 이산화탄소 배출량에 MV(Minute Ventilation, 분당 환기량)을 증가시키는 것은 어떤 영향을 주는지 궁금해요.

산모의 과호흡은 $PaCO_2$의 감소를 초래하여 자궁 및 제대혈관의 수축에 의한 자궁 태반 혈류를 감소시킬 수 있어요. 이는 태아의 저산소증과 대사성 산증을 일으킬 수 있어요. 그래서 $PaCO_2$를 30mmHg 이상으로 유지해요.

산모의 마취 유도 시 음식물 역류의 위험이 높아지는 것은 어떻게 예방하나요?

가능하다면 충분한 금식 시간(8~24시간)을 갖는 것이 좋아요. 그리고 폐 흡인 위험도를 감소시키기 위해 기관 내 삽관 시 마취회복간호사가 E-tube의 Cuff balloon 할 때까지 윤상연골 압박법(Sellick's maneuver)으로 식도를 폐쇄해야 해요. 흡인 위험 산모에게 마취 유도 1~2시간 전에 경구로 또는 45~60분 전 정맥투여로 $H_2$-receptor 차단제 MetoclopramideHCl(Macperan)를 주기도 해요.

케이스의 이 산모는 C-line, A-line까지 확보하네요. 그 이유가 있나요?

산모가 Old age이고 제왕절개 과거력도 있고 무엇보다도 다태아 임신이어서 대량 실혈이 예상되기 때문이에요. 이처럼 산모의 상태가 Previous C/sec, 전치태반(Placenta previa: Main portion), 태반조기박리(Abruptio placenta), Sponge-like cervix(Cervix hypoechoic vessels), Old age, 다태아 임신 등의 경우에 산모 수술 시 대량 실혈을 예상할 수 있죠.

대량 실혈이 있을 것이 예상되면 대비를 해야겠네요.

산모의 대량 실혈은 Mortality가 높아 즉각적 처치를 해야 해요. C-line, A-line까지 확보하고 ABGA를 점검하고 혈액제제를 준비해야 하죠. 수액과 혈액의 공급을 위해 FMS도 준비 하는 것이 좋겠죠.

혈액제제는 얼마나 준비하는 것이 좋을까요?

병원마다 다르지만, MTP(Massive Transfusion Protocol, 대량수혈프로토콜)이라는 것이 있어요. 이는 초응급수혈을 요하는 상황 중, 4시간 내에 4unit 이상의 농축적혈구 수혈이 예상되면서 혈역학적으로 불안정하거나(SBP≤90mmHg) 지속적으로 출혈이 있는 경우에 Packed RBC 4u, FFP 4u, PC 4u를 진료과에서 혈액은행에 준비를 시켜놓는 것을 말하는 데요. 준비된 혈액전부를 한꺼번에 불출하지 말고 적절한 검사를 통해 필요한 만큼씩 주문하여 적절한 순간에 수혈하도록 해요.

그런데 모든 산모가 부분마취 없이 전신마취를 하나요?

위험도가 있는 산모는 대체로 전신마취를 해요. 그래야 적절한 심혈관계와 호흡기계 안정적 관리에 용이하죠. 그러나 마취심도가 낮아서 각성의 우려가 있으므로 BIS 감시를 잘 해줘야 한답니다.

산모를 마취할 때 아무래도 마취제가 태아에 영향을 주지는 않을지 걱정돼요.

마취제마다 정도의 차이는 있지만, 모든 마취제가 태반을 통과해요. 그렇기에 IDT(Induction-Delivery Time, 마취 유도와 분만 시간)을 감소시켜 태아의 마취약제 노출을 줄여 주죠. IDT 10분 이상이면 마취제 영향을 받아 태아도 마취되는 태아 억제가 있으므로, 산과수술은 수술 준비가 다되고 집도의가 수술을 시작할 때 마취 유도를 시작해야 해요.

마취 유도를 할 때는 어떤 약제를 사용하나요?

먼저 2% Lidocaine 40mg(2cc)으로 투여(Propofol 투여 시 정맥의 Irritation으로 인한 통증 유발을 줄여주기 위해 사용)하고, Propofol 2mg/kg과 약제 발현이 빠른 근이완제인 Succinylcholine 1.5mg/kg을 줘요. 그리고 빠르게 Intubation을 하고 난 뒤 Rocumeron 30mg을 투여해요. Baby out(분만) 후에는 Midazolam이나 Opioid(Fentanyl)를 쓰기도 해요. 흡입마취제로는 $N_2O$, 1.0~1.5% Sevoflurane 이나 2~4% Desflurane을 사용해요.

Midazolam이나 Opioid를 아이가 나온 후에 이 약을 쓰는 이유가 있나요?

태반을 통과하여 태아에게 영향을 줄 수 있어서 사용하지 못하다가 Baby out 후에 투여해요. 수술 중 산모의 통증을 줄이고 마취를 안정적으로 하기 위함이죠.

제왕절개 수술은 집도의도 수술을 아주 신속히 진행하네요.

그럼요. 제왕절개 수술에서 중요한 점은 신생아도 고려해야 한다는 것이에요. UDT(Uterine incision-Delivery Time, 자궁절개에서 분만까지의 시간)가 중요하며, 적당한 시간은 90초 이하여야 해요. 만약 90~180초 사이이면 신생아 상태에 장애를 줄 수 있어요. 180초 이상은 신생아에게 위험해요. 그래서 총 분만 소요 시간은 10~15분 이내가 적절하답니다.

그렇다면 제왕절개 수술에서 산모와 신생아를 고려해서 어떤 간호가 필요할까요?

수술 준비 기간에는 산모를 진정시키고 불안하지 않도록 격려하면서 100% 산소를 줘요. 그리고 앞서 말한 것처럼 수술 준비가 끝나면 마취 유도를 신속하게 진행해요. 분만 후 신생아는 소아과 의사와 분만장 간호사가 돌보지만, 신생아가 기관 내 삽관을 해야 하면 마취통증의가 하게 될 수도 있어요. 만약 심폐소생술이 필요하면 소아청소년과 의사와 함께 참여해야 해요. 그래서 신생아에게 즉각 처치가 이루어질 수 있도록 마취회복간호사는 Baby cart를 준비해둬야죠.

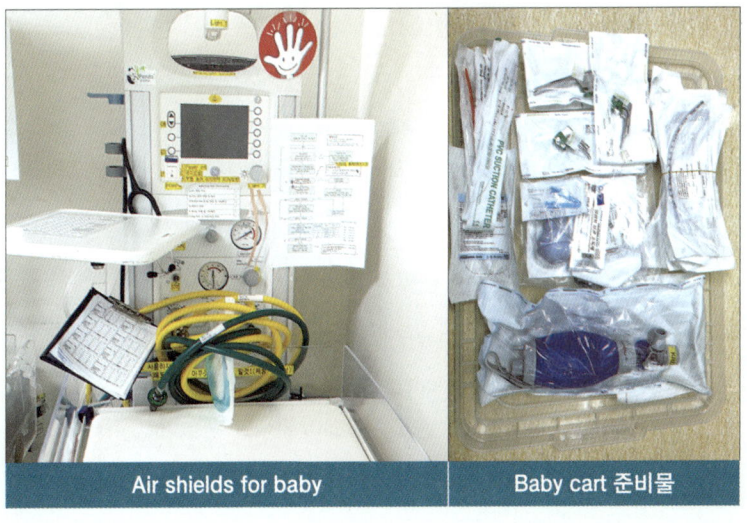
Air shields for baby | Baby cart 준비물

Baby cart 물품도 저희가 관리하나요?

Baby cart 물품은 병원에 따라 분만장 간호사 또는 마취회복간호사가 관리해요. Baby cart 는 수술 전, 후로 물품의 유무를 확인하고 정리해야 해요. Baby cart 물품에는 Laryngoscope handle, Straight blade #0, 1, Ambu-bag(소), 소아 청진기와 Suction tip은 제일 작은 것으로 준비되어요.

신생아의 예후는 어떻게 관리되나요?

출산 후 1분, 5분 기록하는 Apgar score 점수가 낮으면, 인큐베이터로 신생아 중환자실로 이송돼요. 정상은 7~10점, 중등 장애 4~6점, 소생술 필요는 0~3점이에요. 1분 Apgar score는 출생 시 신생아 억제를 나타내는 지표로 생존율과 관계되고 5분 Apgar score는 심폐소생술과 신경학적 예후를 나타내줘요. 그래서 마취 기록지에 반드시 Apgar score를 기록해두죠.

■ Apgar score

| 종류 | 0 | 1 | 2 |
|---|---|---|---|
| Heart rate | 없음 | Slow(100 이하) | 100 이상 |
| Respiratory effort | 없음 | Slow, Irregular | Crying |
| Reflex irritability | 없음 | Grimace(찡그린다) | Vigorous cry |
| Muscle tone | 없음 | 약간 움직임 | Active motion |
| Color | Bule, Pale | Body pink, 사지 Blue | Completely pink |

Baby out되고 집도과에서 자궁수축제 투약을 지시했어요.

네. Placenta(태반) 박리 후에 자궁출혈을 방지하기 위해 주로 자궁수축제인 Carbetocin(Duratocin) 100mcg을 NS 9cc에 희석해서 정맥주사를 해요.

만약 이완성 자궁출혈이 심하면 자궁수축제 Sulprostone(Nalador)을 투약하기도 해요. 투여방법은 NS 1L에 Sulprostone(Nalador) 1ample(500㎍)을 섞어 80cc/hr(Regulator 사용)로 투약하면 돼요. 이 자궁수축제는 냉장 보관해야 해요 그래서 약품 냉장고에 보관하죠.

분만 후에도 출혈이 있나요?

산모는 보통 정상 분만에 500mL 이상, 제왕절개 수술에 1000mL 이상의 출혈이 있다고 해요. 하지만 자궁무력증(Uterine atony), 유착태반(Placenta accreta), 질 또는 자궁 외상, 자궁파열(Uterine rupture)이 원인으로 분만 후 출혈이 발생할 수 있어요. 적극적 출혈 관리가 필요한데, 출혈이 심각하게 지속된다면 응급으로 자궁적출술을 하기도 해요.

분만 후 출혈이 정말 위험하네요. 적극적 출혈 관리는 어떻게 해야 하는지 궁금해요.

 환자의 출혈량을 정확하게 Count해서 수액과 혈액을 투여해야 하죠. 환자의 상태에 따라 승압제를 투여할 수도 있죠. 그리고 ABGA 검사도 자주 시행하여 검사 결과를 확인해서 부족한 부분을 교정해줘요. 수술이 끝나면 산모 엉덩이 부위에 Pad를 대주어 수시로 질 출혈량을 감시해주고, 회복실로 잘 인계해야 한답니다.

 HELLP Syndrome이라는 것이 있다고 들었어요.

 HELLP(Hemolysis, Elevated LFTs, Low Platelets)은 중증 자간전증(Preeclampsia) 산모에서 나타나는 특이한 형태로, 혈압 상승과 단백뇨는 증상이 경미하게 나타나요. 해당 산모는 수술 중에 혈소판 검사치를 감시하고, 수술 중 출혈이 지속하는지 특히 관심 있게 살펴야 해요. 증상이 있으면 즉시 혈소판 수치를 검사해서 부족하면 보충해야 하죠.

## 2 부인과 수술 마취

### Case

54세 여자 환자로 진단명 Ovary cyst, Unspecified로 수술명 Laparoscopic bilateral salpingo-oophorectomy를 받으려 수술실도 도착하였다. ASA 1점이며 특이사항은 없다. 부인과 수술시 마취간호는 어떻게 해야 할까?

 부인과 수술은 복강경으로 많이 하네요.

 네. 복강경 수술은 절개 부위를 줄일 수 있는 비침습적 수술이어서 많은 수술에 적용되어요. 최소한의 절개를 하고 복강에 이산화탄소을 주입해서 복강을 부풀려 수술 시야를 확보하여 수술하죠. 환자의 절개 통증과 절개 흉터도 최소한으로 줄여 주고, 회복도 빨라 재원 기간도 줄일 수 있다는 장점이 있어요.

 복강에 이산화탄소을 주입하면 신체에 문제는 없나요?

 복강에 이산화탄소(12~15mmHg)를 넣어 부풀리면(Pneumoperitoneum) 복압이 상승하고 가슴폐탄성(Thoracopulmonary compliance)이 30~50% 감소하게 돼요. Diaphragm(횡격막)이 올라가면서 폐의 FRC(Functional Residual Capacity, 기능적 잔기 용량)가 감소하고 기도 압력(Airway pressure)이 증가하죠. 그러므로 폐 환기와 관류의 분포가 달라질 수 있어요.

그럼 이 점도 마취간호할 때 고려해야겠네요.

 맞아요. 이산화탄소가 흡수되면서 이산화탄소분압($PaCO_2$)이 높아지므로 마취통증의는 기계적 환기 조절을 통해 $PaCO_2$ 수치를 생리적 범위로 유지해야 하죠.

 그래도 복강경 수술이 수술 후 통증도 줄여 준다니 다행이네요.

 절개 통증은 줄여 주지만, 내장통과 Diaphragm 자극에 의한 어깨 통증(Suprascapular nerve irritation, 견갑상 신경자극)이 나타나는 일도 있어요. 그래서 잔류 이산화탄소가 수술 후 통증의 원인이 될 수 있으므로 수술적 조작이 끝난 후 충분히 제거해야 하죠.

 복강경 수술의 합병증에는 어떤 것이 있나요?

 복강경 수술에서 가장 많이 나타나는 합병증으로는 PONV(PostOperative Nausea and Vomiting, 수술 후 구역과 구토)가 있어요. 그 빈도가 복강경 수술 환자의 40~70% 정도로 많아요. 적극적으로 항구토제를 사용해주고, 가능하다면 수술 중 위 내용물을 배출시켜주면 PONV를 감소시킬 수 있어요.

적절한 분당 호흡량(Minute volume)에도 지속적으로 $ETCO_2$가 계속 높을 경우는 피하기 종(Subcutaneous emphysema)일 수 있어요. 그리고 인지되지 않았던 복강 내 내장이나 혈관 손상이 드물게 있을 수 있어요. 그러기에 저혈압이 계속되면 Hct를 검사해 볼 수도 있어요.

 부인과 진료 볼 때처럼 환자의 수술 체위는 Lithotomy position을 취하네요.

 흔히 부인과 수술은 Lithotomy position을 많이 취해요. 이 자세에서 머리를 낮추면, 골반 내 장기에서는 Transmural pressure가 감소하여 출혈을 줄일 수 있죠. 하지만 가스색전증(Gas embolism)의 위험은 커져요. 반대로 머리를 높인 자세는 심장으로 돌아오는 혈액량이 감소하여 심박출량과 평균동맥압이 감소하죠.

 수술하는 동안 계속 Lithotomy position으로 있으면 무릎 뒷부분이나 다리에 압력이 가해져서 피부가 손상될 수도 있을 것 같아요.

 맞아요. Lithotomy position으로 수술을 하는 경우에는 환자의 슬와부(Popliteal region)의 신경과 혈관이 눌리지 않도록 외과용 솜이나 패드를 잘 대줘야 해요. 아울러 수술 중에 의사의 체중이 환자에게 실리지 않도록 주의해야 해요. Lithotomy position이 오래 유지되면, 다리에 구획증후군(Compartment syndrome)을 일으킬 수도 있어요. 그러니 환자 상태를 잘 확인해야 하죠.

 구획증후군(Compartment syndrome)은 무엇인가요?

근육과 신경조직의 순환 혈류 이상으로 생기는 질환인데요. 골절이나 심한 근육 타박상으로 인한 부종과 혈액이 뼈 근막 공간(Osseofascial space)에서 조직을 손상시키면서 축적된 구획 내 압력으로 근육과 신경이 허혈과 괴사로 이어지게 돼요. 이게 심해지면 팔다리 손실을 줄 수 있는 합병증이죠. 특히 통증이 심하므로 반드시 응급수술을 해줘야 해요.

 응급수술까지 해야 하다니 심각한 합병증이네요.

 증상이 나타난 후 즉시 치료하지 않는 경우 4~8시간 안에 조직괴사가 진행되어요. 이차적으로 근마비, 감각 장애 등 영구적 기능 손실(절단)을 가져올 수 있어요. 수술 방법은 피부와 근막을 절개하여 압력을 감소시켜 주고, 압력이 감소하면 다시 봉합해요. 이로 인해 절개 흉터가 크게 남거나, 피부 이식까지 필요할 수 있어요.

## UNIT 2 장기이식 마취간호(이식 수술시 마취는 어떻게?)

1) 심장 이식(Heart transplantation) 마취
2) 간 이식(Liver transplantation) 마취
3) 신장 이식(Kidney transplantation) 마취
4) 폐 이식(Lung transplantation) 마취

# 1 심장 이식(Heart transplantation) 마취

 뇌사는 말 그대로 뇌가 죽은 상태를 말하는 거죠?

 네. 죽음은 심장 및 호흡의 정지, 일반적으로 심장의 정지를 뜻해요. 하지만 뇌사(Brain death)는 전체 뇌의 기능이 비가역적으로 소실되어 결국은 호흡이 소실되고, 일시적으로 심폐기능은 유지되나 사망에 이르는 상태를 의미합니다.

 흔히 식물인간 상태와 뇌사 상태는 다른 건가요?

 식물인간 상태에서는 대뇌 기능은 소실되었으나, 심장과 호흡 기능이 유지되죠. 생명 유지 장치 도움 없이도 지속적으로 생명 유지가 가능한 상태로, 전체 뇌의 기능 상실은 아니에요.

 뇌사 상태와 식물인간은 엄연히 다르군요. 그럼 뇌사 판정은 누가 하는지 궁금해요.

 신경과나 신경외과 의사 중 1명이 반드시 포함돼요. 그리고 마취통증의학과 전문의 중 2인과 담당 전문의가 함께 판정해요. 장기이식에 관여되는 의사는 뇌사 판정에 참여할 권한이 없어요.

 장기이식(Organ transplantation)에 관여되는 의사가 뇌사 판정에 참여하지 않는 것은 객관적 판단을 할 수 있겠네요.

 뇌사를 판정하는 기준은 정해졌어요. 다음 표를 통해 알아보도록 해요.

■ 뇌사 판정

| 조건 | 내용 |
| --- | --- |
| 선행 조건 | 질환이 확정된 치료가능성 없는 뇌병변 |
| | Deep coma 상태로 자발 호흡이 없는 경우 |
| | 직장체온 32℃ 이하가 아닌 경우 |
| | Shock 상태가 아닌 경우 |
| | 치료 가능한 급성 약물중독이나 대사, 내분비성 장애의 증거가 없어야 함 |

| 조건 | 내용 |
| --- | --- |
| 판정 조건 | Deep coma 상태 |
| | 자발 호흡의 비가역적 소실 |
| | 양쪽 동안 확대(4~9mm) |
| | 광(Light), 각막(Corneal), 구역(Gag), 기침(Cough), 척수(Spinal), 안구(Oculocephalic)반사(Reflex) 소실 |
| | 자발 운동, 경련, 뇌 강직이 없는 상태 |
| | 무호흡, 뇌파검사(평탄뇌파 30분 이상 지속된 상태) |

뇌사자(Brain dead organ donor)는 어떤 상태가 유지되도록 하는지 알고 싶어요.

뇌사자의 관리 목표는 장기의 관류(Perfusion of organ)를 유지하는 것이에요. 보통 수축기 혈압은 90mmHg이상, 평균 동맥압 65mmHg 이상을 유지해요. 심부체온 35℃ 이상, 소변량 0.5~3mL/kg/hr, Hct 25% 이상, $SaO_2$ 95% 이상, pH 7.35~7.45을 유지시켜야 하죠. 그리고 감염 증상이 있거나 개방성 상처가 있는 경우는 항생제를 투여하고, 영양 공급도 적절히 해주어야 해요.

그런데 모든 뇌사자가 공여자(Donor)가 될 수는 없을 것 같아요. 일반 장기 공여자(Organ donor)의 기준이 있나요?

익사, 심장마비, 뇌손상, 뇌출혈, 약물중독, 교상 등으로 뇌사한 경우 장기 공여자가 될 수 있어요. 하지만 간염(HBs Ag음성이나 양성은 제외), AIDS, 활동성 결핵, 전신 감염, Guilian-Barre syndrome, 혈관 내 약물 중독자, 악성종양(원발성 뇌종양, 피부 입술종양은 제외)은 공여할 수 없어요.

적출해서 이송되는 장기는 얼마나 보존할 수 있는지 궁금해요.

장기에 따라 달라요. 재관류(Reperfusion) 전 허용되는 최대 시간은 적출된 시간으로부터 신장이 1~2일, 간은 18시간, 심장은 6시간, 폐는 4시간 이내예요.

장기 Donor의 사체에서 여러 장기 적출할 때는 순서가 정해져 있나요?

장기 적출 순서는 허혈에 민감한 순서로 진행돼요. 심장이 가장 먼저, 신장이 가장 나중에 적출돼요.

뇌사자는 통증을 느끼지 못할 텐데, 장기를 적출할 때 마취하는지 궁금해요.

네. 뇌사자는 통증을 감지하지 못하죠. 하지만 척수반사가 남아 있어서 수술적 자극에 심박수와 혈압이 바뀔 수 있어요. 그러므로 주로 흡입마취제, Opioid, 근이완제를 사용해서 마취하고 장기 적출 수술을 하죠.

마취 중 저혈압이 생기면 수액 투여 또는 수혈을 하여 저혈량증을 교정하기도 해요. 그리고 Dopamine, Dobutamine, Epinephrine 등으로 정상 혈압을 유지해요. 장기 적출 전에 심폐정지가 발생할 수 있으므로 소생술도 준비하죠. 뇌사자 사망 시간은 심정지 시점으로 기록해요. 심장 이식 Donor는 심장이 적출되는 시점이 사망 시간으로 기록되겠죠.

장기 적출을 하기 위한 수술에서 장기를 적출하기 전에 뇌사자가 심폐정지가 오면 소생술을 한다는 건가요?

심폐정지가 오면 장기의 허혈이 진행되므로 적출 전까지는 심폐소생술을 시행해야 하죠. 그리고 심폐소생술에서 장기가 심하게 손상되거나, 다량의 응급 약물 투여가 있을 경우 이식 자체를 취소해야 하는 상황이 발생되므로 특별한 주의를 기울여야 하죠.

## Case

19세 여자 환자로 Functional single ventricle 진단 하에 Heart transplantation을 받으려 응급으로 수술실에 입실하였다. 이식받을 심장은 다른 대학병원의 뇌사자 Donor에게서 적출되어 긴급 이송되어 오고. ASA 4, E(응급)이며 다른 특이사항은 없다. 심장 이식 수술을 위해 마취 예정이다. 어떻게 해야 할까?

그럼 심장 이식은 어떤 환자가 받게 되나요?

대부분 특발성 또는 허혈성 심근증으로 치료에 반응하지 않은 심부전 환자나, 심실 내 부정맥 환자로 관상동맥혈류개선이 되지 않아 심각한 허혈 상태인 경우에 심장 이식 대상자가 돼요.

이식 대상자 상태가 중증이라 마취에 신경 쓸 것이 많을 것 같아요.

맞아요. 장기이식 마취는 이식대상자가 중증 이상의 질환자고, 이식 수술 자체도 어려워요. 그래서 마취의 기술과 다뤄야 하는 장비가 최고의 난이도라고 할 수 있죠. 수술 중 환자의 활력징후를 안전하게 유지하고, 수술 과정에 필요한 조치를 마취통증의가 빠른 판단과 처치로 받쳐주지 않으면 불가능하죠. 마취회복간호사들도 많은 준비와 집중력이 필요하고, 장시간 마취 시간에 의료진끼리의 협조와 의사소통이 필요해요.

심장 이식 대상자(Recipient) 마취 시 특히 주의할 점이 있나요?

수술이 결정되면 빨리 환자를 파악해서 수술 전 평가를 해야 해요. 그리고 대부분 심장 수축력 감소와 심실의 탄성이 감소된 상태이기에 심장의 전부하, 후부하의 변화에 민감하게 반응해요. 그래서 마취 유도 시 심박수와 심장 수축력을 유지하고, 폐혈관 저항과 전부하, 후부하가 급격히 변하지 않도록 해야 해요.

폐혈관 저항과 전부하, 후부하가 급격히 변하지 않으려면 어떻게 마취하나요?

일반 심장 마취와 비슷해요. 심근억제와 혈관이완작용이 강한 흡입마취제보다는 심장혈관계에 안정적인 Opioid를 사용하여 마취 유도를 하죠. 보통 TIVA(Remifentanil 200㎍/mL, Propofol)와 Esmeron 100mg을 사용해요.

심장 이식 Recipient는 Swan-Ganz catheter를 삽입하던데, 반드시 삽관되어야 하는 건가요?

공여된 심장이 급성으로 증가된 우심의 후부하(Cardiac output)를 적응하지 못해요. 그래서 TEE와 더불어 CVP, PAP, PWAP 증가를 잘 모니터해서 조기에 심장의 이상을 발견하는 것이 중요해요. 그렇기에 Swan-Ganz catheter의 삽관은 심장 이식 수술에서 필수적이에요.

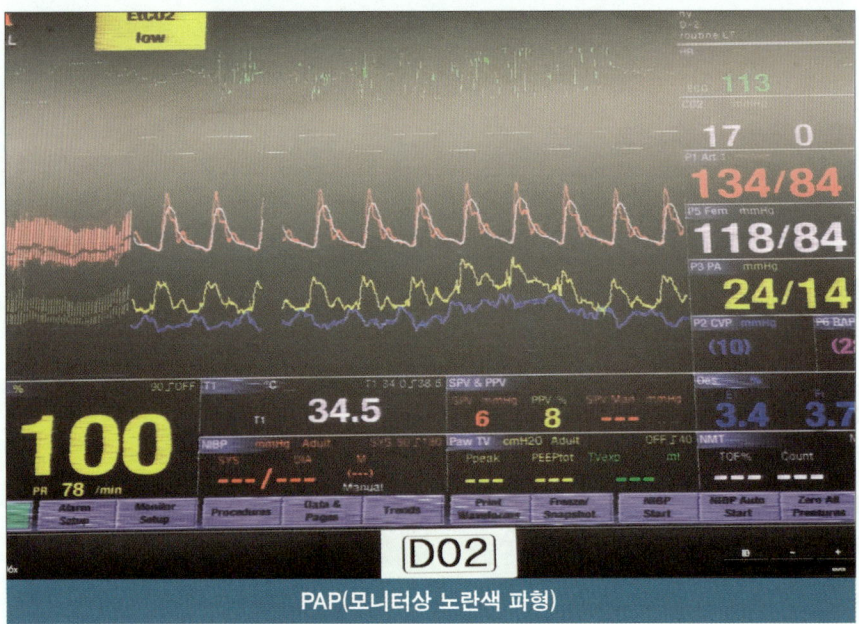
PAP(모니터상 노란색 파형)

심장 이식수술에서는 특히 중요 라인 관리를 잘해야겠네요.

 네. 일반 심장 이식에서와 다르게 심장 적출 전에 C-line와 Swan-Ganz catheter가 잘리지 않도록 상대정맥(SVC)까지 Catheter tip(끝부분)을 빼놓아야 해요. 이식이 완료되고 재순환을 시작할 때 Catheter tip을 원위치(상대정맥과 우심방 접합부)시키죠.

 심장 이식 마취 약물과 장비도 일반 심장마취와 비슷한가요?

 앞서 배운 일반 심장마취와 크게 다르지 않아요. 일반 심장 수술 시 필요에 따라 추가로 이식심장의 거부 반응을 막기 위해 면역억제제인 Calcineurin inhibitor(Cyclosporine), Steroid(Solumedrol), Antimetabolite(Mycophenolate or Azathioprine)를 준비해요.

 응급 상황이 발생할 수도 있으니, 응급 약물 Bolus도 준비되어 있어야겠네요.

 Norepinephrine(10mcg/cc), Epinephrine(10mcg/cc or 100mcg/cc), Ephedrine(5mg/cc), Phenyleprine(100mcg/cc), Cacl 2 20cc, 2% Lidocaine 10cc를 준비해요.

 선생님. 응급약물 Continuous infusion용의 희석농도가 일반 심장수술 때보다 높은 것 같아요.

 장기이식 환자는 일반 심장수술 환자보다 불안정한 상태여서 응급 약물이 Continuous infusion으로 투여되는 시간이 좀 더 길어지게 되죠. 이런 경우 약물 희석 때 사용되는 생리 식염수 사용량이 많아질 수 있어요. 그러므로 희석농도를 2배 정도로 높여서 시간당 투여량을 줄여줘요.

보통 Norepinephrine(8mg/200mL), Dobutamine(1,000mg/250mL), Isoket(100mg/250mL), Isoproterenol(Isuprel)(4mg/200mL), Epinephrine(8mg/200mL)으로 준비해요.

 Recipient의 각종 Line을 잡을 때 Aseptic하게 수행되어야겠어요.

 모든 마취 과정이 그렇지만 이식 환자들은 면역억제제를 투여되므로 더 신경써야 해요. 특히 마취 장비와 기구, 마취 준비 카트, Pole stand(폴대)까지 청결하게 닦아서 준비하고, 모든 시술 과정을 청결하게 진행해요. 침습적 술기인 C-line과 A-line을 삽입할 때도 더욱 무균적으로 수행되어야 하죠.

갑자기 Donor가 생기면서 이식 수술을 준비하는 경우도 많겠어요.

 네. Recipient는 심장 이식이 미리 예고 되지 않은 상태이기에, 환자가 금식이 되지 않은 상태일 수 있어요. 그래서 비위관 튜브(Levin tube, L-tube)가 삽입되어 있기도 해요. 그리고 수술에 영향을 줄 수 있는 다양한 약물(Ex. Warfarin 등)과 장치[Pacemaker, Ventricular Assist Device(VAD)] 등을 하고 있을 수 있어요.

 Recipient의 비위관 튜브가 삽입 목적은 무엇인가요?

 금식되지 않아 Intubation 시 위 내용물 역류로 인한 흡인성 폐렴의 위험을 줄여요. 위장관 내용물을 줄여 간의 시야 확보에도 용이해요. 그러므로 삽입하여 필요에 따라 Suction을 하죠.

 심장 이식 수술의 과정은 어떻게 진행되는 지 알고 싶어요.

 공여된 심장이 도착하면 곧바로 수술 과정이 흉골절개술(Median full Sternotomy)을 해요. 그리고 상하대정맥(SVC, IVC)과 대동맥(Aorta)의 도관을 삽입한 후에 CPB(심폐우회술)를 시작하면서 ACC(Aorta Cross Clamp, 대동맥교차 차단)를 해요. 이후 원래의 심장을 적출 후 공여 심장을 이식해요. 주로 양대정맥 심장 이식 방법(Bicaval technique)을 사용해요.

 양대정맥 심장 이식 방법은 어떤 건가요?

 이식 대상자 우심방을 완전히 제거하여 상하대정맥(SVC, IVC)을 연결하고, 공여 심장 좌측 심방과 대상자의 좌측 심방 Cuff를 연결해요. 그러고 나서 대동맥, 폐동맥을 연결하면 돼요. 다음 그림을 참고해서 이해해 보도록 해요.

 심장 이식 마취를 하기 전에는 어떤 준비를 하나요?

 먼저, 마취 전 Lidocaine Infiltration하고 A-line을 먼저 확보한 뒤 마취를 시작해요. 마취 유도 시 Midazolam, 2% Lidocaine, Esmeron, TIVA용 Propofol, Remifentanil을 충분한 시간을 갖고 점적 주입하면서 심혈관 억제를 최소화해요. 마취를 깊게 한 뒤 Intubation을 해요.

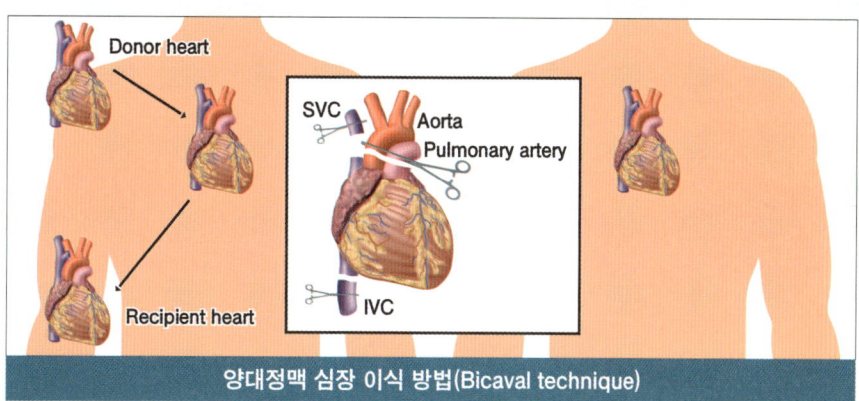

양대정맥 심장 이식 방법(Bicaval technique)

 마취 약물로는 어떤 것을 사용하나요? 마취 약물이 심장에 영향을 줄 수도 있을 것 같아요.

 주로 흡입마취제보다는 심혈관 안정을 유지할 수 있는 Opioid를 사용해요. 그리고 심근 억제 작용이 있고 혈관 내 공기를 팽창시키는 N₂O는 사용하지 않아요. CPB가 적용된 동안에는 적절한 마취 심도와 근이완을 유지해주고, 일반 심장마취와 같이 관리하면 돼요.

 CPB 이탈 전에 먼저 TEE를 사용하던데, 이유가 있는 건가요?

 TEE를 사용해서 심장안의 공기(Intracardiac air)가 적절하게 제거되었는지를 확인하고 Right Ventricular function(RV function), Valular function, 심장 내 Shunt가 없는지 확인하죠. TEE는 혈역학적 문제를 빨리 발견하고 빠른 처치를 해서 혈역학적 안정을 가져오는 데 유용해요.

 CPB 이탈 때 환자에게 변화가 많을 것 같아요.

 네. ACC(대동맥교차)를 풀기 전에는 뇌로의 공기 색전을 예방하기 위해 수술용 Table을 Head down position을 해줘요. 그리고 초급성 이식거부반응의 위험성을 줄이기 위해 고농도의 Steroid(Solumedrol 500mg)을 투여하죠.

또한 우심실 기능 상실을 예방하기 위해 심박수를 분당 100~120회로 유지해야 해요. 그러므로 Isoproterenol(Isuprel), Dobutamine을 투여하여 심근 수축력을 높이거나 폐동맥압을 감소시켜 우심실 기능이 호전되도록 해요. Phoaphodiesterase inhibitor(Ex. Milinone)나 혈액순환 장애에 따른 증상을 개선하기 위해 PGE 2 (Prostaglandin E₂)을 사용하고 있어요.

 면역억제제(Anti rejection drugs)를 사용했을 때에 부작용이 많다고 들었어요.

면역억제제(Anti rejection drugs)의 부작용으로는 Weight gain, Facial hair, 위장관 문제가 있어요. 당뇨나 신장손상, 골다공증, 암, 고혈압을 악화시키기도 해요. 특히 면역을 억제하므로 감염에 취약해질 수밖에 없어요.

CPB 이탈 때 나타나는 혈액응고 변화는 무엇인가요?

혈액이 CPB도관에 노출되면 내재적 응고 체계 및 혈소판이 활성화되면서 우회로 내에 혈액응고가 발생해요. 그래서 이를 방지하기 위해 CPB 시작 때 항혈전 예방제인 Heparin을 투여해요. 이 Heparin은 Antithrombin III와 결합하여 작용하므로 혈액응고 체계의 변화가 많아요.

CPB 이탈 때 나타나는 혈액응고 변화는 어떻게 교정하나요?

혈소판 기능 장애가 가장 많으며 수술 전 Warfarin이 흔히 투여되므로 혈소판 농축액(Plateles pheresis) 및 신선냉장혈장(FFP) 등을 투여해요.

아무래도 내 심장이 아닌 이식된 심장을 가진 경우 환자에게 어떤 특징이 있는지 궁금해요.

정상적으로 교감신경 자극은 심박수를 높여요. 하지만 이식된 심장은 신경은 회복시킬 수 없어 탈신경화되어있어요. 그래서 정상 심장처럼 심박수가 높아져 심박출량이 증가해요. 단지 일회 박출량 증가에만 반응하는 전부하 의존적이어서 적당한 중심체액량 유지를 해야 하며, 심전도상에서 수혜자와 이식 심장의 P파를 둘 다 포함할 수 있어요. 그리고 관상동맥질환은 이식 후 3년에 50% 이상, 5년 후에 80% 이상 발생하는 것으로 보고 되어요.

# 2 간 이식(Liver transplantation) 마취

## Case

59세 남자 환자가 진단명 Alcoholic liver cirrhosis with Ascites로 아들의 간을 기증 받아 생체 간 이식을 받을 예정으로 수술실로 이송되었다. 수술명 Adult to adult living donor Liver transplantation을 받을 예정으로, ASA 3이며 특이사항은 없다. 생체간 이식 마취는 어떻게 할까?

 드라마에서 자녀가 부모에게 간 이식을 해주는 이런 케이스를 본 적이 있어요.

 간 이식은 생체 간 이식과 뇌사 간 이식으로 나눌 수 있어요. 생체 간 이식이 성공하면서 간 이식이 더 보편화되었어요. 보통 부모-자식 간 이식이 제일 많고 사촌, 부부 등도 있어요. 뇌사자 장기공여에 비해 혈역학적으로 안정적이고 수혜자(Recipient) 대기 기간도 줄고 계획된 수술을 할 수 있어요.

 간은 재생이 된다고 하던데, 그래서 생체 간 이식이 가능한 건가요?

 맞아요. 간의 재생 능력으로 기증자의 간 1/3만 남아도 수주 또는 수개월 내에 원래의 크기로 회복된다고 해요. 물론 기능 회복에는 시간이 더 걸린다고 해요. 최근에는 복강경을 이용한 간 적출로 공여자(Donor)의 피부절개도 적고 회복도 훨씬 빨라지고 있어요.

 생체 간 이식에서 Donor를 선정하는 기준이 있나요?

 간 기능 및 해부학적 구조를 평가해요. 사회복지사에 의한 정신과적 평가와 광범위한 검사로 공여자의 안전은 보장된 상태에서 선정해요. 적출할 간의 크기는 GRWR(Graft Recipient body Weight Ratio, 이식-수혜자 체중 비율), 표준 간에 대한 이식편의 무게 백분율(Graft weight as percentage of standard liver mass) 등 여러 공식을 이용하여 결정하죠. 성인은 Donor의 우엽을, 소아는 성인 간의 좌측엽 또는 좌엽을 사용한답니다.

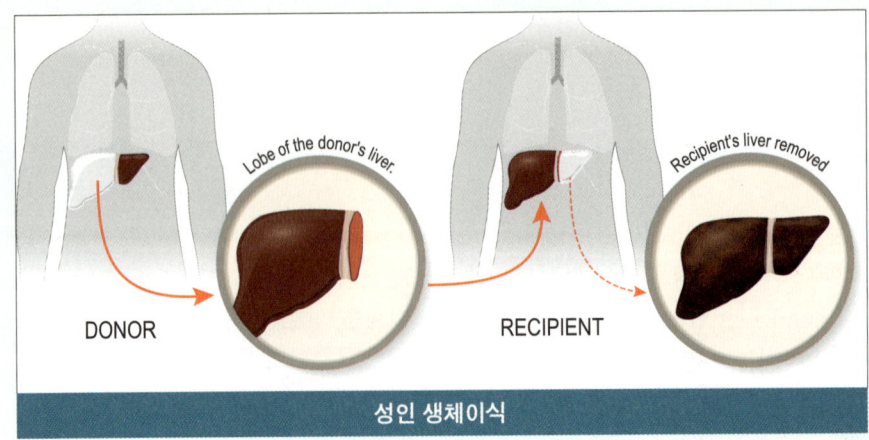

성인 생체이식

 ESLD(End Stage Liver Disease, 말기 간질환자)의 신체 상태도 좋지 않아서, 마취 시 영향이 있겠어요.

 맞아요. 일단 간의 상태는 모든 장기에 영향을 미쳐요. 그중 폐에 영향을 미치는 문맥폐동맥 고혈압(Portopulmonary hypertension)과 간폐증후군(Hepatopulmonary syndrome)에 대해서는 알아 두도록 해요.

 문맥 폐동맥 고혈압과 간폐증후군은 마취에 어떤 영향을 주나요?

 문맥폐동맥 고혈압(Portopulmonary hypertension)은 간 이식 전에 치료를 해주어야 간 이식 후 악화를 막을 수 있어요. 신장 질환이 동반되는 경우가 많아요. 또한 대부분 심혈관계는 전신 혈관 저항은 낮고, 심박수는 높으며, 혈압은 정상이거나 약간 낮다고 해요. 그리고 간폐증후군(Hepatopulmonary syndrome)은 폐 내 Shunt로 산소화에 장애가 발생되고 폐포 산소 분압과 동맥혈 산소 분압 차이가 >20mmHg이고 직립저산소혈증(Orthodeoxia)이 있어요.

 역시 이식 수술이라 정말 많은 장비가 필요하네요.

 네. 많은 장비와 수액 라인 마취 준비 물품이 필요하죠. 좁은 수술실에서 의료진끼리 서로 약속된 위치에 장비를 두고 수액 라인과 모니터 라인도 약속된 위치와 장소에 위치하도록 정리해야 하죠.

 간 이식 수술에는 어떤 장비가 필요한가요?

특수 장비로는 TEE, FMS, Cell-saver, ROTEM, 여러 대의 Drug infuser, Transcranial doppler, BIS, EV1000(Cerebral oximeter), PAC(Vigilance)가 필요해요.

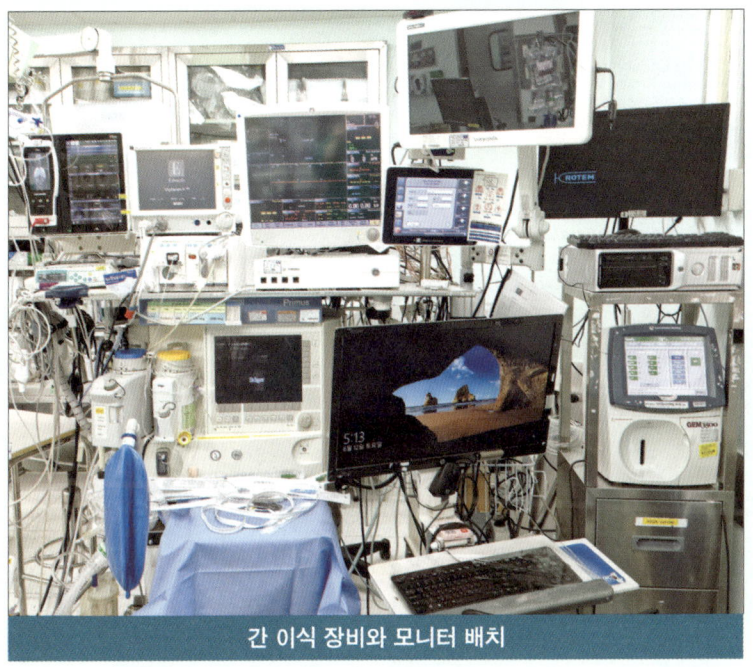

간 이식 장비와 모니터 배치

 마취 준비 물품은 무엇을 준비해 두어야 하는 지 알려주세요.

 기본 전신마취 set가 필요하고, C-line set는 두 개를 준비해요. A- line set, Femoral set, 3-DPT 2개, FMS set, Cell-saver set, sono, Swan-Ganz catheter, 8.5Fr Four Lumen, 9Fr AVA/MAC(Advenced Venus Access catheter 2-lumen/ Multi-lumen Access Catheter 3-lumen)을 준비해요.

 왜 C-line set가 두 개나 필요한가요?

 간 이식의 C-line은 Right, Left internal Jugular vein, Right subclavian vein의 확보가 필요해요. Left internal Jugular vein은 9Fr MAC을 넣고 정맥우회술(Venovenous bypass=Biopump)을 연결해요. Right internal Jugular vein에는 9Fr MAC을 넣어 Swan-Ganz catheter와 FMS을 연결해요. Right subclavian vein에는 8.5Fr Four Lumen을 삽입해서 정맥마취제와 응급 약물 등을 투여하는 투약용으로 확보해요.

 Femoral set도 준비해야 하나요?

Femoral artery와 Femoral vein에 카테터 삽관이 필요하므로 Femoral set가 있어야 해요. Femoral vein은 정맥우회술(Venovenous bypass=Biopump)용으로, Femoral artery는 혈압감시용으로 각각 삽관해요. 그리고 A-line은 Radial artery에도 카테터 삽입을 해요. A-line은 Femoral과 Radial artery, 두 군데를 확보하는 이유는 검사용 혈액 채취 동안에도 혈압감시를 하기 위해서죠.

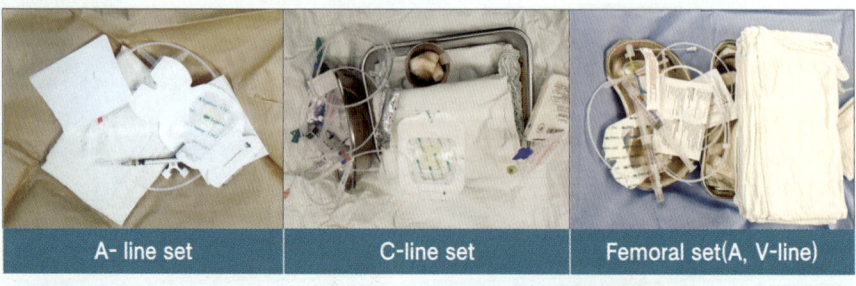

A- line set | C-line set | Femoral set(A, V-line)

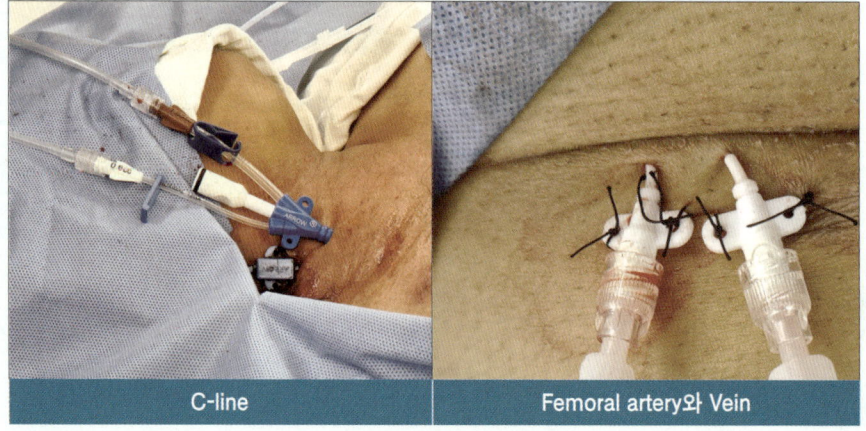

C-line | Femoral artery와 Vein

 C-line이 많으니 그만큼 연결될 수액도 많이 필요하겠네요.

 P/S(Plasma solution) 1L 3개, Drug injection line, Inotropic drug line, Cacl₂와 Sodium bicarbonate(Bivon) dripping line, Pressure line(NS 1L) 2개가 기본이에요. 각각 3-way(Manifold 4, 5개)도 연결 환자의 Sodium 수치에 따라(130mEq/L이하) P/S(Plasma solution)을 Half NS(0.45% NS)로 준비할 수 있어요.

 Left internal Jugular vein은 Biopump 연결용이라 하셨는데 Biopump가 무엇인가요?

 Anhepatic stage에 간동맥(Hepatic artery), IVC(Inferior Vena Cava, 하대정맥)과 문맥(Portal vein)을 차단함에 따라 정맥환류의 감소를 완화하기 위하여 많은 수액과 혈액제제가 필요해요. 그래서 정맥우회술(Venovenous bypass)을 하는데, 이때 사용되는 기계가 Biopump예요. 이는 측부순환(Collateral)이 거의 없는 전격 간기능 상실 환자들이 문맥(Portal vein)겸자로 심한 전부하 감소가 발생될 경우만 사용해요.

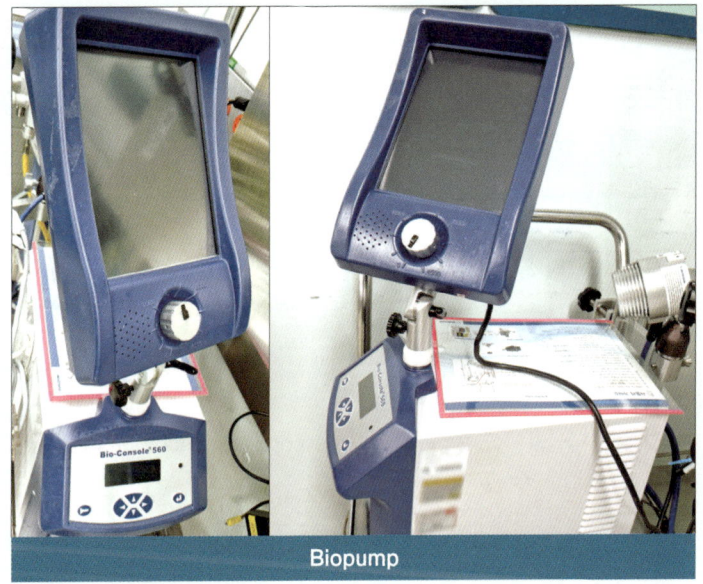
Biopump

 정맥우회술은 어떻게 하는 건가요? CPB처럼 도관을 삽입해서 하는 건지 궁금해요.

 정맥우회술은 Femoral vein과 Portal vein에 도관을 삽입하여 혈액이 Axillary vein이나, Internal jugular vein으로 유입하기도 해요. Biopump를 이용하여 혈류속도(Pump flow)가 0.5L/min 이상이면 정맥 환류가 가능해요. 1.0~1.5L/min 유지 시는 혈역학적 변화가 거의 없어요.

 혈류 속도(Pump flow)가 0.5L/min 이하이면 어떻게 해야 하나요?

 활력징후가 불안정해지므로 응급 약물을 투여해야 해요. 하지만 먼저 삽입된 Catheter나 Pump line이 꺾였는지 확인해보고, Biopump의 RPM(Rate Per Minute)이 적당한지 살펴야 해요. 그리고 Hypovolemia이면 먼저 Volume부터 교정해줘요.

 Biopump를 적용하고 있을 때는 어떤 간호가 필요한지 알려주세요.

 무간기(Anhepatic stage) 정맥우회술을 시작할 때 혈전 방지를 위해 Heparin 1000u를 정맥주입하고 ACT를 1시간 간격으로 검사해서 200초 이상은 유지해야 해요.

만약 ACT가 감소하면 Heparin 1000u를 추가로 정맥주입해요. 정맥우회술을 끝난 신간기(Neohepatic stage)에는 Heparin reverse인 Protamine 투여(Heparin 100unit당 1~1.3mg) 해주고, ACT나 ROTEM을 이용하여 잔류 Heparin의 영향을 점검해야 해요.

## ✓ TIP  장기이식 마취 시 투여 약물

장기이식 마취 시 평소에 사용하지 않은 약물은 Protocol로, 응급 약물은 희석 비율을 정리해서 매뉴얼을 만들어 두면 투약 실수를 줄일 수 있어요.

정맥우회술(Venovenous bypass)도 CPB처럼 부작용이 있을 것 같아요.

공기색전, Portal vein 파열, 폐색전, 저체온 Portal vein 도관 제거 시 장울혈이 있을 수 있어요.

뇌사자 간 이식일 때도 정맥우회술(Venovenous bypass)을 하나요?

뇌사자 간 이식은 IVC(Inferior Vena Cava, 하대정맥)는 차단하고, 문맥(Portal vein)만을 재관류하여 문맥 혈액으로 간을 관류시켜요. 이어 불완전하게 문합된 IVC를 통하여 출혈시키는 것으로 Back-bleeding이란 방법을 사용해요.

Back-bleeding을 사용하는 이유가 있나요?

이식된 간의 내부에 차가운 보존용액이나 허혈성 대사 산물을 제거하여 RPS(Reperfusion Post Syndrome, 재관류 후 증후군)의 빈도를 감소하기 위해서 사용돼요.

정맥우회술 후 다시 관류를 시작하면서 나타나는 증상들도 있을 것 같아요.

PRS(Post Reperfusion Syndrome, 재관류 후 증후군)이라고 해요. 관류 직후 느린맥, 부정맥, 전신 혈관 저항 감소, 저혈압이 1~5분 이내 일어난 것을 말해요. 혈량 부족, 전신 혈관 저항 감소, 우심실 확장 기능 저하, 차가운 보존용액이나 허혈성 대사 산물로 인한 심장 기능 부전이 원인이에요. 일시적일 때는 Epinephrine을 정주하면 되지만, 심각한 경우 심폐 소생술을 해야 해요.

그럼 PRS(Post Reperfusion Syndrome, 재관류 후 증후군)가 나타나지 않도록 하려면 어떤 방법이 있을까요? 혈량부족을 보완하려면 수혈을 해주면 될까요?

네. 혈액양을 증가시켜 혈량 상태를 최적화할 수 있어요. 우심실 과부하에 의한 허혈이 보이면 승압제를 투여하여 심장 기능을 보조하고 관류를 향상시켜줘야 하죠.

정맥우회술(Venovenous bypass)도 위험한 시술이네요. 또 다른 방법이 있나요?

가끔 외과의에 따라 IVC(Inferior Vena Cava, 하대정맥)를 정맥우회술도 사용하지 않고 완전히 간정맥들을 교차(Cross) Clamp를 하기도 해요. 이 술기는 내장과 IVC의 울혈을 많이 유발하므로 재관류 시 혈량의 변화가 제일 많아요.

혈액도 많이 필요하겠죠? 혈액 준비는 어떻게 하는 것이 좋을까요?

상복부 수술 기왕력, 수술의 난이도, 혈액학적 이상 여부, 응고검사 소견을 참고해서 준비해요. 마취통증의와 상의해서 혈액을 준비하면 된답니다. 다음 표를 통해 혈액제제에는 어떤 것이 있는지 살펴볼까요?

■ 장기이식 마취 시 혈액사용기준

| 혈액제제명 | 사용 기준 |
| --- | --- |
| Packed RBC | ① Hb < 7.0g/dL<br>② 전혈액량의 15% 이상 급성 실혈<br>③ 출혈로 혈압의 20% 감소<br>④ Hb < 10.0g/dL + 기저 심장 질환이 있는 경우, 호흡곤란의 증상 |
| Leukocyte-reduced RBC | ① 혈소판 수혈불응증(Platelet refractoriness)의 빈도를 줄이기 위함<br>② WBC에 의해 매개되는 CMV 등의 감염을 예방하기 위해<br>③ 비용혈성 수혈 발열 반응이 있었던 환자<br>④ 간 이외의 고형 장기이식 대기 중인 환자에서 HLA동종면역의 빈도를 줄이기 위해 사용 |
| FFP | ① PT(Prothrombin Time) > 17sec (1unit은 PT를 2~3% 증가)<br>② Clotting factor의 결핍 < 정상치의 25%<br>③ 대량 수혈 또는 임상적 출혈<br>④ 심한 외상성 뇌손상<br>⑤ Warfarin 치료, 비타민K 결핍<br>⑥ 최소 필요량은 응고인자의 20% |
| Platelet | ① 출혈이 있는 환자 혈소판 수치가 < 10,000~20,000/㎣<br>② 외상 등에 의한 급성 출혈 시 혈소판 수치 < 50,000/㎣<br>③ Bleeding time > 15min |
| Cryoprecipitate | ① Fibriogen, Factor Ⅷ, Vwf, Factor XIII 함유<br>② 단독 투여 전 FFP 투여를 고려해야 함 |

A-line, C-line, PAP 연결 Cable을 준비하고 Zeroing도 해둬야겠네요.

Zeroing한 뒤 3-DPT에 A-line, CVP, PAP Catheter line을 연결해요. 그리고 Femoral line은 보통 Control pressure line 50cm를 연결하여 머리 쪽에서 마취과가 센서를 조절할 수 있게 길이를 연장해서 준비해요.

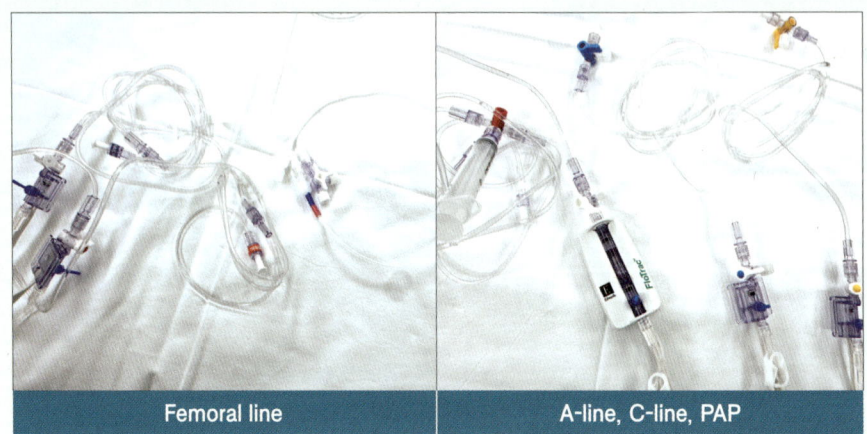

Femoral line | A-line, C-line, PAP

 간 이식 마취 전 환자평가서에서 주의 깊게 살펴야 하는 것이 있나요?

 이식 전 잔존 간기능이 마취 관리에 영향을 주기에 간 이식 전에 환자의 상태를 정확하게 파악해야 해요. 간기능, 혈액응고인자, 흉막삼출(Pleural effusion), Esophageal varix, ascites를 파악하고 혈액준비를 해야 하죠. 그리고 검사 결과(BUN, Cr, Bilirubin, Albumin), 전해질 검사 결과를 살펴야 해요.

 마취 유도 약물은 어떻게 준비해야 하나요?

 보통 Midazolam 5mg, 2% Lidocaine 40mg, Propofol 200mg, Rocumeron 100mg, Fentanyl 100㎍을 준비해요. 그리고 지속 투약 약물은 근이완제 Esmeron 600mg, Fentanyl 3000㎍을 준비해요.

 Bolus용 응급 약물도 준비해둬야 하죠?

 네. Ephedrine(5mg/cc), Phenylephrine(100㎍/cc), 2% Lidocaine 10cc, Epinephrine(10㎍/cc & 100㎍/cc), Norepinephrine(10㎍/cc), $CaCl_2$ (600mg), Sodium bicarbonate (60mEq)을 준비해요. 지속 투입되는 약물로는 Norepinephrine 10mg/500mL를, 필요에 따라 다른 응급 약물도 준비해요.

 마취 약물과 응급 약물이 많아서 수액 라인에 약물을 라벨링해서 잘 표기해야겠어요.

잘못 투약되면 환자의 예후에 영향을 줄 수 있어요. 이식 수술처럼 약물과 응급 약물의 투여가 많은 수술은 약물에 라벨링과 정리를 잘해주어야 해요. 라벨 또한 구분이 쉽고 눈에 잘 띄게 해두는 것이 좋아요.

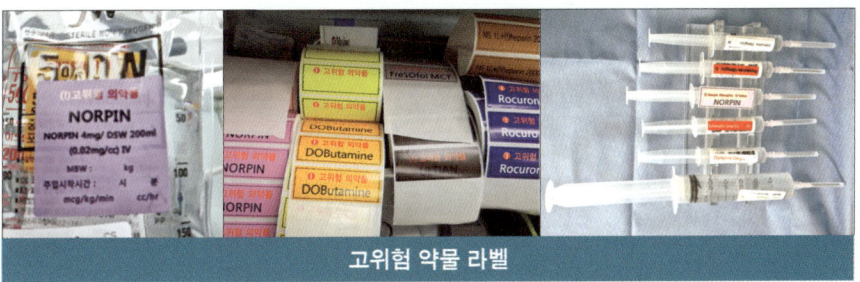

고위험 약물 라벨

 생체 간 이식 시에 Donor와 Recipient 중 누구를 먼저 마취하나요?

 대부분 Donor 마취 유도를 먼저 해요. 하지만 Recipient가 간암이거나 전이가 의심되는 경우에는 Recipient 마취 유도를 먼저 하기도 해요.

 환자에게 모니터를 연결하고 나면, 어떤 것을 준비해야 하나요?

 환자의 기본 모니터(EKG, NIBP, $SPO_2$, BIS, Cerebral oximeter)를 연결해요. Sono를 보면서 A-line을 잡고 Preinduction lab(Room air ABGA, ACT, ROTEM)을 시행해요. 그리고 Induction 약물을 투여하고 Intubation을 보조해요.

 Intubation하고 나면 C-line을 삽관하는군요.

 네. 먼저 Sono를 보면서 C-line을 삽관하고 Femoral line도 확보해요. 각종 line은 Aseptic하게 잡아야 해요. Swan-Ganz catheter도 연결하죠.

 각종 Line이 확보가 되고 나서는 각각의 감시 장치와 수액을 연결해야겠어요.

 P/S(Plasma Solution)로 FMS Prime을 하고 각종 line에 수액이나 모니터 센서를 연결해요.

 또 어떤 것이 준비되어 있어야 할까요?

 ESS도 삽관해야 해요. 이식 수술은 수술 시간 자체가 길어서 수술실 온도도 낮고 간의 에너지 생산도 부족해요. 그래서 정맥우회로를 통한 체온 상실, 수액과 수혈에 따른 체온 저하가 있어서 체온 모니터링이 필요하죠. TEE로는 우심실 기능을 확인하고, 공기(Air)를 제거할 수 있어요.

혈액검사도 자주 시행되는 것 같아요. 주로 검사는 언제 해야 하나요?

 수술 절개(Incision) 1시간 뒤 Preanhepatic lab(나트륨, 칼륨, 이온화칼슘), ROTEM(응고 감시), 무간기 30분 뒤 Preanhepatic lab, ROTEM, Reperfusion 후 Reperfusion lab, ROTEM으로 검사를 해요.

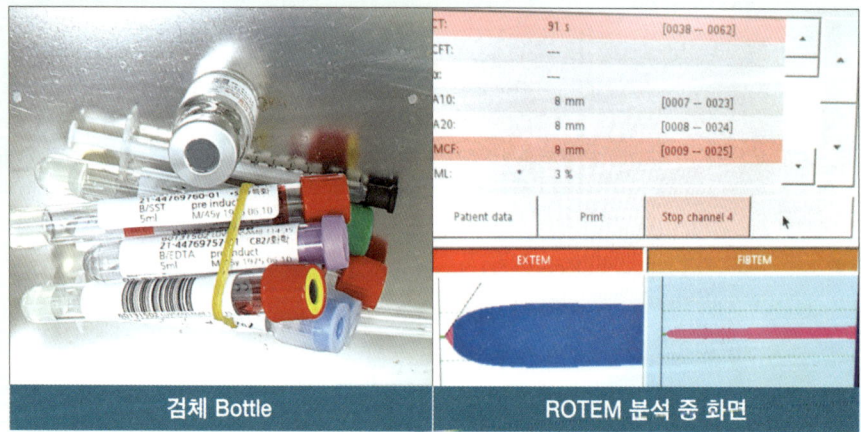

검체 Bottle | ROTEM 분석 중 화면

 간 이식 수술은 수술 시간이 오래 걸리는 편인 것 같아요.

 네. 수술에 따라 약간의 차이는 있지만, 상당히 긴 시간(6~20시간 정도)이 소요되므로 환자 자세의 압박 부위를 잘 보호해요. 특히, Common peroneal nerve(총비골신경) 손상이 잘되므로 이를 예방하기 위해 피부 상태를 잘 관찰해야 하죠. 욕창 발생을 예방하고 손상 위험이 있는 붉거나 약해진 피부에는 미리 Duoderm을 붙이기도 해요.

 간 이식 과정에서 투약되는 약제는 무엇이 있나요?

 무간기 투여 약물은 보통 Ganciclovir(5mg/kg), Antithrombin III, Hepabig(HBsAg, HBeAg)을 사용해요. 심한 Fibrolysis가 발생하면 Transamic acid(25mg/kg)을 투여하지만 혈전 가능성(Trombogenic potential)이 있는 경우는 금기이므로 신중하게 투여를 결정해야 해요. 문맥 연결 후(Post portal vein anastomosis) 급성 거부반응의 위험성을 줄이기 위해 고용량의 스테로이드인 Solumedrol(보통 10mg/kg)을 투여하고 재관류 후 활력징후가 안정되면 Eglandin 0.5~1g을 투여해요. 또한 병원 내규 또는 의사 처방에 따라 예정된 시간에 항생제를 투여하기도 해요.

 Induction 끝나자마자 투여되는 약물도 있던데요.

환자의 상태에게 따라서 다르겠지만, 마취 전 환자의 혈액응고인자 Antithrombin이 30% 이하이면 Antithrombin III를 투여해요. 그리고 환자가 BCS(Budd-Chiari Syndrome), PBC(Primary Biliary Cirrhosis, 원발성 담즙성 경변증), PSC(Primary Sclerosing Cholangitis, 원발 경화 쓸개관염) 질환이 있고 CRP>0.6mg/dL이면 저분자 Heparin 20u/kg을 투약할 수 있죠. 또한 혈액응고인자 Vwf>420%이면 FFP 2u를 수혈해줘요.

Induction이 끝나고 집도과에서 소변줄(Foley catheter)과 L-tube(Levin tube, 비위관)를 삽입하던데, 그 이유가 있는지 궁금해요.

Foley catheter로 배출되는 소변량은 수액공급의 기준이 돼요. Urine bag은 모니터를 위해 잘 보이는 곳에 고정하고 Hourly urine으로 확인해요.

L-tube는 위를 감압하여 간이 더 잘 보일 수 있게 하려고 삽입해요. L-tube 삽입 시 출혈이 되지 않게 조심해야겠죠.

배출되는 소변량에 따라 수액이 다르게 공급된다는 거군요.

말기 간질환의 정도에 따라 소변감소, 무뇨, 혈액투석에 이르는 간콩팥증후군(Hepato renal syndrome)이 흔히 나타나요. Urine output는 0.5~1mL/kg/hr 이상 유지되게 수액을 투여해요. 그리고 교질삼투압이 낮으면, 신선냉동혈장(FFP)와 20% albumine으로 교정할 수 있죠. 만약 Urine output는 0.5mL/kg/hr 이하이면 이뇨제를 투여해요.

간 이식 수술은 수술의 진행에 따라 구간이 나눠진다고 들었어요.

총 3기로 나눠서 보고 있어요.

1기 전무간기(Preanhepatic stage)는 조직박리 시 출혈을 보충, 전해질 및 대사이상, 응고 장애를 교정해주는 시기예요.

2기 무간기(Anhepatic stage)는 환자의 간이 절제된 후부터 공여자 간의 혈관 문합이 종료 되고 문맥 및 간정맥을 통하여 하대정맥으로 혈류가 재개될 때까지를 말해요.

3기는 신간기(Neohepatic stage) 혹은 후무간기(Postanhepatic stage)는 간동맥의 문합을 시작하고 담도제건술, 폐복(閉腹)때까지를 말해요.

그런데 이렇게 수술의 진행에 따라 구분하는 이유가 있나요?

각 기에 따라 생체적 변화가 많아서 이 변화에 따라 마취도 달라지기 때문이에요.

각 기에 생체적 변화가 많아서 이 변화에 따라 마취도 달라진다고 하였는데 어떻게 다른가요?

전무간기(Preanhepatic stage)에는 배를 열면 복수가 배출되고, 조직 박리시 출혈이 발생하여 혈압이 떨어질 수 있어요. 또한 간이 분리되는 과정에서 하대정맥과 문맥을 압박하여 전부하가 감소하여 혈압이 감소해요.

전무간기 때는 혈압 저하에 유의해야겠네요. 그럼 무간기, 신간기 때는 어떠한가요?

무간기(Anhepatic stage)에는 간을 절제하고 지혈을 하면 혈역학적으로 안정화돼요. 그리고 신간기(Neohepatic stage)는 지혈이 주가 되는 시기예요. 무간기때 사용된 응고인자, Heparin 사용으로 응고장애가 발생되므로 Cryoprecipitate(Fibrinogen, Factor XIII, Vwf, Factor VIII 함유), Platelet, FFP 투여가 필요해요. 뿐만 아니라 적절한 수액 공급과 Norepinephrine, Epinephrine 등을 투여해서 SVR(Systemic Vascular Resistance, 전신 혈관 저항)이 낮아지는 것을 방지해야 하죠.

RI(Regular Insulin) Continuous infusion도 하던데, 이건 왜 필요한 건지 궁금해요.

간성혼수는 심한 저혈당을 동반하기도 해요. 그리고 수혈 때문에 간에서 포도당을 생산하지 않는데도 혈당이 높아질 수 있어요. 또한 재관류 후 공여간에서 포도당이 대량 유리되어 과혈당이 발생할 수 있어 신간기(Neohepatic stage)에 많이 투여되는 걸 볼 수 있었을 거예요. 그리고 무간기(Anhepatic stage)가 길어지면 저혈당을 염두에 두어야 해요.

수술을 하다 보면 전해질 수치가 변화되기도 해요. 전해질 변화에 따른 처치는 어떻게 하나요?

수술 전 이뇨제 사용과 수술 중 수액, 수혈투여로 전해질 이상이 발생할 수 있어요. 대량 수혈하면 고칼륨혈증이 되거나 저칼슘혈증을 초래해요. 고칼륨혈증은 신간기에 칼륨을 간이 다시 흡수하므로 감소하고, 저칼슘혈증은 심근수축약화가 발생할 수 있으므로 $CaCl_2$ (10~20mg/kg)로 교정해줘요. 모든 효소의(ATP)에 보조인자인 마그네슘 부족 시에는 심전도 이상이 나타날 수 있으므로 황산마그네슘 2g을 희석하여 5분간 정주 투약해요.

간 이식 수술 중 수혈은 어떻게 결정되는지 궁금해요.

병원마다 수혈제제 투여 기준이 다르겠지만, 간 이식 수혈은 보통 Hct(25~30%), FFP(PT<2.0), Platelet(30만), Fibrinogen(>10mg/dL)를 목표로 보고 ABGA, 혈액응고검사와 수술 field 관찰 등을 종합적으로 판단하여 수혈을 결정해요.

혈액형이 맞지 않아도 간 이식을 할 수 있다고 들었어요. 사실인가요?

네. Donor와 Recipient 간 혈액형이 맞지 않아도 이식 전 혈장교환술 등의 탈감작 처치 후 에 이식할 수 있어요. 최근 생체 간 이식의 23%는 ABO 부적합(ABO-Incompatible)이식이 라고 해요.

혈액형이 맞지 않게 이식을 하게 되면 수혈은 어떤 혈액형을 써야 하나요?

ABO 부적합(ABO- Incompatible) 이식인 경우는 적혈구는 Recipient 혈액형에 맞추어서 수혈해요. 혈소판이나 혈장은 AB형이 우선 선택되고, 다만 부득이하게 AB형 혈액이 부족하면 Donor의 혈액형에 맞추어서 A형 또는 B형을 선택해요.

■ **Transfusion in ABO- Incompatible transplantation**

| Donor | Recipient | RBC | PC | FFP, Cryo |
|-------|-----------|-----|-----|-----------|
| A | O | O | A | A or AB |
| B | O | O | B | B or A |
| AB | O | O | AB | AB |
| B | A | A | AB | AB |
| AB | A | A | AB | AB |
| A | B | B | AB | AB |
| AB | B | B | AB | AB |

# 3 신장 이식(Kidney transplantation) 마취

## Case

34세 남자 환자가 진단명 ESRD(End Stage Renal Disease, 말기 신부전)으로 부인으로부터 신장을 기증받아 수술명 Living donor kidney transplantation 예정으로 수술실로 왔다. HD(Hemodialysis, 혈액투석)을 일주일에 세 번 받으며, 혈액투석을 위한 Lt, AVF(Arteriovenous fistula, 동정맥루)가 있고 Perm catheter가 Rt.SCV에 삽관되었다. 마취 전 평가서에 ASA 3이며, $K^+ < 5.1$을 유지하고 수술 당일 당일 Hb, Cr, K를 검사하라고 적혀있다. 생체 신장이식은 어떻게 할까?

신장 이식도 가족 간에 하는 이식을 많이 봤어요. Donor 기준이 있나요?

신장이식은 다른 이식 수술보다도 생체 이식이 많은 수술이에요. 기증자는 정상 신기능을 가지고 정신, 심폐 이상, 신경학적 질병을 갖지 않고 당뇨, 비만, 고혈압이 없어야 해요. 요즘은 복강경 수술로 공여자 신장을 척출할 수 있어요.

이식 Donor를 마취할 때 주의해야 하는 것은 어떤 것이 있을까요?

신장 공여자 마취의 목표는 공여 신장의 기능을 높이는 거예요. Donor 신장 절개 전에 혈량 증가를 위해 수액을 투여하는 것(목표 소변량은 10~20mL/kg/hr)이 중요해요. 신장동맥(Renal Artery)의 수축을 일으키지 않도록 혈관수축제를 피하고, 높은 탄산가스혈증(hypereapnemia)이 되지 않도록 $ETCO_2$를 30~35mmHg로 유지하도록 해요.

Donor의 신장 기능 유지를 위해 수액공급이 중요하군요. 그럼 언제까지 수액을 투여해야 하나요?

요관(Ureter)을 결찰한 후부터 투여되는 수액량을 줄여요. 신장동맥(Renal Artery) 결찰 전에 Heparin 5,000u를 정맥주입하고 신장을 박리한 뒤, Protamine 50mg을 NS에 희석해 15분 간에 점적 주입해주면 돼요.

그렇군요. 신장을 이식받는 환자는 어떤 환자들이 대상이 되나요?

다낭성 신장병, 고혈압과 당뇨와 관련된 신부전, 사구체 질병 등의 질환으로 대부분 투석중인 환자들이에요.

신장이식 대상자가 투석하는 환자라면, 신장과 더불어 다른 장기의 기능 역시 저하되었을 가능성도 있겠네요.

투석 전에 폐울혈이나 폐부종이 있을 수 있어요. 그리고 투석 시에는 폐포 환기 부족에 의한 저산소증과 저탄산가스혈증이 발생할 수 있어서 흉부 X-ray와 ABGA를 꼭 확인해야 해요. 투석과 관련된 신경학적 증상으로는 요독증 자체로도 불안, 집중력 감퇴, 안절부절 등이 있을 수 있죠. 세포외액의 양과 구성성분의 급격한 변화로 뇌부종이 발생하는 평형이상증후군(Dysequilibrium syndrome)과 알루미늄 독성에 의한 투석치매(Dialysis dementia)가 발생하기도 해요.

이식 대상자가 대부분 말기 신장질환자라 수술시 고려할 것이 많을 것 같아요.

신장이식 대상자 대부분이 고혈압과 울혈성 심장기능상실, 허혈성 심장병의 기왕력이 있어요. 그리고 요독성 심외막염은 요독증 말기에 발생해요. 신장의 배설 능력 저하로 고칼륨혈증과 저칼슘혈증이, 당뇨병으로 인한 여러 장기에 손상이 있을 수 있어요. 빈혈 상태(Hg 6~8g/dL) 지만 그에 적응된 경우가 많아요.

이식 Recipient에 대한 정보를 잘 파악하고 있어야겠네요. 수술 전에 반드시 확인해야 할 것은 어떤 것이 있을까요?

수술 24시간 전에 투석해야 해요. 그리고 수술 당일 아침 전해질을 확인해보고 Potassium(K$^+$)>6.0mEq/L 시 고칼륨혈증으로 인해 심정지가 발생되어 생명이 위험할 수 있으므로 수술이 연기되어야 해요.

환자가 혈액투석을 위해 갖고 있는 AVF가 있는 팔에는 혈압계를 감으면 안 된다고 알고 있어요. 모니터를 적용하면서 이런 점들을 잘 기억해 두었다가 피해야겠어요.

맞아요. 이 환자의 경우 Lt. AVF가 있는 팔(Arm)에는 지속적으로 압박되는 NIBP cuff를 감지 않아야 해요. A-line 삽입도 피해야 해요. 그 외에도 수액 투여를 결정하기 위해 CVP 감시도 필수적으로 해요.

신장이식 마취 유도를 시작하네요. 주로 전신마취를 하나요?

대체로 전신마취를 해요. 요독증 환자들은 혈소판 기능상실 및 부족으로 응고장애가 있으므로 부분마취를 잘 하지 않아요.

흡입마취제는 Desflurane를 사용하던데, 그 이유가 있나요?

말기 신장질환 환자는 요세관의 농축 능력을 감소시켜 혈중 불소의 농도와 노출 정도에 따른 신장손상이 있어요. 그래서 무기불소(Inorganic fluoride) 유리가 상대적으로 낮은 Desflurane 과 Isoflurane을 사용해요.

 정맥마취제는 어떤 약물을 주로 사용하나요? 신기능에 영향을 주지 않는 약물이 선택돼야 할 것 같아요.

 신장 기능의 저하에도 큰 영향이 없는 Propofol을 사용해요. Remifentanil도 영향이 적고 대사 산물이 축적될 수 있으나, 역가가 낮아 큰 문제가 되지 않으므로 많이 사용돼요.

 그렇군요. 신장의 기능을 고려해서 투약을 피해야 하는 약물에는 어떤 것이 있나요.

 근이완제 Succinylcholine은 $K^+$을 0.5mEq 정도 높일 수 있어서 투약을 피하도록 해요. 그리고 약물의 작용 시간을 연장할 수 있는 약물(근이완제; Pancuronium, 진통제; Morphine, Meperidine, Oxycodone)도 투약하지 않는 것이 좋겠죠?

 그럼 신장이식 수술은 어떻게 진행되나요?

 신장이식 대상자의 기능을 다 한 양쪽 신장은 만성 염증이나 악성 고혈압이 있는 경우만 제거하고, 공여자의 신장 한쪽을 Iliac fossa에 이식(Donor' kidney implantation)하는 수술이에요. 공여자의 Kidney artery는 External Iliac artery에, Kidney vein은 External Iliac vein을 연결해요. 이식한 신장의 Ureter도 방광에 연결해요. 이때 방광이 비면 연결이 어려워 방광 연결을 용이하게 하기 위해 방광에 도관을 통해 생리식염수 300mL로 채워둔답니다.

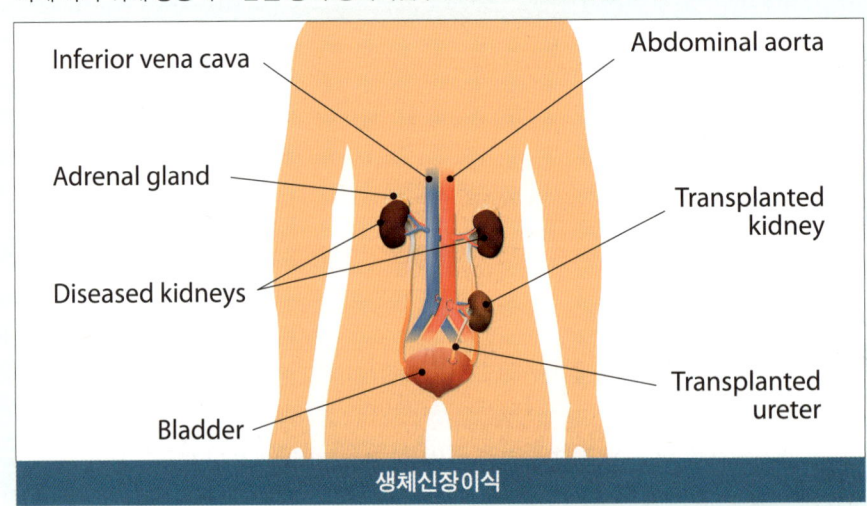

생체신장이식

 신장이식도 수술 중 면역억제제 사용이 필요할 것 같아요.

맞아요. 마취 유도 후 면역억제제인 Simulect 20mg을 NS 50mL에 mix 투여하고 Iliac vein과 Artery 연결 시 스테로이드 Solumedrol 500mg을 줘요.

Donor는 신장 기능을 유지하기 위해 수액이 공급된다고 하였는데, 그럼 Recipient에게는 어떤 목표를 두고 수액이 투여되나요?

CVP 10~15mmHg와 소변량 > 0.5mL/kg/hr을 목표로 수액을 투여해요. 그리고 혈량을 유지를 위해 수술 시작 시는 5% albumin을 주기도 해요. 그 외에도 재관류 전 전부하를 높이기 위해 생리식염수나 Colloid 제제를 투여해요. 활성산소를 제거와 재관류 직후 이뇨 작용을 목적으로 Mannitol(5g/kg)을, 때론 이뇨제(Furosemide)를 투여하기도 해요. 그리고 Hct 20% 이하면 수혈을 하게 되죠.

신장이식 수술 시 검사는 어느 시점에 하게 되나요?

마취 유도 전과 재관류(Reperfusion) 10분 후에 검사하면 돼요.

수술 끝나면 Intubation은 유지하고 있나요?

환자의 상태에 따라 결정되겠지만, 거의 마취에서 깨워서 Extubation하고 회복실로 이동해요. 이때, 반드시 C-line 삽관을 유지하고, 마지막 소변량을 정확하게 기록해야 해요. 모니터링한 기록으로 적절한 수액 투여량 결정할 수 있도록 인계해 줘야 하죠.

신장이식 후 환자는 회복실에서도 많은 수액을 투여하는 것을 보았어요.

맞아요. 신장이식 후 환자의 상태에 따라 중환자실과 회복실로 이동해요. 그리고 수술 후 시간당 소변량을 측정하고, 의사 지시에 따라 수액 대체요법(Fluid replacement therapy)을 해주는 것이 중요해요.

수액 대체요법(Fluid replacement therapy)을 해주는 것이 중요하다 하였는데, 그 이유는 무엇인가요?

재관류 후부터 소변이 생성되는데, 수액을 적절히 공급해주면 심방 나트륨 이뇨 펩티드(Atrial natriuretic peptide)가 유리되어 신장 기능이 조기에 증진되기 때문이에요.

수액 대체요법을 하면 주로 어떤 수액을 얼마나 투여하게 되는 건가요?

병원마다 Protocol은 다를 수 있지만, 다음 표로 예시를 보도록 해요.

| 시간당 소변량<br>(Hourly Urine output)mL | Fluid replacement scale<br>(D5W:HNS) mL/hr |
|---|---|
| 50 | 60:50 |
| 200 | 60:200 |
| 300 | 60:300 |
| 400 | 60:300 |
| 700 | 60:500 |
| 800 | 60:600 |

보통 수액 대체요법은 5% Dextrose NS 60mL/hr를 Maintenance fluid로 투여하고 Half normal saline(HNS)의 투여 속도를 시간당 소변량에 따라 조절해요. 이 표를 예시로 생각해보면, Hourly Urine output이 100mL 미만이라면 의사에게 보고하고, 101~300mL까지는 Urine 양만큼 투여해요. Hourly Urine output 301~500mL까지는 Hourly Urine양에서 -100mL, 501~800mL까지는 Hourly Urine양에서 -200mL를 투여하고 801mL 이상 측정될 때도 의사에게 보고해야 하는 거죠.

## 4 폐 이식(Lung transplantation) 마취

### Case

65세 여자 환자가 진단명 Diffuse interstitial lung disease로 수술명 Bilateral lung transplantation예정으로 수술실에 입실했다. A S A 4점이고 VV ECMO(ExtraCorporeal Memdrane Oxygenation)가 Insertion 상태이며, Tracheostomy가 시행되어 T-can(Tracheal-canulation)이 있는 상태다. 폐 이식 환자의 마취는 어떻게 해야 할까?

폐도 이식할 수 있군요. 폐 이식은 어떤 환자가 대상자가 될 수 있는지 궁금해요.

난치성 말기 폐질환 환자로 COPD(Chronic Obstructive Pulmonary Disease, 만성 폐쇄성 폐질환), 섬유성 낭포증(Cystic fibrosis), 특발성 폐섬유증(Idiopathic pulmonary fibrosis), 원발성 폐고혈압(Primary pulmonary hypertension)을 가지고 1~2년 안에 질환 사망률이 이식 사망률을 초과한 환자가 대상자가 돼요. 하지만 이식 대상자가 활동성 감염이나 최근 (2년 내) 악성종양, 심각한 신장, 심장, 간질환이 동반된 경우는 폐 이식이 적절하지 않다고 해요.

ECMO mode에 종류가 있다고 하던데, 이 케이스의 환자가 적용 중인 VV ECMO는 어떤 것인가요?

앞서 말한 Femoral artery와 vein을 이용하는 것은 VA(Veno Arterial) ECMO는 탈산소화(Deoxigenated)된 혈액이 Femoral vein에서 나와 ECMO를 통해 산소화(Oxigenated)된 혈액이 Femoral artery로 전달되는 시스템이에요. VV ECMO는 Vein과 Vein을 연결한 ECMO인거예요.

VV ECMO에 대해 조금 더 설명해주세요.

이 Mode는 Femoral vein과 Internal jugular vein을 연결하는 것을 VV(Veno Venous) ECMO라 하는데, 이는 탈산소화(Deoxigenated)된 혈액이 Femoral vein에서 나와 ECMO를 통해 산소화(Oxigenated)되고, 산소화된 혈액이 Internal jugular vein을 통해 전달되는 시스템이에요. ECMO mode는 환자 상태를 고려하여 선택되어요. 대부분 VA mode을 더 많이 사용해요.

이 환자는 VV ECMO를 수술 중에 사용하는데 만약 ECMO를 적용하지 않고 있는 환자는 수술 중 CPB를 사용하나요?

대부분 폐 이식 대상 환자들은 ECMO을 사용해요. 그러나 만약 사용하지 않는 환자는 폐 이식 수술 중에 간 이식에 사용한 BioPump를 사용하다가, 출혈이 많고 환자 상태가 심각한 상태라면 CPB(CardioPulmonary Bypass)로 전환하여 사용하기도 해요.

 양쪽 폐 이식 수술 과정이 복잡한가요?

 환자를 Supine position에서 양팔을 벌린 자세로 네 번째 Intercostal을 열고 Sternum을 열어 양쪽으로 벌려서 폐와 심장을 노출해요. 오른쪽 Recipient lung을 제거하고 Donor의 폐를 가져와 Bronchus, PA(Pulmonary Artery), PV(Pulmonary Vein) 순으로 연결하고, 나머지 왼쪽도 같은 방법으로 연결하면 돼요.

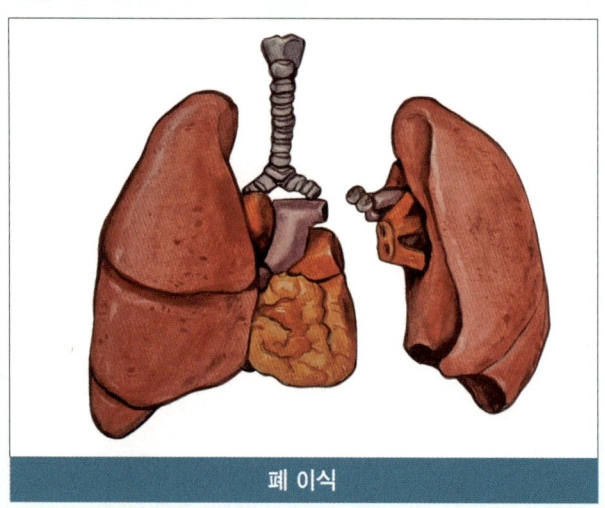

폐 이식

 폐 이식은 양쪽 폐를 이식하니 전부 뇌사자 기증이 되겠네요.

 양쪽 폐 이식은 뇌사자 이식이고 한쪽 폐만 이식하는 경우는 생체 이식을 할 수 있어요. 최근에는 2명의 Donor에게서 한 엽(Lobe)씩 받아서 양쪽에 이식하는 수술(Lower lobe를 이용한 Lobar lung transplantation)을 많이 해요. 또한 폐와 심장을 동시에 이식받아야 하는 경우도 있답니다.

 앞서 폐 수술 부분에서 배운 것처럼 DLT(Dolble Lumen endotracheal Tube)를 사용하여 기도삽관을 하겠네요.

 맞아요. DLT는 양쪽 폐에 지속적으로 Suction을 할 수 있고, 산소 투여, 기관지 문합 부위 확인이 가능한 장점이 있어서 폐 이식 수술에 적합해요.

 폐를 수술하는 마취 중에 E-tube로 suction을 해도 되는지 궁금해요.

말기 폐질환 환자들이라 마취 중간에 기관지 분비물이 있으면 Suction해야 하는 경우가 많아요. 특히 진한 분비물이 있는 섬유성 낭포증 환자는 Suction으로 기관지 분비물을 해결해 줘야해요. 흡기, 호기저항이 모두 높아진 까닭에 높은 기도 압력과 느린 흡기를 갖는 환기가 도움이 돼요.

 폐 이식 수술의 마취 물품과 약물에는 어떤 것이 준비되어야 할까요?

 장비와 수액, 응급약물은 심장 이식 준비물에 Bronchoscope만 추가하면 돼요. Radial artery와 Femoral artery를 잡고 C-line은 FMS용과 Swan-Ganz용으로 두 개를 확보해요.

마취 유도 전에 면역억제제를 사용하는 이식 환자이므로 입안의 세균들이 기관과 기관지로 유입되어 수술 부위를 오염시킬 수 있어요. 그래서 이를 예방하기 위해 입안 소독을 위해 0.5% Chlorhexidine 50cc로 Oral irrigation을 해요.

 그런데 이 환자는 이미 기도 확보를 위해 T-cannula(Tracheal-cannula)가 삽관되었는데, Intubation을 해야 하나요?

 일반 마취에서는 T-cannula를 통해 마취호흡회로를 연결하여 사용하려면, T-cannula의 연결 부위가 짧아서 유지가 어려워요. 그래서 T-cannula를 제거하고 그 구멍(Tracheal)에 Endotrachial tube을 넣어서 사용하기도 해요. 수술이 끝나면 Endotracheal tube를 제거하고 새 T-cannula을 삽관하고 회복실로 가요.

그러나 폐 이식은 굵은 DLT을 사용해야 하므로 DLT로 Oral Intubation을 해요. T-cannula을 제거하면 제거 부위에는 Suture을 하거나 Tegaderm으로 막아둬요.

 폐 이식 수술 시 마취의 주의해야 할 점이 있다면 알려주세요.

 폐 이식 수술 시의 마취는 기존의 폐질환에 의한 영향을 많이 받아요. 특히 폐기종 환자는 마취 유도 시 양압 환기에 의해 저혈압이 발생하죠. 원발성 폐고혈압 환자에선 우심부전, 폐섬유증 환자는 One-lung ventilation의 어려움이 많이 발생되므로 주의해야겠죠.

 이식 환자의 예후는 어떻게 예측할 수 있나요?

 모든 장기이식 환자의 예후는 장기이식 대상자의 기존 질환의 중증도에 많이 영향을 받아요. 하지만 폐는 특히 기존 질환의 심각한 정도에 따라서 예후가 달라져요.

 폐가 안 좋아서 새로운 폐를 이식받았는데도 기존 질환의 영향을 어떻게 받는지 궁금해요.

예를 들어 폐기종 환자가 한편 폐만 이식을 받는 상황을 가정해봅시다. 기존 폐기종 폐의 유순도는 높고 이식받은 폐의 유순도는 낮기에 폐동맥혈은 이식 폐 쪽으로 가게 돼요. 그래서 혈역학적 불안정과 가스교환에 문제가 생기므로 이중기관 내관을 통해 기존 폐와 이식 된 폐 각기 독립적 환기가 필요할 수 있어요.

 폐를 수술했으니 수술이 끝나도 Intubation한 상태가 유지되어야 할 것 같아요.

 네. 수술 결과와 환자의 회복에 따라 의도적 폐 기능 조절을 필요로 해서 E-tube의 삽관을 유지해요. 중환자실로 옮겨져 천천히 폐를 회복을 시켜요. 대부분은 DLT를 가지고 가는 것이 아니라, 부드러운 일반적 Silastic E-tube로 교환하여 중환자실로 가요. 그러니 수술이 끝나면 Endotracheal tube를 교환하는 것도 잊지 않아야겠죠?

MEMO

## UNIT 3 연령별 마취간호(남녀노소 마취간호 파악하기!)

1) 소아 마취
2) 노인 마취

# 1 소아 마취

## Case

7세 남아로 진단명 Abdomen site mass로 Laparoscopic biopsy를 받으려 수술실에 입실하였다. ASA 2점이며, 특별한 문제는 없다. 소아 환자 수술시 마취는 어떻게 할까?

소아는 성인에 비해 몸집이 작아서 약물 사용 시에 조심해야 할 것 같아요. 소아 마취가 많이 다른가요?

소아는 성인에 비해 체격만 작은 것이 아니라 성장과 발달을 지속적으로 하기에 발육 과정에 따른 해부생리적 특성을 알아야 해요. 마취약제에 대한 약동학을 파악하고, 선천적 질환에 따른 특징도 잘 알아야 하죠.

소아 마취(Pediatric anesthesia)에서는 성장에 따른 장기의 해부생리적 변화를 알아야 한다는 것이군요. 소아 마취에 대해서는 무엇부터 알아야 할까요?

해부 생리적 변화부터 알아보도록 해요. 먼저, 태아 순환 시에는 태반이 산소와 영양분을 공급하고, 우, 좌심실이 연합순환(Parallel circulation)을 해요. 그리고 폐는 액체로 채워져있어요. 태반에서 온 산소화된 혈액은 1/2은 간으로 가고, 나머지는 하대정맥(IVC)으로 들어가요.

그럼 태아 몸을 돌고 오는 혈액은 어떻게 순환하나요?

돌아오는 혈액은 우심방에서 혈액 중 1/3이 난원공(Foramen ovale)을 통해 혈류가 좌심방으로 가며, 좌심방에서 폐를 통해 돌고 온 혈액은 폐정맥의 혈액과 합쳐져서 좌심실을 통하여 대동맥으로 박출돼요. 우심방에 나머지 2/3 혈액은 우심실을 통해 폐동맥으로 박출되어요. 그러나 높은 폐혈관의 저항으로 대부분 동맥관(Ductus arteriosus)을 통해 Desending aorta로 들어가 태반 및 신체 하부의 혈류에 섞여 돌아요. 따라서 태아는 우심실의 박출량이 좌심실보다 1.5배 많아요.

출생 시는 태아 순환이 바뀐다고 배운 것 같아요.

태아는 태반에서 산소를 공급받다가, 출생하고부터는 폐를 통해 공급받아야 해요. 폐로 환기 호흡을 하면 폐가 팽창되면서 폐혈관 저항이 낮아져요. 그 결과 동맥관은 일반적으로 출생 4일 이내 닫혀요.

또한 폐순환의 저항이 감소되고 체순환의 저항이 높아지면서 우심방, 우심실 압력은 감소해요. 그리고 좌심방, 좌심실 압력이 증가하면서 난원공(Foramen ovale)이 폐쇄가 되어요. 그러면서 동맥순환과 정맥순환의 연결이 폐쇄되죠.

그런데 실제로 마취할 대상은 태아가 아니라 태어난 영아나 소아일 텐데, 태아 순환부터 이해해야 하는 이유가 있나요?

미숙아나 감염, 산증, 저체온, 선천 심장병 등의 여러 이유로 폐혈관 저항이 증가하여 태아순환으로 다시 돌아갈 수 있어서 태아 순환부터 이해하는 것이 좋아요. 이런 경우 저산소증을 유발할 수 있으므로 수술과 마취 중 이런 일이 일어나지 않도록 주의해야 해요.

그렇군요. 태아일 때는 폐 기능도 미숙할 것 같아요.

폐가 제 기능을 하기 위해 팽창된 폐포를 유지하는데 필요한 계면활성물질이 필요하다고 해요. 계면활성물질은 임신 32주가 되어야 충분한 양이 나와요.

호흡기계가 미숙한 채로 태어나면 호흡에 어떤 영향이 있나요?

태아의 호흡중추는 약제, 수면상태. 온도, 저산소증에 쉽게 영향을 받아요. 그래서 정상 신생아도 호흡 조절이 완벽하게 이루어지지 않아요. 특히, 미숙아는 무호흡 혹은 주기 호흡이 쉽게 발생해요. 그러니 환아의 호흡 관리를 잘해야겠죠.

심장은 성숙되지 못한 상태라면 어떤 영향이 있는지 궁금해요. 영아 심장의 특징이 있나요?

영아 심장 심박출량을 높이기 위해서는 심박수가 중요한 역할을 해요. 또한 미숙한 심근은 전부하와 후부하의 증가에 민감하게 반응하므로 마취제에 의한 심근억제가 있을 수 있어요.

성인보다 전체 혈액양도 적겠죠?

네. 성인 남자의 혈액양은 80mL/kg, 여자는 70mL/kg이지만 미숙아의 혈액양은 90mL/kg, 정상신생아 80mL/kg, 유아는 70~75mL/kg 정도예요. 미숙아나 신생아는 체중 비례해서 성인보다 더 많다고 할 수 있죠.

신장도 성인과 차이가 있겠군요.

신장의 사구체 여과율은 성인의 15~30% 정도예요. 미숙아는 이보다 더 떨어져요. 완전한 성장은 1세경에 된다고 하는데, 이런 경우 수분과 나트륨 조절 능력도 떨어져 수분이 과량 투여되면 저나트륨혈증에 쉽게 빠져요. 더불어 신생아는 중탄산염의 재흡수 능력이 떨어진 상태이기에 환아 상태를 잘 관찰해야 하죠.

 갓 태어난 신생아에게 황달이 나타나는 것을 본 적 있어요. 이런 경우는 간에 기능이 미숙해서인 것 같아요.

 맞아요. 출생 시 간 기능이 완전하지 못해 지용성 물질 대사가 성인보다 적고 수용성으로 전환하는 대사가 장애가 발생하면 황달이 생겨요. 또한 약제(Morphine, Midazolam)의 반감기가 길어져요. 미숙아는 글리코겐 저장량이 적어서 저혈당에 쉽게 빠져 저혈압, 무호흡, 서맥, 경련, 뇌손상이 발생할 수 있어요. 특히 산모가 당뇨였던 경우는 저혈당 발생 비율이 높으므로 주의해야 해요.

 소아는 단위 체표면적이 상대적으로 넓어서 체온 조절이 중요하다고 하던데요.

 네. 체구가 작고 단위 표면적이 상대적으로 넓고 열전도는 커요. 그리고 체온 조절 기능은 미숙하기에 주위 온도에 영향을 많이 받아요. 소아는 열 생산에 비해 열 발산이 쉬우므로 소아 수술 시에는 수술실 온도(32~34℃)를 올려요. 그뿐만 아니라 체온 유지를 위한 장비를 통해 수술 중 체온 손실을 막아 주는 것이 중요해요.

 소아의 해부학적 특징도 마취할 때 영향이 있을 것 같아요.

 소아의 해부학적 특징과 관련하여 기도 확보, 호흡 시의 어려움이 있을 수 있어요. 이를 감소시키기 위해 어떻게 마취 관리를 하는지는 다음 표로 알아보도록 해요.

| 소아의 해부학적 특징 | | 마취 관리 |
|---|---|---|
| 비교적 큰 혀와 짧은 하악골 | | · Epiglottis(후두개)가 크고 좁으며 기도로부터 평행이 아님.<br>→ Intubation 시 Blade는 Straight가 Curved보다 잘 보임. |
| 성문 | 신생아 | · 주로 비강이 좁고 비호흡을 함.<br>· 성문과 기관의 직경이 짧고 혀와 림프 조직이 큼.<br>→ 기도 폐쇄가 일어날 수 있으므로 잘 관찰해야 함. |
| | 영아 | · 성인보다 앞쪽에 성문이 위치함.<br>→ Intubation시 성대와 후두덮개가 이루는 각이 좁아서 Intubation이 어려울 수 있음에 대비해야 함. |

| 소아의 해부학적 특징 | 마취 관리 |
|---|---|
| 윤상 연골<br>(Cricoid Cartilage) | · 탄성이 없고 상기도에서 가장 좁은 부위<br>→ E-tube가 성대를 통과해도 윤상연골을 손상시킬 수 있음<br>　(Subglottic edema를 유발함)<br>→ 10세 미만은 cuff 없는 E-tube 사용을 권함. |
| 신생아 기도 | · 약 4cm 정도로 짧음.<br>→ E-tube가 깊이 들어가 One-lung ventilation이 될 수 있음. |
| 영아 호흡 | · 주로 코로 숨 쉼.(Obligate nasal breath)<br>→ 코가 분비물과 부종으로 막히면 Suction을 하거나 비강기<br>　도유지기(Nasal airway)를 삽입해야 함. |
| 호흡근 | · 횡경막이 상대적으로 큰 복강에 눌려 쉽게 호흡 억제가 될 수 있음.<br>· 흉곽은 연골로 되어 있어 흡기 시 횡경막이 수축하면 하부 Rib이 상방보다 내측으로 이동하여 갈비 사이가 아래로 이동하고 복부가 위로 돌출됨.<br>· 흉곽 형성이 미숙하고 연골이 많아 호기 시 팽창에 의한 저항은 적으나 호기말에 무기폐나 폐허탈에 저항하는 힘이 약함.<br>→ 쉽게 호흡 장애가 발생할 수 있음을 고려해야 함. |

그렇군요. 그럼 소아에게 작용하는 약리학적 특성에는 어떤 것이 있을까요?

대부분의 약물은 단백질과 결합해요. 신생아 특히, 미숙아는 혈중 단백질이 질적, 양적으로 감소되어요. 따라서 약물과 단백질의 결합이 감소되고 결합하지 않은 약물들이 약효가 나타나요. 또한 혈액뇌장벽도 미숙하여 심박출량의 많은 분량이 뇌로 공급되기에 뇌에서의 약물 농도가 성인보다 빠르게 증가해요.

약물 대부분은 간에서 대사되고, 신장으로 배설된다고 하던데요. 소아도 그런가요?

지용성 약물의 대사는 출생 시 성인의 50% 정도예요. 수용성 약물은 소변으로 배설되죠. 신생아와 영아는 사구체 여과율이 떨어져 생후 4~5개월 이후에 수용성 약물의 대사 능력이 성인과 비슷해져요.

소아 마취 시 장비와 도구의 종류가 많아 보여요. 발달 상태에 따라 적절한 크기의 물품들이 필요하겠어요.

네. 소아 마취는 1kg도 안 되는 미숙아부터 100kg에 가까운 청소년까지 다양해요. 그리고 수술의 종류도 다양하죠. 각 소아에게 적절한 크기의 장비와 도구를 선택해야 해요.

마취 대상이 소아라 더 주의해야 하는 것에는 어떤 것이 있을까요?

 바이러스 상기도 감염을 주의해야 해요. 바이러스 상기도 감염은 소아에서 흔한 질병이고 수술이 취소되는 가장 큰 원인이에요. 우선 상기도 감염은 말단 기도의 이상을 초래하여 폐쇄 용적을 증가시켜요. 그러면 저산소혈증의 위험성과 기관지 수축, 기도 분비물의 증가로 환기에 지장이 생기게 되죠. 특히 열과 기침이 동반되며 흉부 청진에 잡음이 들리면 수술을 미뤄야 해요. 그 외에도 환아의 정신 안정을 위해 마취통증의는 부모와 환아에게 면담을 통해 도움을 줄 수 있어야 해요.

 부모와 환아가 수술대기실에서 같이 울고 있는 것을 본 적이 있어요.

 부모가 불안하고 두려워하면 그대로 소아 환자에게 전달돼요. 부모의 입장을 이해하고 마취에 대한 정확한 지식을 줘서 불안을 해소해주려 노력해야 해요.

 이럴 땐 어떻게 도와줘야 하나요?

 부모와 격리되는 불안이 제일 높으므로 수술실까지 부모와 함께 입실하게 할 수도 있어요. 또는 보통 많이 불안해하는 소아는 마취통증의가 수술대기실에 가서 진정 약물(Midazolam, Propofol, Thiopentotal sodium 등)을 투여하여 재운 후 수술실로 입실시키기도 해요. 하지만 환자를 재워서 수술실로 입실하는 것은 위험이 따르므로 신중히 선택해야 해요. 이동 중 소아의 안전에도 만전을 기해야 해요.

 수술실로 환아의 보호자가 들어오는 것이 가능하군요.

 수술실은 위생 관리상 외부인 입실이 불가능한 폐쇄 구역이지만, 불안감이 너무 높고 많이 우는 소아(3~8세 이하)는 대부분 병원에서 부모의 수술실 입장을 부분적으로 허용해요. 물론 이때 부모 중 1명으로 제한하는데, 수술실 입실 가능한 옷차림(수술실용 모자, 마스크, 수술실 옷, 수술실용 신발이나 소독 덧신)으로 환복하고 수술실로 환아와 함께 입실해서 마취 시작 후 환아가 막 잠이 들면 수술실 밖으로 안내해서 퇴실하죠. 오히려 영아는 의료진이 달래서 들어와도 크게 불안해하지 않으므로 부모 입장을 제한해요.

 환아는 안정을 위해서 마취 전 투약(Premedication)을 고려할 수 있겠어요.

 소아는 수술 전 불안을 감소시키기 위해 마취 전 투약이 하기도 해요. 10분 정도 수술실 공포의 기억 상실을 일으키는 Midazolam 0.25mg/kg을 투여하면 20분 내로 진정 효과를 나타낼 수 있어요. 여러 가지 맛이 나는 경구 투여용 Midazolam을 소아에게 자주 사용해요. 하지만 최근에는 마취 전 투약을 하지 않는 추세라고 해요.

원활한 수술 진행을 위해서라고 환아의 안정이 필요한 부분이겠어요. 소아는 성인보다 금식하는 것도 훨씬 힘들겠어요.

 앞서 배운 것처럼 소아는 금식으로 인한 고통을 줄이기 위해 최소한으로 금식할 수 있도록 해요. 소아에서 물은 수술 전 2~3시간 전까지 마실 수 있고, 영유아에서 모유는 4시간, 분유는 6시간의 금식이 필요하다고 해요.

 수술을 할 때는 기본적으로 정맥 확보를 하고 오던데, 소아 환자는 정맥 확보를 하고 오지 않기도 하더라고요.

 때때로 환아가 수술에 대한 두려움으로 심하게 불안해하여 정맥 확보가 어려운 경우에는 마스크로 흡입마취 투여 후 정맥을 확보하기도 해요. 흡입마취제로 인해 혈관이완에 따른 정맥확장이 되어 오히려 정맥로를 확보하기는 더 쉽답니다.

또 심하게 울고 보채는 소아에게는 Ketamine 3mg/kg을 근육주사하면 보통 2~3분 후에 마취를 유도할 수 있어요. 그러나 금식이 덜 된 경우는 위식도 역류로 기도가 막히거나, 흡인성 폐렴이 발생할 수 있으므로 정맥 확보가 먼저 되어야 해요. 참고로 미숙아나 신생아는 난원공(Foramen ovale)이 열려있어 공기색전이 발생할 수 있어요. 그러므로 정맥 확보 후에는 공기제거에 더 신경을 써야 해요.

 마취기 준비는 어떻게 할까요? 소아용 회로가 따로 있는 것 같던데요.

 네. 성인 순환회로의 축소판으로 생각하면 돼요. 소아의 나이에 맞는 소아마취회로(보통 8세 이하, 체중 30kg 이하까지)를 사용하죠. 그리고 Bag, Mask, Airway, Straight Blade(보통 3세 미만은 1번, 3~10세 미만은 2번을 사용), Suction line, BP cuff, 소아용 청진기 등을 준비해요.

 마취 약제를 준비할 때도 다른 점이 있을 것 같아요.

 대부분 마취 유도 시 약물은 Propofol(2mg/kg)이나 Pentotal sodium(2~3mg/kg)과 근이완제 Vecaron(0.1mg/kg), Norcumeron(0.06~0.08mg/kg), Esmeron(0.6mg/kg)을 사용해요. 성인마취에 쓰이는 마취약제와는 별 다를 것은 없죠.

대신 준비하는 약물의 용량이 극히 소량씩 준비해야 해요. 정확한 용량을 확인할 수 있는 눈금으로 구분된 1cc, 2cc, 5cc와 같은 적은 용량의 Syringe를 사용하여 용량에 혼돈이 없고 혹 모를 실수로 과량이 투여되지 않도록 대비가 돼요.

 소아 마취 유도 시에는 Nocuron이 사용되는 것을 보았어요.

네. Vecuronium(Nocuron), Esmeron은 Long acting 약물이에요. 소아 마취 유도 시에는 주로 Long acting 약물을 사용해요.

Short acting 약물이 아닌 Long acting을 사용하나요?

진단되지 않은 선천성 근위축증이 있던 소아에게 Short acting 근이완제인 Succinylcholine 투여로 고칼륨혈증이 발생하여 사망한 사례가 있었다고 해요. 그 이후로 8세 이하의 소아에서는 사용하지 않아요. 또한 흡입마취제만으로도 근이완 효과가 있어서 마취 유도 시 근이완제 사용하지 않는 경우가 많아요.

흡입마취제로는 어떤 약물을 사용하나요?

소아는 흡입마취제를 마취 유도 시부터 마취유지에도 사용해요. 그리고 흡입마취제를 사용함으로써 근이완제를 많이 사용하지 않아도 되는 장점도 있어요. 주로 마취 유도와 각성이 빠른 Desflurane, Sevoflurane을 많이 사용하죠. 그러나 Desflurane는 후두경련 등 기도 관련 합병증이 많아 소아에서는 자주 사용하지는 않아요. 최근에는 정맥마취제를 더 많이 사용해요.

정맥마취제는 성인과 비슷하게 사용되는지 궁금해요.

약제도 비슷하고 지속 주입과 TCI(Target Controlled Infusion, 목표 농도 조절 주입)을 많이 선호하죠.

모니터 부착할 때도 소아의 사이즈를 고려해야겠네요.

소아용 BP cuff, EKG electrode, $SpO_2$, BIS를 부착해요.

E-tube 사이즈도 소아에 맞춰야겠어요. 앞서 배울 때 E-tube 사이즈는 새끼손가락 굵기라 하셨죠?

맞아요. 소아의 새끼손가락 굵기나 연령/4 +3.5(내경, mm) 사이즈를 선택해요. 만약을 대비해 그 사이즈보다 한 사이즈 위, 아래로도 같이 준비해 두도록 해요. 그리고 대부분 Video laryngoscope을 많이 사용하며 기도유지가 어렵거나 성대를 직접 확인이 어려운 경우는 LMA(Laryngeal Mask Airway, 후두마스크)을 사용하기도 해요.

기도삽관에 실패하면서 배가 부풀어 오르는 것을 본 적 있어요.

기도삽관이 어려워 기관 삽관을 여러 번 시도한 상태라면 Bagging에 의해 공기가 위(Stomach)로 들어가 팽창되었을 가능성이 있어요(소아는 횡경막이 상대적으로 큰 복강에 눌려 성인보다 쉽게 호흡이 억제됨). 공기가 위로 들어갔다면 위를 Suction해서 공기 제거해야 하므로 Suction tip과 Suction power를 미리 점검해둬요.

 소아의 피부는 성인보다 약해서 손상되기도 쉬울 것 같아요. 어떻게 하면 피부 손상을 예방할 수 있을까요?

 보통 소아의 피부가 연약하여 수술하는 동안 피부 손상을 예방할 수 있도록 해요. E-tube고정 Tape로 인한 손상을 방지하기 위해 긴 수술은 Alcare tape로 고정해요. 수술 시간이 긴 경우는 피부 손상을 덜 주기 위해 양 볼에 Mepitac Tape을 부착 후 주로 윗입술 부위에만 두 개의 Tape로 고정을 해요.

Prone position을 할 때는 젤 베개의 구멍에 E-tube가 들어가도록 위치시키고, 욕창 예방을 위해 머리와 어깨 등이 침대와 닿아 압력이 가해질 수 있는 부위는 푹신한 Allevyn, 거즈나 Pad를 적용하고 피부를 잘 살피도록 해요. 눈에는 Silicone band(Easi lock)을 부착해 보호해 줘요.

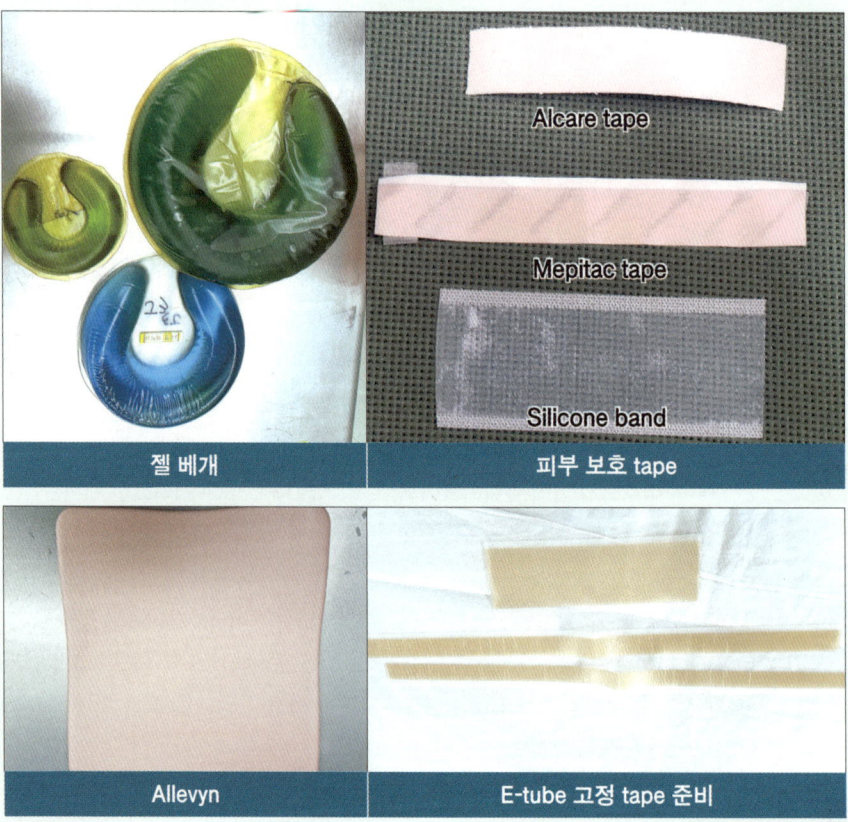

| 젤 베개 | 피부 보호 tape |
| Allevyn | E-tube 고정 tape 준비 |

 소아의 체온도 ESS로 모니터 하나요?

1세 미만은 부착용 체온계(Skin temperature probe)를 이마에 붙이고, 1세 이상은 소아용ESS를 삽관해서 체온을 감시해요. Blanketrol pad를 이용할 때 온도는 36℃ 정도로 사용하고, Air warmer도 적극적으로 이용하여 체온 유지에 도움을 줄 수 있어요.

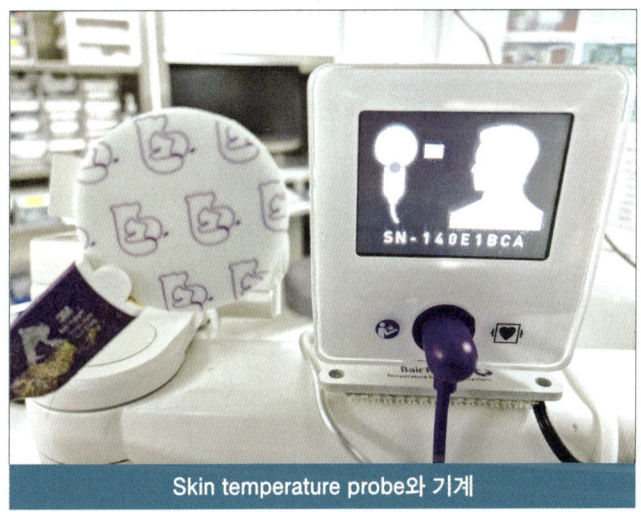

Skin temperature probe와 기계

 마취에서 깨울 때는 수술실 의료진들이 소아 곁으로 모이더라고요.

 보통 소아를 마취에서 깨울 때 소아가 공포를 느끼고 굉장히 불안해 할 수 있어요. 몸부림을 치면서 수술 Table에서 떨어지는 낙상사고가 있을 수 있어요. 또한 이 과정에서 수액 라인과 모니터 라인이 빠지거나 손상될 수도 있어요. 그러므로 모든 의료진이 환아 근처에서 안전을 위해 최선을 다해야 해요.

 통증이 있으면 그 공포감이나 불안감이 더 심해질 것 같아요. 통증관리도 잘 해줘야겠어요.

 맞아요. 마취 유도 직후 Caudal block을 해주거나, 소아는 때론 Acetaminophen(Suspen suppository) 좌약을 항문에 넣어 수술 중, 후 통증을 덜어주기도 해요. 수술 후에도 적절한 진통제(Opioids) 투여가 필요하죠.

 Caudal block은 부분마취인가요?

 네. 배꼽 아래 모든 수술에 적용되는 것이고, 기본적으로 단회 주입(Bolus)으로만 자주 사용해요. 주로 수술 후 통증을 조절하기 위한 목적으로 많이 시행하죠. 적용 부위는 미골천골인대(Sacrococcygeal ligament)를 통해 천골 열공(Sacral hiatus: S4~S5 사이 Sacral 척추궁이 뒤쪽에서 아직 결합되지 않아 생긴 V자 모양의 입구)을 경유해 시행되는 경막외 마취의 일종이에요. 소아는 성장하면서 Sacral hiatus를 확인하기 어렵거나 닫히므로 주로 6세 이하의 소아에서 많이 시행해요.

Caudal block의 준비물과 마취방법을 알려주세요.

 준비물은 Sono, 22G Angio catheter, 0.2% Ropivacaine hydrochloride hydrate(Naropin), 소독용 솜, Gauze, Glove가 필요해요. 마취 유도 후 Semi-prone이나 Prone position에서 다리를 구부리도록 개구리 자세를 잡아요. 하지만 소아는 쉽게 만져지므로 기도유지에 더 좋은 Lateral position을 많이 취하는 편이에요. Angio catheter를 사용하거나 2cc syringe을 사용하여 0.2% Ropivacaine을 투여해요(4주 이상 소아는 0.5mg/kg, 4주~6개월 0.7mg/kg, 6개월 이상은 1mg/kg). Caudal block 시술이 끝나면 소독 밴드를 붙여주고, Supine position으로 바꿔 수술을 시작해요.

 환아가 깨서 움직이기 시작하면 회복실로 이송도 쉽지 않겠어요.

 마취에서 막 각성되면 소아는 이송 침대에서 자꾸 일어나려 하고, 수술 부위를 손으로 만지거나 드레싱을 뜯을 수 있어요. 이런 부분을 각별히 주의해야 해요. 안전 Pad로 둘러싸인 소아 침대를 이용해 환아를 이송해요.

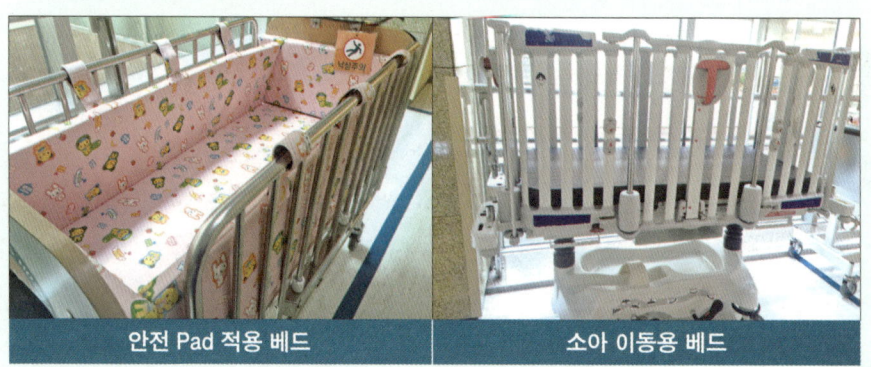

안전 Pad 적용 베드 | 소아 이동용 베드

## 2 노인 마취

> ### Case
> 91세 여자 환자로 진단명 Femoral intertrochanteric fracure, Lt으로 수술명 Open reduction and internal fixation 예정으로 수술실로 입실하셨다. ASA 2점이며 기저질환으로 DM, HTN, Osteoprosis, dementia를 가지고 있다. 노인 환자 수술 시 마취는 어떻게 할까?

노인 환자는 마취 후 부작용이 많을 것 같아요.

맞아요. 노인 환자가 젊은 환자에 비해 수술 후 부작용의 빈도가 3~5배나 많아요. 노인의 생리적 변화를 잘 이해하여 수술 후 섬망(Delirium)과 인지 기능 장애가 예상되면 적절한 수술 후 대처를 해야 하죠. 심혈관계나 뇌신경계의 위험 인자를 파악하고 예방할 수 있도록 해야 해요. 노인마취(Geriatric Anesthesia)는 수술 후 조속한 기능 회복하는 것을 최우선 목표로 고려해야 하죠.

노인마취에서 일반 성인 환자 마취와 달리 주의해야 할 점은 어떤 것이 있나요?

노인 환자는 기도 반사 반응이 저하되어 위 내용물의 역류나 흡인이 있을 수 있어요. 그리고 피부 및 연조직 감소로 허혈성 압박손상이 생기기 쉬워요. 또한, 눈물 분비가 적어져 손상이 쉽게 되므로 안구 보호가 필요하죠. 뿐만 아니라 수술 후 저체온에 의한 심혈관, 대사성 스트레스를 방지하기 위해 적극적 체온 조절이 필요합니다.

소아 환자에서처럼 노인환자도 생리 변화가 마취에 영향을 줄 수 있겠어요.

네. 노인의 노화에 의한 신체 변화에 병적 변화가 더해져 위험도를 높이죠. 노화에 의한 조직 및 장기에 변화를 다음 표로 알아보도록 해요.

■ 노화에 따른 신체 변화

| 신체 구성 | 골격근, 체지방 조직 소실, 지방 증가 |
|---|---|
| 신경계 | 80세 이후 뇌 용적의 30% 감소 |
| 심혈관계 | 심장과 혈관의 경직화, 자율신경계 불균형, 전도 변화, 베타수용체 자극에 대한 반응 감소 |
| 호흡계 | 흉곽이 탄력성 감소, 근육 질량 및 호흡근 약화, 폐포 가스 교환 면적 감소, 중추신경계반응 감소 |

| 신장/간 | 신장 질량 30% 감소, 청소율 감소, 신장 혈류는 10년마다 10%씩 감소/간 용적 20~40% 감소, 간 혈류 10년마다 10%씩 감소 |
|---|---|
| 기타 | 체온 조절 능력 감소, 청력 및 시력 감소, 면역력 감소 |

노인 환자에게 마취약제를 투여할 때, 투여 용량을 줄여서 하던데요. 그 이유는 무엇인가요?

연령이 증가할수록 마취제의 요구량이 감소되기 때문이죠. 노인 환자는 대부분의 약물이 배설되고, 대사 작용이 연장될 수 있음을 고려해요. 정맥마취제는 20~40% 감소해서 투여하고, 흡입마취제도 최소 폐포 농도가 10년마다 6%씩 떨어지기에 가장 빠른 각성을 나타내는 Desflurane을 주로 사용하죠.

의치나 틀니 착용 여부도 확인해야 하죠?

네. 노인 환자의 대부분이 의치와 틀니가 있어요. 고정되지 않는 틀니는 제거할 수 있도록 하고 흔들리는 치아가 없는지 꼼꼼히 살펴봐요. 틀니를 제거하고 잇몸만 있는 상태에서 Intubation을 할 때는 잇몸의 손상이 없도록 주의해야 해요. 혹 흔들리는 치아는 빠질 수 있음을 환자나 보호자에게 미리 설명해두는 것이 좋아요.

그렇군요. 노인 환자는 청력이 약해져 있어서 큰 소리로 설명하는 경우가 많은 것 같아요.

대체로 노인 환자는 청력이 떨어진 경우가 많아요. 미리 환자의 청력을 확인하고 청력 기능이 원활하지 못하다면, 평소 말소리보다 더 큰 소리로 말해요. 또한 알기 쉬운 단어를 써서 설명해주는 것이 좋아요. 그럼에도 의사소통에 문제가 있을 땐, 글씨로 써서 설명해주기도 해요.

노인 환자에게 나타나는 마취 후 합병증에는 무엇이 있나요?

가장 많은 것은 무기폐, 급성기관지염, 폐렴 등 폐 관련 합병증이에요. 노인 환자의 환기 장애를 예방해줘야 해요. 그밖에도 심근경색, Delirium(섬망) 등이 나타날 수 있어요.

Delirium(섬망)은 중환자실 환자에게서 많이 나타난다고 들었어요.

섬망은 수술 후에도 나타날 수 있어요. 수술 후에 급성으로 의식 수준이 일정하지 않고 감정 기복이 심한 변화를 말하죠. 빈도는 수술에 따라 다르지만 약 10% 정도이며, 수술 후 회복과 처치에 협조를 얻기 힘들어요. 그로 인해 회복에 영향을 미쳐 장기 입원을 가져오고 나이가 많을수록 섬망 발생 빈도도 올라가요. Delirium의 위험 요인으로는 인지 기능 장애, 불면증, 시력과 청력 손상, 부동(Immobility), 탈수 등이 있어요.

Delirium의 위험인자가 높은 노인마취 관리는 어떻게 하는 것이 좋은지 알려주세요.

Delirium의 악화 요인인 마취 시간을 최대한 짧게 하는 것이 좋아요. 그리고 대사 및 전해질 장애, 수술 중 저체온, 부적절한 통증 조절을 피해줘야 해요.

Delirium이 심한 환자는 회복실로 이송하고도 간호하는데 어려움이 있을 것 같아요.

마취에서 각성이 완벽히 되지 않아서 몸부림치고 소리치는 등 Delirium이 심한 환자를 회복실로 이송할 때는 환자의 안전을 먼저 생각해야 해요. 전 의료진이 협력하여 진정하도록 섬망이 있는 상태임을 알리고, 집도과 의사와 회복실 간호사가 항상 환자 곁에 머물면서 간호해 주어야 해요. 때에 따라 보호자 동의를 얻고 억제대를 적용하기도 해요. Delirium이 심한 경우 보호자를 환자 곁에 머물도록 해주는 것이 도움이 돼요.

수술 후 통증을 어떻게 관리해줄 수 있을까요?

나이가 들면서 통증의 역치는 높아지기는 해요. 하지만 노인 환자들은 진통제가 몸에 좋지 않을 거라는 생각에 최대한 참아보려는 경향이 있어요. 이런 경우 통증에 대한 반응을 세심히 살펴 관리해줘야 해요.

Opioids는 성인 용량의 25~50%로 시작하여 약의 효능과 부작용을 관찰하면서 추가 투약을 결정해요. 비마약성 진통제는 소화성 궤양이나 출혈 경향이 있어요. 그러므로 사용상 주의를 해줘야 해요.

소아와 마찬가지로 노인도 낙상 고위험이죠?

네. 그래서 이동용 침대보조난간은 반드시 올리고 침대 안전띠도 사용해요. 노인환자에게 는 낙상위험이 있음을 지속적으로 설명해줘야 해요.

소아처럼 노인의 피부도 약한 상태일 것 같아요.

맞아요. 노인의 피부는 피하지방층이 얇고 근육도 감소되어 있어요. 그리고 실금이나 실변으로 인한 피부 손상이 있는 경우도 있기 때문에 수술 전후로 피부 상태를 점검해야 하죠. 지속적으로 피부 상태를 관찰하여 욕창 발생을 예방해 주어야 해요.

## UNIT 4 특수마취간호(로봇손으로 수술을 한다고?)

1) 로봇수술(Robotic surgery) 마취
2) 진정마취(Sedation anesthesia)

# 1 로봇수술(Robotic surgery) 마취

## Case

76세 남자 환자로 진단명 편도암(Tonsillar cancer)으로 수술명 TORS(Transoral robotic surgery, 경구강 로봇수술)와 SND(Slective neck dissection, 선택적 경부 림프절 절제술)을 하기 위해 수술실로 입실하였다, ASA 3점이다. 로봇수술시 마취는 어떻게 할까?

로봇수술(Robotic surgery)란 무엇인가요?

로봇 장비를 가지고 하는 수술이에요. 로봇 장비란 동력과 인공 감각을 보유하고 컴퓨터로 제어가 가능한, 다양한 일을 수행하는 장치로 단순한 컴퓨터 보조(Computer assisted) 장치를 의미해요. 하지만 3차원적 시야, 접근하기 어려운 구역의 시야 확보, 보다 쉬운 기구 조작, 원격 수술 기능이나 장점을 가진 컴퓨터로 강화된 원격 조작기(Tele manipulator 또는 Remote manipulator)라 할 수 있어요.

다빈치 로봇에 대한 기사를 본 적이 있어요.

현재 국내에 들어온 대표적 로봇 수술 장비예요. 로봇수술 개념은 원격 로봇 조작 수술이라고 보면 되요. 다시 말하면 로봇 수술은 복강경술의 성장, 발달과 원격이라는 두 개념이 합쳐지면서 원격조작이 가능한 로봇 시스템이 되었는데, 이를 다빈치(Da vinci) 로봇 수술 시스템(Robotic surgical system)이라 해요.

다빈치 로봇 수술을 좀 더 자세히 알려주세요.

다빈치 로봇 시스템은 세 가지로 구성되어요. 외과의가 앉아서 로봇 팔을 조정할 수 있는 콘솔(Console), 3~4개 로봇 팔이 있는 수술용 카트(Surgical cart 또는 Side cart), 그리고 광학타워(Optical tower)가 있어요. 광학타워는 수술 부위 영상을 외과의사 이외의 다른 의료진들이 볼 수 있도록 2차원 모니터에 표시하고 녹화가 가능한 비디오 장비와 이산화탄소 주입기 같은 복강경 장비로 구성되어요.

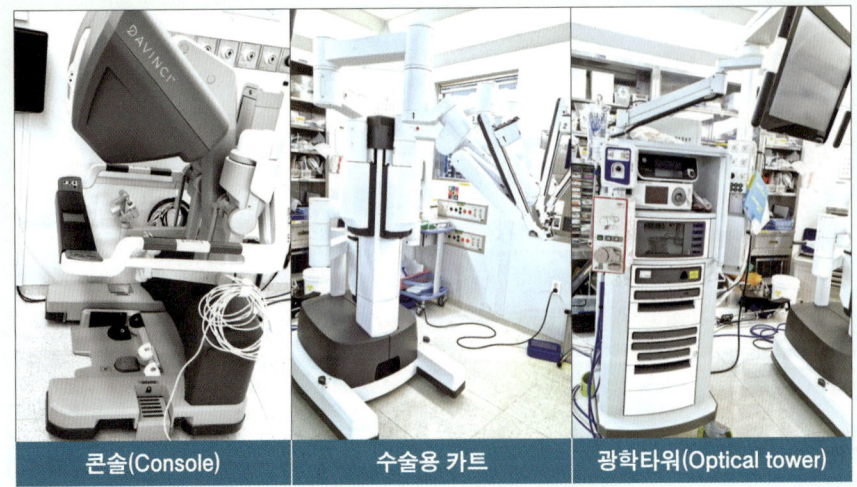

콘솔(Console) | 수술용 카트 | 광학타워(Optical tower)

다빈치 로봇수술은 외과의사가 로봇팔을 움직여 수술하는 것이군요.

네. 콘솔에 앉아 검지와 엄지의 레버로 구성된 두 개의 마스터 조작기를 통해 양손을 움직이며 이는 로봇팔에 정확하게 전달되어 움직여요. 콘솔에는 3차원 뷰어(Viewer)가 있어 외과의가 로봇팔을 조작할 때 수술 field에 있는 듯 가상 경험을 한다고 해요.

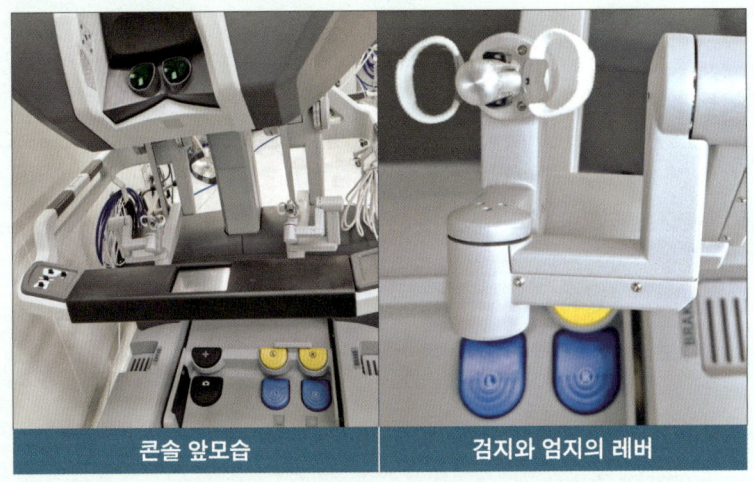

콘솔 앞모습 | 검지와 엄지의 레버

다빈치 로봇 수술의 미세하고 정교한 수술을 할 수 있다고 하던데요. 어떻게 할 수 있는 거죠

콘솔은 영상 시스템을 통하여 인체 공학적으로 편안하게 로봇 팔을 조정하게 되어 있어요. 외과의의 손, 손목, 손가락의 움직임이 환자의 몸 안에 있는 로봇 팔의 움직임으로 실시간 변환되죠. 움직임의 크기는 1:1에서 5:1까지 조정할 수 있어요.

움직임의 크기가 5:1이라는 게 어떤 의미인가요?

5:1이란 외과의 손의 움직임이 5cm일 때 로봇 수술 팔은 1cm 움직이게 되어 미세한 움직임이 가능하다는 거예요. 그리고 손의 떨림을 제거하는 기능도 있죠. 또한 콘솔에 부착된 페달(Foot pedal)을 통해 전기 소작기와 초음파 기구를 조종하거나, 비디오 카메라의 초점을 맞출 수 있어요.

다빈치 로봇 수술 장비가 상당히 커요.

네. 그래서 마취통증의는 로봇의 크기에 고려해서 마취기 및 감시 장치의 위치를 외과와 협의해서 수술에 지장이 가지 않도록 해요. 마취 감시에도 용이하도록 장비를 효율적으로 배치하는데 신경을 써야 하죠.

모든 수술이 다빈치 로봇 수술로 가능한가요?

여러 외과에서 로봇 수술을 사용하지만 모든 수술을 할 수 있는 것은 아니에요. 복강경 수술이 가능한 모든 수술은 로봇 수술이 가능해요. 주로 외과(담낭절제술, 장절제술, 위절제술, 갑상선절제술, 신장수술, 유방절제술, 간담도외과수술), 비뇨기과(근치전립선절제술, 근치방광절제술), 이비인후과(편도, 코수술), 흉부외과(식도수술, 승모판재건술, 관상동맥 우회술), 산부인과(자궁절제술, 근종적출술, 난소적출술)에서 많이 적용해요.

다빈치 로봇 수술의 마취는 어떤 특징이 있나요?

외과의가 미세한 수술적 조작을 할 때 환자의 어떤 움직임도 없어야 하므로 충분한 마취 심도와 근이완이 되어야 해요. 반면에 환자의 수술이 끝나면 환자의 회복도 빨리 이루어지기 위한 섬세한 마취가 요구돼요. 그래서 주로 정맥마취제를 많이 이용해요.

이비인후과 수술중에서 편도수술은 입안에서 수술이 이루어지는데, 이런 경우는 어떻게 호흡을 보조해주나요? Intubation을 할 수 있나요?

그래서 Nasal Intubation을 해요. 주로 Video larygoscope를 준비하고 Magill forceps이 필요해요. Endotrachial tube는 Nasal RAE Tube를 사용해요. (성인 남자는 ID 6.5mm, 여자는 6.0mm) 삽관 시 코 점막의 자극을 줄여 주기 위해 Lidocaine jelly를 묻혀서 코에 먼저 넣고 Video larygoscope으로 Vocal cord를 보면서 Magill forceps을 이용하여 성문으로 Nasal RAE Tube를 삽입해요.

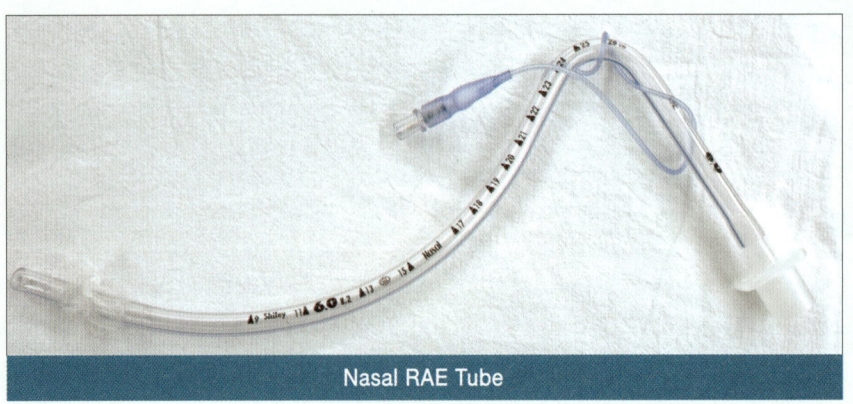

> ✓ **TIP**  **Nasal RAE Tube**

Nasal RAE Tube는 Intubation 직전 온장고에서 꺼내거나, Warm saline에 담가 두어 Tube가 말랑말랑하게 준비 해주면 코 점막 자극을 줄일 수 있어요. 고정할 때는 보통 코와 이마 방향으로 이마에 거즈를 덧대어주고 고정하면 돼요.

입안이 수술 Field라 입 안에 위치시키는 다른 마취 기구도 삽입하지 못하겠어요.

네. 그래서 이런 경우에는 ESS 대신 고막(Tympanic) 체온계를 사용할 수 있어요. 하지만 두경부 수술이라면 고막 체온계는 움직임으로 인한 부정확한 체온이 측정될 수 있어서 그 대신 고막체온계의 Probe를 겨드랑이에 붙여서 측정해요.

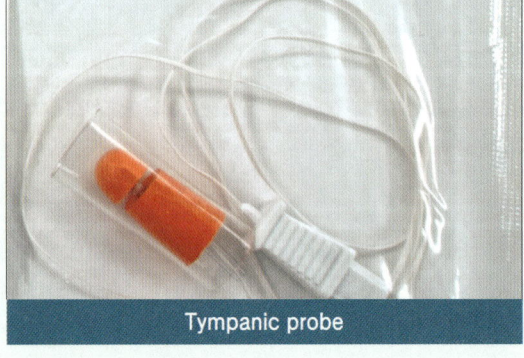

로봇 수술 중에는 마취의의 접근이 쉽지 않을 것 같아요.

섬세한 수술인 로봇 수술에서는 로봇이 장착이 된 후에는 환자에게 접근하기 어려워요. 그래서 수술 전에 미리 환자에게 적용된 장비, 물품의 상태를 꼼꼼히 확인해야 해요.

어떤 것들을 확인해야 할까요?

수술 Field drape 전에 환자의 E-tube가 꺾이거나 빠지지 않게 잘 고정해야 해요. 수액 Line의 Patency를 확인하고, 만약 Line의 길이가 짧다면 미리 연장해서 준비해야 하며, 연결 부위 상태도 잘 살펴봐야 해요. 그리고 환자의 눈도 Silicone tape로 잘 덮어주고 체온 유지를 위한 Air warmer도 적용을 해줘야 해요.

로봇 수술은 장점이 많네요.

로봇 수술을 이용하면 절개 부위도 최소화할 수 있고, 섬세한 동작으로 혈관들도 쉽게 다룰 수 있어서 출혈도 적어요. 수술 후 통증도 적어서 병원 재원 기간을 줄여 줄 수 있어요. 다만 아직 보편화 되지 않아서 집도의의 숙련도가 필요해요. 장비 비용이 많이 들고 크기가 큰 것은 단점이에요. 하지만 좀 더 발전하면 화상 진료도 가능해질 것으로 기대해요.

# 2 진정마취(Sedation anesthesia)

## Case

3세 남아로 봉합실 제거(Stitch out)을 위해 소아 진정 센터(Pediatric sedation clinic)로 내원했다. 소아 진정마취는 어떻게 할까?

진정마취란 무엇을 뜻하나요?

진정마취는 MAC(Monitored Anesthesia Care, 감시마취관리)라고도 해요. 진정과 진통을 함께 제공하는 마취로, 불안을 해소해주는 얕은 진정부터 기도 관리가 요구되는 깊은 진정까지 해주는 전신마취를 의미해요.

진정을 시키고 통증을 없애는 것은 일반의사도 하지 않나요?

2011년 미국공공의료서비스본부에서는 마취통증의, 마취간호사, 마취보조의료인만 진정 요법을 시행할 수 있도록 규정했어요. 국내에서는 얕은 진정은 일반의사도 할 수 있어요. 하지만 마취통증의가 시행하는 진정마취는 발전된 감시 장치와 정맥 또는 흡입마취제로 안전하고 효과적으로 통증을 제거하고 환자를 이완시킬 수 있어요. 모든 연령의 환자에게 적용할 수 있죠. 또한 수술 후 합병증을 줄여 이환율도 낮출 수 있어서 최근 마취통증의에 의한 진정마취가 보편화되고 있어요.

진정마취는 어떤 경우 사용되나요?

간단한 처치나 주로 안전한 검사를 하기 위해 진정을 제공해요. 무엇보다도 환자의 정서적 불안감을 최소화하기 위해 사용돼요. 주로 소아에게 많이 사용되나 성인도 하는 경우가 있어요.

진정마취 적용 대상은 어떻게 되는지 궁금해요.

검사, 시술, 국소마취 수술을 시행하기 위해 진정마취가 필요한 모든 소아, 중등도 이상의 진정 치료가 필요한 성인이 적용 대상이에요. 주로 진정치료가 시행되는 검사는 주로 소아 CT, MRI, Bone scan, Digital EEG 등의 검사하는 동안 많이 적용해요.

진정마취 수준은 어떻게 선택되나요?

진정마취 수준은 가벼운 진정, 중등도의 진정, 깊은 진정으로 나눠져요. 주로 검사나 시술의 종류, 환자의 전신상태 혹은 기저질환에 따라 선택해요. 진정수준은 항상 역동적이어서 마취통증의는 진정상태로부터 환자를 빨리 회복시킬 수 있고 기도 관리나 심폐소생술과 같은 응급상황 대처에 익숙해 있어야 해요.

진정 수준을 평가한다고 하던데, 진정 수준은 어떻게 평가할 수 있나요?

진정 수준을 평가하는데 이용되는 진정 등급(Sedation scale)이 있어요. 이는 의식 상태의 수준을 점수화한 것이에요. 여러 가지 평가 방법이 있지만, 가장 많이 사용하는 OAAS/S(Modified observer's assessment of alertness/Sedation scale)는 말하는 것, 표정과 눈을 뜨는 등 환자의 전체 반응을 평가하는 것이에요. 하지만 자극에 적절하게 반응하지 못하는 소아나 청력장애, 신경발달장애가 있는 환자들에게 적용하는 것은 적절하지 못하죠. 그래서 다음과 같은 객관적 지표를 같이 적용해야 해요.

■ OAAS/S(Modified observer's assessment of alertness/sedation scale)

| 점수 | 반응 민감도 |
| --- | --- |
| 6 | Agitated |
| 5 | Respond readily to name spoken in normal tone(Alert) |
| 4 | Lethargic response to name spoken in normal tone |
| 3 | Response only after name is called loudly and/or repeatedly |
| 2 | Does not response to mild prodding or shaking |
| 1 | Does not response to deep stimulus |

객관적 지표는 수치로 알 수 있는 것을 의미하는 건가요?

이러한 객관적 지표를 Objective risk assessment tool이라고 하고, 혈압, 맥박, 호흡수, 호기말 산화탄소분압 등이 해당돼요. 또한 마취 깊이를 모니터할 수 있는 BIS(Bispectal index system)를 사용하는 것도 객관적 지표 중 하나이죠.

진정마취를 할 때 장비는 어떻게 준비할까요?

기본 감시 장치(NIBP, EKG, SpO₂)와 응급 상황에서 쓸 수 있는 산소 공급원, 다양한 인공기도들, Suction, LMA, Defibrillator, 응급 cart를 준비해요.

진정마취에는 주로 Midazolam을 많이 사용하는 것을 봤어요.

진정마취에는 진정제와 Opioid를 병용해요. 보통 진정제로 사용되는 약물은 진통 효과가 없어서 통증이 있는 시술은 Opioid를 같이 사용하는 것이에요. 다음 표를 통해 진정제로 사용되는 약물을 정리해 봐요.

| Chloral hydrate(Pocral syrup) ||
|---|---|
| 적응증 | · 진정, 수면(Hypnosis), 소아에서 가장 자주 사용됨<br>· 15kg이하의 영유아에게 사용함 |
| 주의 사항 | · 과량에서 호흡, 중추신경 억제가 나타남<br>· 운동 불균형(Motor unbalance), 흥분, 공격적 행동- 구역 구토가 발생<br>· 반응 예측이 어렵고 작용 시간이 길어짐 |
| 사용 용량 | · 경구로 50~100mg/kg<br>· 필요 시 30분 후 25~50mg/kg 반복 투여<br>· Onset: 15~30min<br>· Duration: 60~120min |

| Midazolam(Dormicum) ||
|---|---|
| 적응증 | · 기억상실(Amnesia), 불안해소(Anxiolysis), 진정, 수면 |
| 주의 사항 | · 호흡 억제, 경도의 심혈관 억제 |
| 사용 용량 | · 성인: 2~4mg IV<br>· 소아: 1~2mg IV<br>· Onset:1~3min<br>· Duration:15~20min |

| Propofol(Pofol, Fresofol) ||
|---|---|
| 적응증 | · 진정, 수면<br>· 마취유지 |
| 주의 사항 | · 주사 시 통증(Lidocaine infiltration필요)<br>· 무호흡, 상기도 폐쇄<br>· 혈압 감소, 서맥 |
| 사용 용량 | · 성인: 10~40mg IV<br>· 소아: 1~2mg IV<br>· Onset < 2min<br>· Duration: 3~10min |

| Ketamine ||
|---|---|
| 적응증 | · 진정, 수면<br>· 진통(Analgesia)<br>· 해리성 마취제 |
| 주의 사항 | · 타액, 분비물 증가<br>· 환각, 안구진탕, 뇌압상승, 안압 상승 |
| 사용 용량 | · 0.5~1.5mg/kg IV<br>· Onset < 1min<br>· Duration: 5~10min |

| Dexmedetomidine(Precedex) ||
|---|---|
| 적응증 | · 진정, 수면<br>· 기억소실, 진통 |
| 주의 사항 | · 입 마름, 구역<br>· 일시적 고혈압 이후 혈압저하, 서맥<br>· 호흡에 대한 영향 적음<br>· 섬망이 적고 정상 수면과 비슷함 |
| 사용 용량 | · 성인: loading: 10분간 1mcg/kg<br>· 유지: 0.6mcg/kg/hr시작 0.2~1mcg/kg/hr<br>· Onset: 10~15min<br>· 반감기: 2시간 |

진정마취에 Opioid는 주로 어떤 약물을 사용하나요?

주로 효과가 빠르고 대사가 빠른 진통 목적으로 Fentanyl, Remifentanil(Ultiva)을 사용해요. 통증이 있는 시술 시 사용되어요.

진정마취 중 부작용으로 산소 포화도 저하가 발생할 수도 있을것 같아요.

네. 산소포화도($SpO_2$)가 93% 이하 또는 진정 전보다 5% 이상 감소하면 산소포화도 저하가 발생하는 것으로 볼 수 있어요. 그리고 기도와 호흡이 유지되지 않거나, 구두나 물리적 자극에 반응하지 않는다면, 신속히 기도를 유지하고 환기 보조 도구를 사용해요. 그렇게 산소를 공급하면서 진정심도를 낮춰야 해요. 또한, 약물의 부작용이라 판단되면 길항제를 투여해야 해요. 심한 호흡 억제가 있는 경우는 Intubation도 해야 할 수 있어요.

그럼 Intubation을 할 수도 있다면 진정마취 전에도 금식이 필요하겠어요.

맞아요. 전신마취에 준해서 금식을 시켜요. 소아인 경우 맑은 물 2시간, 모유는 4시간, 고형 음식 6시간을 금식하도록 해요.

 소아 진정 센터 방문하는 환자는 병동에 입원한 환자가 아닌 외래 환자도 있는 것 같아요.

 소아 진정 센터에서 관리되는 진정마취는 환자가 받는 검사나 시술에 따라 입원환자와 외래환자가 있어요.

 진정마취를 받기 위한 외래환자 관리는 어떻게 되나요?

 외래환자는 소아 진정 센터 외래로 접수되고, 마취통증의학과 상담을 통해 진정의 종류를 선택해요. 설명을 들은 후 동의서 작성을 하죠. 마취통증의는 이때 진정마취 전 평가를 해요. 상담이 끝나면 간호사는 진정제를 경구 투여하거나, 정주 진정을 위한 정맥관을 확보해요. 검사나 시술을 위한 진정마취를 한 뒤 진정회복실에서 회복한 후 퇴원을 하는 절차예요. 입원 환자인 경우는 퇴원이 아닌 병동으로 이송돼요.

 진정마취 동의서가 있네요.

 소요 시간, 진정마취의 장, 단점, 발생 가능한 문제점, 합병증, 진정하지 않을 때 발생하는 통증이나 불편감 등을 설명하고 동의를 얻어야 해요. 그리고 동의서에 서명 기록으로 남겨야 해요.

 소아 진정 센터에 마취기가 있는 것을 본 적이 있어요. 진정 센터에서 흡입마취제도 사용하나요?

 네, 진정마취는 일반적으로 진정제를 정맥투여를 하는 것이지만, 진정제의 정맥투여만으로 협조되지 않는 경우(Ex. 불안이 높은 소아 환자)는 VIMA(Volatile Induction Maintenance Anesthesia)을 해요.

 VIMA(Volatile Induction Maintenance Anesthesia)는 어떻게 하는 마취인가요?

 이는 흡입마취제 Sevoflurane만을 사용하는 마취예요. 마취기 Breathing circuit을 Sevoflurane과 산소로 2분간 Priming 시켜두고, 환자에게 마스크를 대어주면서 심호흡으로 들이 마신 후 3초간 멈추게 해요. 환자의 호흡억제가 없는지 흉부 움직임을 보면서 심호흡으로 들이마시고 멈추는 과정을 반복하게 격려해요. 그러다 환자의 의식이 소실되면 시술을 시작하죠.

단, 흡입마취제로만 마취를 유지하는 것이라 자극이 많지 않고, 20분 이내 짧은 시간 내에 행해지는 처치만 적용할 수 있어요. 시술이 끝나면 100% 산소만 주면서 의식을 회복시키면 돼요.

 VIMA은 Sevoflurane을 사용한다고 하셨는데 그 이유가 있나요?

Sevoflurane은 자극이 적고 혈액과 조직의 용해도가 낮아 마취 유도와 회복이 빨라요. 그리고 지나친 흥분 상태나 분비물 배출이 거의 없어서 사용되어요.

진정제를 지속적으로 정맥투여하면서도 진정마취를 한다고 하셨는데 주로 어떤 약물을 투여하나요?

정맥투여 진정마취에는 주로 Propofol(0.15mg/kg/min)과 Dexmedetomidine(Precedex, 1.5mcg/kg/hr)을 Infusion해요. IV를 확보하고 Syringe pump를 이용하여 진정제를 지속적으로 주입해서 Deep sedation을 해주는 것이죠. 주로 CT, MRI 검사에서 많이 사용되어요. 검사가 진행되는 동안 검사실 밖에서 환자의 흉곽의 움직임과 활력징후를 지속적으로 모니터해야 해요. 검사 끝나면 정주 투여를 멈추고 진정회복실에서 회복을 해요.

소아가 검사할 때는 주로 Chloral hydrate(Pocral syrup)를 경구로 투여해서 진정시키더라고요.

맞아요. 소아진정에 간단한 검사나 시술에 가장 많이 사용하는 방법이죠. 그러나 Pocral syrup 복용으로 원하는 수면 효과를 보지 못할 때가 있어요. 그래서 1차로 Pocral syrup 50mg/kg을 복용하고 30분 관찰해도 자지 않으면 초기 용량의 50%로 Pocral syrup 25mg/kg을 2차 복용해요. 다시 20분 관찰해서 환아가 잠들지 않으면 그때는 Midazolam(Dormicum)을 0.1mg/kg을 정맥투여 해줘요.

그래도 환아가 진정되지 않으면 어떻게 하나요?

너무 불안이 높은 환아도 가끔 있어요. 이런 경우는 주치의와 상의하여 검사를 연기하거나 전신마취를 고려해야 해요.

외래에서 진정마취 후 퇴원은 어떤 기준인지 궁금해요.

환자의 의식, 활력징후, 반사, 호흡, 순환이 돌아오면 퇴원을 계획해요.
소아진정센터에서의 퇴원이 결정되면 퇴원교육을 마친 뒤 보호자에게 수납을 안내해요. 검사결과 확인, 다음 진료일자를 예약하고 응급 상황(Ex. 시술 부위 출혈이나 심한 통증) 시 연락처와 대처방안을 교육하고 귀가시켜요. 퇴원약(주로 진통제, 진통소염제)이 있는 경우 약 처방전을 뽑아 약에 대한 주의 사항을 교육하고 약 처방을 줘야 해요.

## Case

58세 남자 환자로 진단명 대뇌동맥류(Cerebral aneurysm)으로 시술명 Coil embolization을 받으러 혈관조영실로 입실하였다. 검사실에서 출장마취를 의뢰받고 마취통증의와 간호사가 검사실로 이동했다. 출장마취는 어떻게 하는 것일까?

마취도 출장을 가나요?

출장마취(Anesthesia outside the operating room)는 수술실 외에 장소(검사실, CT실, 혈관조영술실)에서 주로 검사나 섬세한 시술, 치료적 시술에 사용돼요. 수술실외 마취(Remote location anesthesia)라 불리기도 해요. 시술과 치료를 제공할 때 통증이나 불편감을 최소화 해줘요. 최적의 검사 영상 확보를 위해서나, 침습적 시술을 안정적으로 하기위해 긴 시간 환자 움직임이 제한되는 경우에 하는 마취예요.

출장마취와 일반마취의 다른 점이 있나요?

일반 전신마취와 같아요. 다만 장소가 수술실이 아닌 검사실이나 혈관조영술실처럼 수술실 외에서 이루어지는 마취예요. 일반 전신마취와 같은 약물과 장비가 필요해요.

일반 전신마취와 같다면 크게 어려움을 없을 것 같아요.

마취는 어려움이 없지만, 수술실이 아닌 검사실의 낯선 환경과 이동하는 장비의 제한성, 검사실 직원이 대부분 마취에 익숙하지 않고 교육되지 않았다는 점에서 수술실에서 하는 마취보다는 더 위험해요. 그래서 실제 마취가 이루어지는 검사실 직원에게 마취교육을 실시하고 정보를 주는 것도 필요하죠. 또한, 마취회복간호사는 마취 장비와 마취기 점검을 꼼꼼히 해야 해요.

검사실에 마취를 위한 장비와 마취기가 있나요?

자주 출장마취를 하는 검사실에는 마취기와 마취 장비가 구비되어 있지만, 없는 경우는 마취기와 마취 장비를 가지고 검사실로 이동하기도 해요. 주로 마취통증의와 마취회복간호사가 같이 마취기와 마취 장비를 이동시켜서 출장마취를 시행해요.

앞서 말한 진정마취와 어떻게 다른가요?

진정마취는 근이완제와 기도 내 삽관이 없이 주로 수면을 유도하는 마취라면, 출장마취는 일반 전신마취라고 할 수 있어요. 두 마취 모두 수술실 밖에서 검사와 시술을 안전하고 정확하게 할 수 있게 도와주는 부분은 같아요. 최근에 검사실에서도 침습적 시술[Ex. ASD(Atrial septal defect) Device 삽입, 혈관풍선 확장(Vascular balloon dilation), Coil Embolization, IORT(IntraOperative Radiation Therapy, 수술중 방사선치료) 등]이 많아지면서 출장마취의 사용빈도가 점점 많아져요.

출장마취의 경우 검사나 시술이 끝나고 환자의 회복은 어떻게 하나요?

대부분 PACU(PostAnesthesia Care Unit, 마취 후 회복실)로 이송되어 회복해요. 이송은 적절한 감시 장치로 환자 상태를 모니터하면서 마취통증의가 함께 관리해야 하죠. 환자가 산소를 공급 중이라면 이동식 산소가 필요할 수 있어요. 만약 시술 후 출혈의 위험성이 높거나, 혈역학적 불안정한 환자, 또는 중환자실에서 검사실로 이동한 환자의 경우에는 마취를 깨우지 않고 중환자실로 환자를 이송하기도 해요.

# PART 4

# PACU, 당일수술센터 간호

**UNIT 1** **PACU 간호** •261
(마취회복간호는 이렇게!)

**UNIT 2** **당일수술센터 간호** •289
(수술하고 하루만에 퇴원이라고?)

## UNIT 1 PACU 간호(마취회복간호는 이렇게!)

1) PACU(Post Anesthesia Care Unit, 마취 후 회복실) 간호
2) ECT(Elelctro Convulsive Therapy, 전기 경련요법) 간호

# 1 PACU(Post Anesthesia Care Unit, 마취 후 회복실) 간호

## Case

52세 남자 환자로 진단명 Rectal cancer로 수술명 Laparoscopic low anterior resection을 받은 후 PACU에 입실하였다. 평소 경증의 불안(Anxiety)이 있어서 몹시 불안해한다. 어떤 간호를 해야 할까?

선생님, PACU(Post Anesthesia Care Unit, 마취 후 회복실)와 회복실(Recovery room)은 다른 것인가요?

거의 같은 의미로 사용돼요. 하지만 회복실은 마취 또는 진정 상태에서 회복하는 곳이고, PACU는 회복실, 중증회복실, 소아회복실, 당일수술센터 간호까지 포함하는 좀 더 포괄적 역할을 하는 곳이에요.

PACU가 좀 더 넓은 영역의 마취 후 회복 간호를 포함하고 있군요.

상급종합병원의 경우 환자의 중증도가 높고 수술 규모가 다양하므로 PACU 형태로 운영하는 곳이 많아요. 그리고 PACU에는 마취통증의가 상주해야 하고 마취통증의와 마취회복간호사는 환자의 활력징후와 수술 후 합병증의 발생 여부를 철저하게 감시해요. 뿐만 아니라 심폐소생술을 포함한 응급처치 능력을 겸비해야 해요.

PACU에는 수술 후 모든 환자가 오는 곳인가요?

그렇다고 보면 돼요. 전신마취, 부위마취, 진정감시를 받은 모든 환자(중환자실로 이송되는 환자는 제외)는 PACU에서 회복해요. 필수적이지는 않지만 국소마취만으로 수술받은 환자도 환자의 상태에 따라 PACU에서 관리되기도 해요.

그럼 수술실에서 PACU로 환자를 이송하는 시기는 어떻게 결정되는 건가요?

이송하는 동안은 환자 상태를 충분히 모니터할 수 없고 처치에 필요한 약물도 준비되지 않아요. 그래서 환자 스스로 안정적 기도유지가 가능하고 충분한 호흡 능력과 혈역학적 안정성이 확보된 후에 PACU로 이송하게 돼요. 환자를 수술실에서 충분히 각성을 시키고 환자의 상태가 안정된 것을 확인하면 마취통증의가 PACU로 이송을 최종적으로 결정하죠.

PACU로 환자를 이송할 때도 환자 상태의 변화를 감시해야 하니 의료진이 동행해야 할 것 같아요.

맞아요. 수술실에서 각성이 된 환자도 이송도중 예기치 않게 환자 상태 변화가 있을 수 있어요. 그래서 반드시 마취통증의, 집도과 담당의와 함께 환자를 이송해야 해요. 이송할 때는 마취통증의는 환자의 기도유지와 호흡 양상을 모니터하며 이동해요. 마취 각성 도중 변화가 많을 때는 마취에 참여한 마취회복간호사도 같이 PACU로 이동하여 PACU 마취회복 간호사가 환자에 대해 정확하게 인계받도록 도와야 해요.

환자이송도 안전하게 되어야겠어요.

마취에서 각성할 때는 환자가 낙상할 수도 있으므로 침대 Side rail을 반드시 올리고 환자상체를 고정하는 안전띠를 한 상태에서 이송되어야 해요. 그리고 환자에게 회복실로 이송된다는 정보도 계속 주어야 해요.

수술 후 PACU가 아닌 중환자실로 이송되는 환자는 어떤 환자인가요?

때론 환자의 각성이 지연되거나, 활력징후의 불안정이 계속될 때 중환자실로 이송하는 것이 고려돼요. 마취통증의의 판단에 따라 중환자실로 이송할지, PACU로 이송할지 결정하게 되죠. 중환자실로 환자를 이송할 때는 의료진 동반 하에 환자에게 이동식 감시 장치를 적용하고 산소 주입 도구(이동식 산소통, Ambu-bag)와 응급처치 약물을 준비해서 이송하기도 해요.

PACU에서는 환자 감시 장치로 어떤 것들을 모니터해야 하나요?

기본 활력징후인 NIBP, PR, RR, $SpO_2$, EKG, BT를 모니터해요. 환자의 상태에 따라 IBP, CVP를 모니터하기도 해요.

PACU에서 마취회복실간호사의 어떤 부분에 중점을 두고 간호해야 할까요?

PACU에서는 마취로부터의 완전한 각성, 환자의 호흡기, 순환기 간호, 각종 배액관리, 환자안전간호, 수술 후 통증 조절, 마취 후 발생하는 부작용 관리 각종 검사물 관리 등에 중점을 두고 간호가 필요해요.

환자가 PACU에 도착하면 모니터부터 연결해야겠어요.

PACU에 환자가 도착하면 제일 먼저 환자에게 100% 산소를 적용해요. 환자 상태를 확인하고 기본 모니터를 연결하면서 환자에게는 수술이 끝나고 PACU에 이송되었음과 다시 마취나 진정 상태로 전환되지 않도록 잠을 자지 말아야 한다는 것을 설명해줘요. 심호흡과 가래 제거를 격려하고 수술 부위 드레싱 상태와 각종 배액관의 개방성 및 기능을 점검해요. 중심정맥관 또는 말초 정맥주사의 상태와 주입되는 수액과 약물의 상태를 점검해야 한답니다.

수술 후 회복하는 모든 환자에게 산소를 적용해주는 건가요?

모든 전신마취 환자에게는 산소를 투여하고 부위마취 환자도 환자에 따라 적용하기도 해요. 주로 Simple mask(단순마스크)로 산소를 공급하고 환자 상태에 따라 산소 공급 도구가 달라질 수 있어요. 다음 표를 통해 산소 요법에 대해 알아보도록 해요.

■ 저유량 장치(Low flow system)

| Nasal cannular(비강 캐뉼라) | |
|---|---|
| $O_2$ flow | 1~6L/min |
| 산소 농도 | $FiO_2$ 24~44% |
| 특징 | · 적용이 쉬움.<br>· 공급되는 산소의 농도가 일정하지 않음. |

| Simple mask(단순 마스크) | |
|---|---|
| $O_2$ flow | 5~8L/min |
| 산소 농도 | $FiO_2$ 40~60% |
| 특징 | · 마스크 공간이 산소 Reservoir 역할을 함. |

| Partial rebreathing mask(부분 재호흡 마스크) | |
|---|---|
| $O_2$ flow | ≥ 10L/min |
| 산소 농도 | $FiO_2$ 40~70% |
| 특징 | · 호기가스 일부가 저장백으로 유입되어 새로운 산소와 혼합하여 주입됨.<br>· 15L/min이상 산소를 투여하면 산소 농도 100%까지 공급 가능함. |

■ 고유량 장치(High flow system)

| | 고유량 장치(High flow system) | |
|---|---|---|
| $O_2$ flow | · 초록색 : 3~6L/min<br>· 흰 색 : 9~15L/min | |
| 산소 농도 | · 초록색 : $FiO_2$ 24~30%<br>· 흰 색 : $FiO_2$ 35~50% | |
| 특징 | · 환자의 흡기 공기 전체를 정확하게 제공.<br>· 환자의 호흡 양상 변화에 관계 없이 산소분압을 정확하게 전달함. | |

저유량 장치와 고유량 장치의 큰 차이점은 산소 투여량의 정확성이에요. 그래서 고유량 장치는 주로 만성 폐쇄성 호흡기 환자에게 사용되며, 1%까지 정확한 산소를 투여할 수 있어요.

산소는 어떻게 공급이 되나요?

산소 공급장치는 벽출구(Wall-outlet)를 이용한 $O_2$ Flow meter에 산소투여 line을 연결하고, 조절기를 시계방향으로 돌려 분당 들어가는 $O_2$ Flow를 조절하면 되죠. 건조한 산소가 그대로 투여되면 호흡점막의 탈수현상이 발생할 수 있어요. 이를 예방하기 위해 습기를 제공하는 습윤통(Sterile water)이 연결되어 있어요.

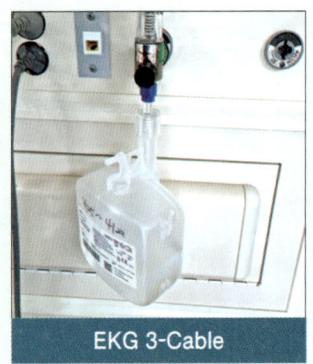
EKG 3-Cable

T-cannula을 하고 오는 환자는 어떻게 산소를 제공하나요?

T-cannula 또는 E-tube을 삽관된 환자는 T-piece를 이용하여 산소를 제공할 수 있어요. T-piece로 $O_2$ flow 4~15L/min, 산소 농도($FiO_2$) 24~50%로 투여할 수 있어요.

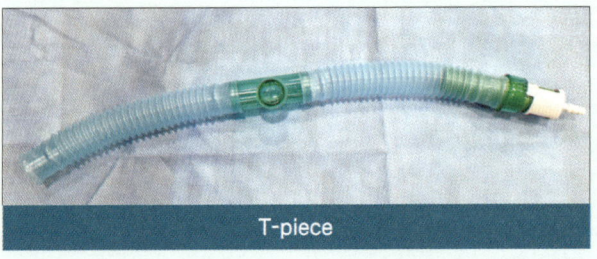
T-piece

회복실에서는 활력징후를 어떻게 감시하고 기록하는지 궁금해요. 병동에서처럼 수술 후 환자의 활력징후를 측정하는 것처럼 시간 간격을 정해두고 확인하나요?

회복실에서는 보통 환자에게 Multi monitor를 이용해 활력징후인 NIBP, PR, RR, $SpO_2$, EKG를 연속적으로 모니터해요. 환자의 상태는 최소 5~15분마다 기록해요. Multi monitor를 사용하면, 측정되는 시간 간격을 설정할 수 있어서 처방된 활력징후 측정 간격에 따라 바꿀 수 있어요. 측정되는 감시값은 전산 시스템으로 연동해서 기록할 수 있어요. 또한 수술 후 통증과 환자 체온을 입실 시와 퇴실 시 반드시 측정해야 해요.

또 어떤 방법으로 회복실에서의 환자 상태를 확인할 수 있을까요?

환자의 상태에 따라 마취회복지수인 PAR Score(Post Anesthesia Recovery score)를 측정해요. PAR Score가 안정될 때까지는 더 자주 측정하기도 해요. 보통 PAR Score는 PACU 입실 시, 입실 30분 후, 퇴실 시 평가하여 기록해요.

PAR Score가 뭔가요? 마취에서 회복되는 환자의 상태를 평가하는 건가요?

PAR Score(마취회복지수)는 Aldrete Score이라고도 해요. 환자의 활동 상태, 호흡 기능, 순환 기능, 의식 상태, 피부 색깔의 5가지 영역에 각각 0~2점으로 점수를 주게 되고, Total 10점으로 이루어져요. 8점 이상이면 환자가 회복되었다고 평가하고, 7점 이하인 경우는 아직 회복이 안된 경우이며, 10점은 가능한 최적의 회복 상태로 여겨요. 그래서 보통 9점 이상이면 회복실 퇴실을 고려하죠. 다음 표로 PAR Score의 기준을 알아보도록 해요.

■ PAR Score

| 영역 | 기준 | 점수 |
|---|---|---|
| 활동 상태 | 지시 또는 자발적으로 네 팔 다리 운동 가능 | 2 |
| | 지시 또는 자발적으로 두 팔 다리 운동 가능 | 1 |
| | 지시로도 모든 팔 다리 운동 불가능 | 0 |
| 호흡 기능 | 심호흡 및 기침 가능 | 2 |
| | 호흡곤란 또는 호흡운동 제한 | 1 |
| | 무호흡 | 0 |
| 순환 기능 | 마취 전 혈압의 ±20mmHg 이내 | 2 |
| | 마취 전 혈압의 ±21~49mmHg 범위에 있음 | 1 |
| | 마취 전 혈압의 ±50mmHg 넘어섬 | 0 |

| 영역 | 기준 | 점수 |
|---|---|---|
| 의식 상태 | 완전히 깨어 있음 | 2 |
| | 자극에 깨어 날 수 있음 | 1 |
| | 반응 없음 | 0 |
| 피부 색깔 | 분홍색 | 2 |
| | 창백 | 1 |
| | 청색증 | 0 |

수술 후에 환자는 여러 가지 배액관을 가질 것 같아요.

네. 수술 후 환자가 삽입할 수 있는 배액관으로는, L-tube, Hemo-vac(Baro-vac), J-P(Jacksonpratt) drain, Chest tube 등이 있어요.

다양한 배액관들이 있네요. 수술 후에도 L-tube의 삽관은 유지하고 있어야 하나요?

수술 후 L-tube은 위장 내 가스와 분비물을 제거를 위해 삽관을 유지해요. 위 팽만은 봉합선에 압박을 주고, 절단 부위 파열의 원인이 될 수 있기 때문이죠. 그리고 위-장 문합부 출혈을 조기 발견하기 위함이에요.

L-tube가 빠지지 않도록 잘 관리해야겠네요.

움직이거나 이동할 때 L-tube가 꼬이거나 빠지지 않게 코에 잘 고정해요. 환자가 불편감(Ex. 구토나 당겨짐)을 느끼지 않도록 L-tube에 연결한 배액 line을 적당한 위치(당겨지지 않게 환의 단추 구멍이나 환의)에 안전핀이나 반창고로 고정해줘요. Natural drain(자연 배액)이 되도록 L-tube 배액병은 반드시 환자 허리 아래에 위치하도록 해요.

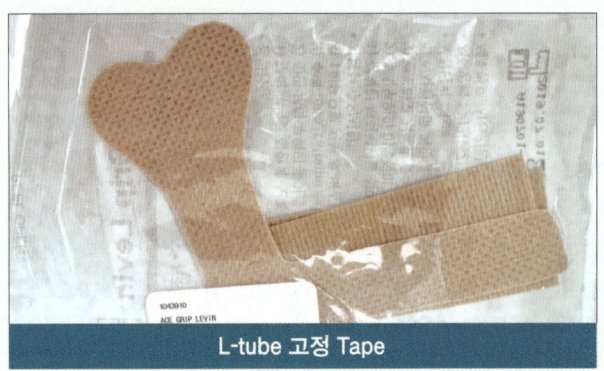
L-tube 고정 Tape

Hemo-vac(Baro-vac), J-P(Jackson-pratt) drain은 무엇인가요?

수술 후에 Hemo-vac, J-P drain은 수술 부위로부터 세척액과 고인 혈액, 분비물을 배액하기 위해서 삽입돼요. 이런 배액관을 통해 수술 후 급성 출혈을 조기에 인지할 수 있어요.

 Hemo-vac, J-P drain으로 수술 후 급성 출혈을 알 수 있다고 하였는데 어떻게 가능한가요?

 배액관의 배출양이 증가하고, 배액색이 혈액 색깔로 선명(Fresh bloody)하게 관찰되면, 급성 출혈을 의심할 수 있어요. 더불어 환자의 맥박이 빨라지고 혈압이 낮아지는 등 활력징후의 변화가 생기면, PACU 담당 마취통증의와 집도과에 보고를 해야 해요.

 Hemo-vac, J-P drain도 L-tube처럼 꼬이거나 빠지지 않도록 봐야겠죠?

 네. 배액되는 양과 색깔을 확인하고 항상 튜브가 꼬이지 않도록 유지해요. 그리고 배액관이 막히지 않았는지 Squeezing하여 점검해야 하죠. Hemo-vac, J-P drain은 주로 음압(Negative pressure)으로 유지하므로, 음압이 유지되는지 자주 확인하는 것도 필요해요. 배액량을 측정할 때는 눈금이 있는 컵에 부어서 측정하고 알코올로 흡인기 마개를 잘 닦고 음압 상태에서 마개를 막으면 돼요.

### ✓ TIP 배액관 압력 확인하기

모든 Hemo-vac(Baro-vac), J-P(Jackson-pratt) drain이 항상 음압 상태를 유지하는 것은 아니에요. 배액 양상 또는 배액되는 양에 따라 배액관의 압력 상태를 양압으로 두기도 해요. 처방에 따라 적절한 압력 상태가 유지되도록 해야 한답니다. 배액관이 음압 상태가 아니라면, 우선 집도과에 배액관의 음압 유지 여부에 대해 확인하는 것이 좋겠죠.

 PACU에 흉부 수술을 한 환자는 Chest tube를 가지고 나오는 것을 본 적 있어요.

 수술 후 적용되는 CTD(Chest Tube Drainage, 흉관 배액)은 주로 흉곽을 여는 수술에서 삽입돼요. CTD는 수술 후 흉곽 내에 삼출액과 혈액, 공기 등을 제거해요. 그리고 흉막강 내 정상 음압을 유지시켜 종격동(Mediastinum)의 변위와 폐의 허탈을 방지하고, 폐를 재팽창시키기 위해 삽입되죠.

 Chest tube 삽입은 가슴 어느 부위에 하게 되는 건가요?

 Chest tube로 공기를 배출하기 위해서는 2~3번째 늑간 사이에 삽입하여 전방을 향해 위치하도록 해요. 그리고 혈액이나 삼출액을 배액시키기 위해서는 4~6번째 늑간 사이에 삽입하여 후방을 향해 위치하도록 하죠.

CTD가 잘 되는지는 어떻게 확인할 수 있나요?

 보통 Suction bottle 내에 물기둥이 흡기에 올라가고 호기에 내려가는 공기의 흐름(물의 파동)으로 확인할 수 있어요. 만약 공기의 흐름이 없으면 어딘가 막혀있어 개방성에 문제가 생긴 걸 수 있으니 확인이 필요해요. 그리고 CTD의 Suction bottle에 물거품이 계속 보인다면, 어딘가 공기가 새는 것을 의미하므로 집도과에 보고해야 해요.

 공기의 흐름이 없다면 어떻게 해야 하나요?

 우선 Chest tube line이 꺾이지는 않았는지 확인해요. 그리고 막힌 곳이 없는지 봐야 하죠. 그래서 Chest tube가 막히는 것을 방지하기 위해 Line을 Milking하거나, Squeezing을 해주는 것이 좋아요.

 Chest tube는 흉곽 내에 삽입되어서 관리하기가 어려울 것 같아요. L-tube처럼 Natural drain이 되도록 두면 되나요?

 수술 후 CTD는 거의 Suction(흡입기)을 연결하여 압력으로 배액해요. Suction power는 처방에 따라 다르지만 보통 15cm$H_2O$를 사용해요. 그리고 Suction bottle은 항상 환자 허리 아래로 위치하도록 해서 흉막강 내로 배액된 분비물이 역류하는 것을 방지하도록 해요.

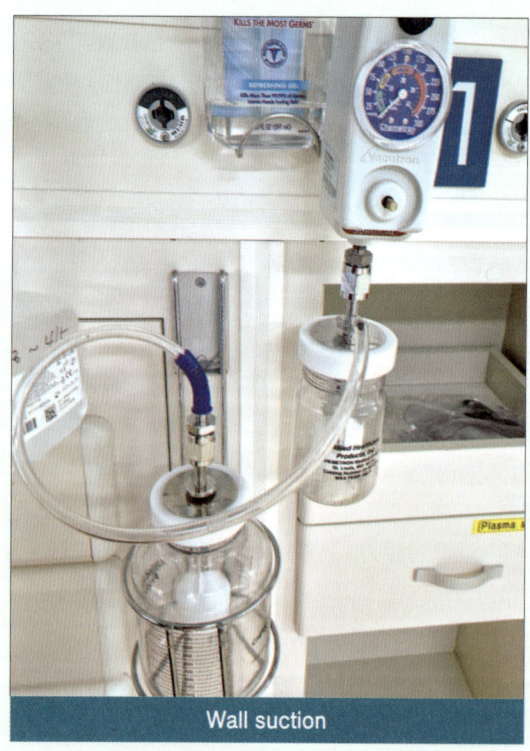

Wall suction

CTD line과 Suction의 연결 부위가 빠지지 않도록 잘 봐야겠어요.

 하지만 PACU에서는 환자가 제대로 각성되지 않은 상태인 경우가 대부분이라 환자의 움직임이나 검사(Ex. X-ray)를 하다가 Chest tube가 빠지거나, 그 연결 부위가 Disconnect 되기도 하고 Suction bottle이 손상되는 일이 생기기도 해요. 이럴 때는 흉막강 내의 음압이 깨져요. 바깥 공기가 밀려들어 가면서 폐 허탈이 생겨요. 그러므로 재빠르게 환자에게 삽입 된 Chest tube를 Kelly로 막아야 해요. 그리고 환자의 활력징후와 호흡 상태를 빠르게 점검해야 해요.

## ✔ TIP  CTD 관리

CTD가 빠지거나, 그 연결 부위가 Disconnect되어 흉막강 내의 음압이 깨진 상황에서 Kelly가 근처에 없다면 Chest tube를 접어서 반창고로 고정하여 폐쇄시키기도 해요. 그리고 나서 Kelly를 찾아 Clamp하도록 해요.

 그런 다음 빨리 의사에게 보고해야겠네요. 빠른 조치가 필요할 것 같아요.

 집도의와 PACU 담당 마취통증의에게 보고하고 지시 처방을 받아요. 보통 오염된 Chest tube line과 Suction bottle을 새것으로 교환해요. 그리고 Chest X-ray로 환자의 상태를 파악하고 드레싱도 새로 적용해야 하죠.

 환자분이 마취에서 깨면서 많이 아파하시는 것 같아요. 수술 후 통증관리는 어떻게 해주나요?

 수술 후 통증은 마취에서 막 깨기 시작할 때가 제일 아파요. 그래서 마취회복간호사는 적극적으로 통증을 사정하고, 적당한 중재를 해줘야 해요. 병원마다 다르겠지만, 주로 빠른 효과가 있고 지속 시간은 짧은 Opioid[Ex. Fentanyl, Oxycodone(Oxynorm)]를 가장 많이 사용해요. PCA(Patient Controlled Analgesia, 자가통증조절기) 사용법을 교육하고 사용을 격려하죠.

 Opioid 진통제를 사용하기도 하면 주의할 점도 많을 것 같아요.

 환자가 덜 각성된 상태일 때 통증을 호소하는 경우가 많아요. 진통제 사용으로 인한 수면이 유도되는 것을 막으면서 통증을 조절해야 하죠. 그래서 PACU에서 진통제 사용은 환자를 마취제와 안정제에서 완전히 각성시키면서 통증 조절을 해야 한다는 두 가지 조건을 만족 시켜야 하기에 어려운 부분이 있죠.

 그럼 어떻게 해야 두가지 조건을 모두 만족시키면서 통증조절을 할 수 있을까요?

마취회복간호사는 적극적으로 환자를 각성시키기 위해 환자의 심호흡을 지지하고 격려해요. 통증 조절을 위해 진통제 투여 시에는 환자가 잠이 들지 않도록 환자 상태를 살펴야 하죠. 또한 환자에게 수술이 끝나고 회복을 위해 PACU에 있음을 인지시키고 정서적 지지를 해줘야 해요.

그렇군요. 의사의 처방에 따라 수술 후에 X-ray와 같은 검사를 시행하는 것을 본적이 있어요.

보통 수술 후 환자 상태를 파악하기 위해 마취통증의가 지시한 검사, 수술 후 바로 시행되어야 할 진단검사나 X-ray 검사가 필요할 수 있어요. 이럴 때는 집도의가 낸 수술 후 지시(Post op order)를 확인하고 처방에 따라 시행해요.

환자들이 마취에서 깨어나는 중에는 낙상하는 일도 있을 것 같아요.

그래서 PACU의 모든 환자는 낙상을 예방하기 위해 반드시 침대 바퀴를 고정하고 침대 난간(Side rail)을 올려두고 환자 상체에 안전띠를 적절히 적용해요. 경우에 따라서 환자 안전을 위한 신체보호대를 적용하기도 해요. 적용 시에는 반드시 보호자에게 동의를 받고 안전하게 시행되어야 해요.

장시간 수술을 하다 보면 욕창과 같은 피부 손상이 생길 수도 있으니 피부도 확인을 해야겠어요.

맞아요. 환자에게 혹시 수술하는 동안 발생된 욕창이나 피부 손상이 없는지 피부 상태를 확인해야 해요. 그리고 환자의 수술 부위도 점검해야 해요.

## Case

37세 여자 환자로 진단명 Ovary cyst로 수술명 Laparoscopic bilateral ovarian cystectomy 수술을 받았다. PACU에서 회복 도중 심한 오심과 구토(Nausea & Vomiting)를 호소한다. 어떤 간호를 해야 할까?

PACU에서 볼 수 있는 수술 후 합병증에는 어떤 것이 있나요?

수술 후 주요 합병증으로는 오심과 구토(Nausea & Vomiting), 호흡기계, 순환기계, 응급 불안정(Emergence agitation), 수술 후 출혈, 떨림(Shivering), 비뇨기계 문제점(Foley catheter 삽입으로 인한 불편감 또는 방광 팽만), 악성고열증(Malignant hyperthermia) 등이 있어요.

다양한 합병증이 있네요. 케이스 환자처럼 오심과 구토가 있다면 어떻게 관리해야 하나요?

PONV(Post Operating Nausea & Vomiting, 수술 후 오심과 구토)는 발생 빈도가 50%까지 보고되는 흔한 증상이에요. 성인의 경우 위험 요인으로 여성, 비흡연, PONV 과거력, 수술 후 아편 유사제 사용, 복강경, 부인과, 비뇨기계 수술, 안과 수술, 로봇 수술, 성형외과 수술이 많이 발생된다고 해요. 이러한 위험 인자가 많을수록 PONV의 발생 빈도가 높아요.

 발생 빈도가 50%라니, 수술 환자 두 명 중 한 명은 PONV가 나타날 수 있겠네요. 그러면 PONV 예방은 어떻게 할 수 있는지 궁금해요.

 가장 흔히 사용되는 항구토제 Ondansetron(Zofran, Onseran), Ramosetron(Nasea)을 Opioid 사용 전이나 수술 종료 전에 예방적으로 투여하는 것이 PONV 예방에 가장 효과가 있다고 해요. 그래서 병원마다 차이는 있겠지만, 주로 수술 종료 전 Ondansetron 4mg을 정맥투여 해요.

---

### ✓ TIP  환자가 구토를 한다면?

구토할 경우 구토물이 기도로 흡인되지 않도록 고개를 옆으로 돌려줘요. 구토물을 받을 도구를 대주고 처방에 따라 항구토제를 투여할 수 있어요. Ondansetron 투여 시에는 보통 초기 용량의 4mg의 1/4 인 1mg을 투여해요. 만약 위 팽만이 의심되면 이를 완화하기 위해 L-tube을 삽입하기도 하죠.

---

 호흡기계 합병증은 특히나 위험할 것 같아요.

 호흡기계 합병증은 마취로 인해 초래되는 가장 위험한 합병증이에요. 기도 폐쇄, 저환기(Hypoventilation), 저산소혈증(Hypoxemia)이 있어요. PACU에서의 기도 폐쇄는 주로 의식이 명료하지 않은 환자의 혀가 구강 뒤로 말리거나, 구강 내 분비물로 의한 인두폐쇄, 후두 경련으로 생기는 후두폐쇄가 있어요.

 기도폐쇄가 있는 환자에게는 다시 기도가 확보되도록 해줘야겠네요.

 맞아요. 기도폐쇄는 가장 흔하게 나타나는 호흡기계 합병증 중의 하나예요. 환자 혀로 인한 인두폐쇄의 경우 머리를 뒤로 젖히고 턱을 전상방으로 당겨주면 줘요.(Head tilt chin lift) 그리고 구강 내 분비물은 환자에게 뱉을 것을 격려하고, 적절하게 수행하지 못한다면 경우에 따라 흡입기(Suction)을 적용하기도 해요. 그리고 후두폐쇄는 마취통증의에게 알려서 적절한 조치(Ex. 약물 투여, 재삽관)를 취해줘야 해요.

 기도폐쇄가 있으면 저환기가 생길 수 있겠어요.

네. 기도폐쇄는 마취 중 전신마취제와 Opioid 사용으로 인한 잔류효과 때문에 발생할 수 있어요. 호흡중추의 억제, 호흡근력의 약화가 나타나면서 저환기가 오는 거죠. 이런 경우엔 구강과 비강에 Airway를 적용하고 심호흡을 격려해요. 마취통증의의 지시에 따라 Opioid의 길항제인 Naloxone을 투여하기도 해요. 그리고 환자의 상태에 따라 Am-bu bag으로 호흡을 보조해주면서 저산소혈증이 생기지 않도록 해요.

---

### ✓ TIP  Naloxone

Opioid의 길항제인 Naloxone을 투여한다면 마취통증의의 지시에 따라 1~5μg/kg 용량을 NS 10cc로 희석해서 조금씩 나누어서 정맥주사해야 해요. 한꺼번에 길항되면 갑작스럽고 고통스런 수술 후 통증으로 인해 환자는 Pain shock까지 올 수도 있어요.

Opioid보다 Naloxone의 반감기가 짧기에 호흡 저하의 재발 가능성(Renarcotization) 때문에 반복해서 사용되는 경우가 많아요. 그래서 환자가 길항되어도 환자의 호흡 양상을 지속해서 관찰해야 해요.

---

 호흡을 보조해주더리도 만약 저산소혈증이 발생하면 어떻게 되나요?

 환자는 기도폐쇄, 저환기, 저혈압, 무기폐, 폐부종, 폐렴, 급성 호흡부전이 나타나면서 적절한 산소를 공급받지 못하여 발생해요. 마취통증의와 마취회복간호사는 원인을 적극적으로 빨리 파악해서 교정해주어야 해요.

 환자의 호흡을 세심하게 관찰해야겠어요. 그럼 순환기계 부작용으로는 어떤 것이 있나요?

 순환기계 합병증은 저혈압, 고혈압, 허혈성 심장, 부정맥 등이 있어요. 하나씩 알아보도록 해요.

 수술 후에 나타나는 저혈압은 과다출혈 때문에 나타나는 경우가 많을 것 같아요.

 수술 후 저혈압의 원인으로는 수분 불균형으로 인한 저혈량증이 가장 많아요. 보통 혈압이 환자의 수술 전 기준치(Initial BP)보다 20% 이상 감소할 때 수술 후 저혈압이 발생했다고 봐요.

 저혈량증이 생기면 저혈압 말고도 어떤 증상이 나타날 수 있나요?

 빈맥, 핍뇨, 갈증 등의 증상이 나타날 수 있어요. 이러한 저혈량의 증상을 빨리 파악하여 적절한 수분을 투여해서 수분 균형을 맞출 수 있도록 해요. 그리고 혈색소(Hemoglobin) 검사를 해서 필요하면 수혈하기도 해요. 그 외에도 혈관수축제인 Ephedrine과 Phenylephrine을 투여할 수도 있어요.

저혈압과 반대되는 고혈압도 순환기계 부작용으로 나타날 수 있네요. 수술 후 고혈압은 어떨 때 생기는지 궁금해요.

수술 후 고혈압은 주로 기존 고혈압 병력이 있는 환자에게 발생해요. 수술 전 항고혈압제로 혈압을 조절하지 않았던 고혈압의 환자는 심한 고혈압이 나타나기도 해요. 그 외에 수술 후 통증, 흥분, 떨림(Shivering), 방광 팽만, 수액 과다 투여, 저산소증, 저체온, 혈관수축제 과다투여가 고혈압의 원인이 될 수 있어요. 지속적인 고혈압은 수술 부위 출혈에 대한 위험도가 높아져요. 그리고 심근허혈, 경색, 뇌출혈 등의 위험이 있으므로 빠르게 원인을 교정하고 이에 따라 혈압강하제를 투여하기도 해요.

수술 후 고혈압을 혈압강하제 투여로 조절할 때는 어느 정도 수준으로 조절하나요?

주로 환자의 수술 전 기준치(Initial BP)보다 80~120%까지로 조절하는 것을 목표로 해요. 혈압강하제인 Nicardipine(Perdipine), Brevibloc(Esmolol), Labetalol(Betasine)을 처방받아 투여해요.

그렇군요. 수술 후 허혈성 심장질환은 왜 생기는지 궁금해요.

보통 수술 후 통증이나 호흡곤란, 저혈량증, 빈혈로 과도한 심혈관 스트레스로 인해 수술 전 잠재되어 진단되지 않았던 허혈성 심장 증상이 보이게 돼요. 그러므로 허혈성 심장질환의 고위험군 환자로 의심되는 환자는 적극적으로 심전도 모니터를 해야 하죠. 만약 허혈성 심장질환이 의심되는 심전도(EKG상 ST 분절과 T파의 변화)가 관찰되면 12유도 심전도로 전환해 좀 더 면밀히 심전도를 모니터해요.

또한 CK-MB, Troponin-I와 같은 Cardiac enzyme(심장효소) 검사를 시행하고 심장초음파를 통해 허혈성 심장질환을 확인할 수 있어요. 그리고 검사 결과에 따라 적극적 치료가 필요하죠.

허혈성 심장질환 고위험군 환자는 어떤 환자인가요?

당뇨, 고지혈증, 비만, 고령, 뇌혈관 질환, 신장 질환자, 심장기능 상실 환자를 고위험군으로 분류해요.

그럼 부정맥이 생겼을 때는 어떻게 관리하는지 궁금해요.

부정맥은 임상적 의의가 적은 경우(일시적)는 치료 없이 관찰해요. 하지만 혈역학적 불안정이 동반되어 치료해야 하는 경우는 부정맥의 종류에 따라 적절한 항부정맥제를 투여해요.

응급 불안정은 무엇인가요? 환자의 불안정한 상태로 인해 응급 상황이 발생하게 되는 건가요?

응급 불안정은 마취에서 각성할 때 환자가 일시적으로 심한 흥분 반응과 비협조적 상태를 보이는 경우를 말하죠. 이러한 환자의 상태는 수술 후 통증은 더 악화하므로, 적극적으로 관리를 해줘야 해요. 주로 소아에서 많이 발생하고, 마취회복 30분 이내에 발생해서 보통 시간이 경과하면서 소멸돼요.

 응급 불안정이 있을 때는 환자에게 어떤 간호가 필요한가요?

 환자가 안정되기까지 환자가 다치지 않도록 안전 관리를 철저히 해줘요. 정맥주사와 모니터 라인이 잘 유지되도록 해야 해요. 성인의 경우는 알코올 금단 증상자나 기도폐쇄로 인한 저산소증, 방광 팽창, 통증, 수술 후 불안이나 공포가 악화 요인으로 알려져 있어요. 그러므로 원인을 해소해주며 이를 적극적으로 관리해 줘야겠죠.

 수술 후 출혈은 왜 생기고 어떻게 되는지 궁금해요.

 수술 후 출혈은 수술적 지혈의 실패와 내과적 응고장애로 인해 발생해요. 환자가 빈맥과 저혈압, 창백하고 불안정한 모습을 보일 수 있어요. 수술 부위 배액관으로 출혈이 보이고 드레싱이 계속 젖거나(Oozing) 복부 수술인 경우 복부 팽만이 생기는 것으로 수술 후 출혈을 의심할 수 있어요.

 출혈을 조절할 수 있도록 빨리 조치를 취해야겠군요.

 네. 이런 경우는 집도의에게 신속하게 보고해요. 출혈의 양상을 관찰하고 CT나 초음파로 검사를 해서 응급 수술에 들어갈지, 지켜볼지 결정을 하게 돼요. 그동안 마취통증의와 마취 회복간호사는 환자의 활력징후 안정을 위해 수액과 응급 약물을 투여하고 혈액검사를 시행하여 응급 수혈 유무를 결정해야 해요.

 출혈을 조절하기 위해서 PACU에서 추가적으로 봉합을 하는 것을 본 적이 있어요.

 출혈 부위에 간단한 봉합을 가능한 경우는 PACU에서 집도과 담당의가 간단한 Drape을 하고 봉합사(Suture materials)나 봉합 기구(Auto suture=Stapler)를 사용해서 다시 봉합하고 드레싱을 교환할 수 있어요.

 간단한 봉합과 드레싱 물품은 어떻게 준비를 하나요.

주로 수술실 간호사에게 연락해서 필요한 물품과 도구를 준비하게 하고, 마취회복간호사는 간단한 보조만 해주면 돼요. 극히 드문 일이지만 지혈제제(Greeplast, TISSEEL, Beriplast 등)를 사용하는 경우가 있는데, 고가이므로 사용 여부를 확실하게 확인 후 개봉하는 것이 좋겠죠.

수술 후 떨림(Shivering)은 낮은 수술실의 온도 때문에 체온이 낮아져서 생기는 걸까요?

수술 후 떨림은 체온을 올리기 위해 열 생산을 높이기 위한 조절 반응으로 나타나요. 주로 저체온인 상태에서 발생하지만, 정상 체온일 때도 발생할 수 있어요.

그런데 수술 후 떨림은 체온 조절을 위한 정상적인 반응인 것 같은데 왜 수술 후 합병증이라는 건가요?

수술 후 떨림(Shivering)이 발생되면 산소소모량과 이산화탄소 생성이 200%까지 발생될 수 있어요. 이로 인해 수술절개 부위를 신장시켜 통증을 악화시키고 안압, 두개내압도 높이죠. 그뿐만 아니라 흥분한 교감신경자극으로 심장 박동수와 박출량이 증가되므로 심장질환자는 심근허혈까지 발생할 수 있어요.

수술 후 떨림(Shivering)도 빠른 교정이 필요하겠네요.

원인을 찾아 저체온을 교정하고 약물은 주로 Meperidine(Demerol) 25mg을 투여해주면 효과가 있어요.

Foley catheter를 삽입하는 것에 불편감을 호소하는 환자도 많은 것 같아요.

수술 후 Foley catheter를 삽입하는 환자는 Foley catheter를 삽입하는데도 소변이 마렵다고 하는 경우가 많아요. 이럴 땐 Foley catheter가 정상 기능을 하는지 확인해 봐요. 이상이 없다면 환자에게 Foley catheter로 인한 자극으로 소변이 보고 싶은 느낌은 있을 수 있다고 설명해줘요. 그리고 Foley catheter와 Urine bag을 보여주면서 소변이 잘 배출된다는 것을 알려주면 환자가 안심할 수 있어요.

반대로 Foley catheter을 삽입하지 않은 환자는 소변을 보지 못해 힘들어하는 경우도 있더라고요.

맞아요. Foley catheter를 삽입하지 않는 환자가 요정체(Urinary retention)로 방광 팽만이 생길 수 있어요. 이로 인해 환자의 불안이 높아질 수 있으니 환자 배뇨상태를 잘 확인해야 하죠.

그럼 요정체(Urinary retention)는 왜 발생하는 건가요? 어떻게 간호할 수 있는지 궁금해요.

주로 직장, 항문, 질, 하복부 수술, 방광 괄약근의 경련, 요관 저항의 증가와 같은 원인으로 발생할 수 있어요. 먼저 편안하게 소변을 볼 수 있는 안정적 환경을 조성해요. 침상 커튼을 쳐주는 등 프라이버시를 존중해주고, 환자에게 소변기(여성은 Bedpan)를 제공해요. 환자에게 소변을 볼 수 있도록 격려해주는 것도 필요해요.

만약 그래도 환자가 스스로 소변을 보지 못할 수도 있을 것 같아요.

네. 이런 경우 방광 초음파로 방광 내의 소변량을 측정하고 필요시 단순도뇨(Nelatone atheterization)를 시행할 수 있어요. 또한 의사 지시에 의해 Foley catheter를 삽입 할 수도 있죠.

Foley catheter가 삽입되었는데도 방광 팽만이 있는 것은 Foley catheter에 문제가 생긴 걸까요?

그럴 수도 있어요. 먼저 Foley catheter가 꺾이거나 꼬이지 않았는지 봐야 해요. 그리고 수시로 Foley catheter의 개방성과 위치를 확인해야 하죠.

비뇨기과 수술을 한 환자가 소변이 많이 나오는 것을 본적이 있어요. 이것도 어떤 문제가 있는 상황인가요?

그건 소변량 이라기보다는 Bladder irrigation을 한 세척액일 거예요. TURB(Trans Urethral Resection of Bladder tumor)나 TURP(Trans Urethral Resection of Prostate)를 수술 받은 환자는 수술 중 수술 시야를 확보하기 위해 전기적 소작에 방해되지 않은 등장성 증류수로 Irrigation을 해요. 그리고 수술 후에도 보통 NS 3L를 Foley catheter와 연결해 Continuous bladder irrigation을 유지해서 수술 부위 혈전을 예방하도록 해요. 이렇게 Irrigation한 용액이 Urine bag에 소변처럼 나오는 거죠. 또한, 이런 경우 TURP 증후군(TURP Syndrome)을 조심해야 해요.

TURP 증후군이 무엇인가요?

Irrigation을 하면서 전립선의 정맥동(Venous sinus)으로 Irrigation 용액이 흡수되면서 생기는 물 중독을 말해요. TURP 증후군일 때는 저나트륨혈증, 의식저하, 두통, 순환기계 허탈, 일시적 시야 장애, 경련이 일어나는 증상이 나타날 수 있어요.

TURP 증후군이 생기면 어떻게 치료를 해야 할까요?

환자의 기도를 유지하고 수액을 제한해요. 그리고 수분 배출을 돕기 위해 이뇨제를 투여하죠. 간혹 방광이 천공되거나, 과도한 수액의 흡수로 희석성 혈소판 감소증이나 DIC가 발생하기도 해요. 그러므로 빠른 치료가 필요하답니다. TURP 증후군 발생에 주의하기 위해 Irrigation I/O를 반드시 점검하고 기록하는 것이 중요해요.

### ✓ TIP  TURP 수술 환자 간호

TURP 수술을 하고 나온 환자는 대개 나이가 많고 청력도 좋지 않아 표현을 잘 못할 수 있어요. 환자의 호소에 귀를 기울여 증상을 조기 발견하고, 수술 부위 출혈을 감소시키기 위해 차가운 수액으로 Irrigation을 할 경우는 환자의 저체온 관리도 적극적으로 해주어야 해요.

 선생님. 악성고열증(Malignant hyperthermia)은 처음 들어보는데, 열이 많이 나는 수술 후 합병증인가요?

 악성고열증은 체온의 급격하고 지속적 상승(0.2℃/min)이 나타나는 전신마취의 합병증 중 하나예요. 그 외에도 골격근의 강직 현상, 심한 호흡성 산증, 설명되지 않은 빠른 맥, Hyperkalemia 등의 증상이 특징적인 유전성 과대사증후군이에요. 특별한 이유 없이 급격하고 빠르게 체온이 38.8℃ 이상으로 오른다면 악성고열증을 의심해볼 수 있어요.

 악성 고열증인지는 어떻게 알 수 있을까요? 급격히 오르는 열만으로는 정확히 진단하기 어려울 것 같아요.

 앞서 말한 증상으로 악성 고열증을 의심하고 CK, Myoglobin, Urine myoglobin, K$^+$, Coagulation lab와 같은 진단검사를 시행해요. 그 외에 진단 검사로는 근육 수축 검사인 Caffeine-halothane contracture test(환자의 허벅지근육을 떼어서 하는 검사)도 있지만, 현재 국내 임상에서는 시행되지 않아요.

 악성고열증은 자주 발생되는 합병증인가요?

 발생하는 빈도는 낮지만, 치료 후에도 영구적 신경학적 후유증과 혼수, 마비 등이 생길 수 있는 위험한 합병증이에요.

 이런 악성고열증은 왜 생기는 건지 궁금해요.

흡입마취제나 탈분극성 근이완제 Succinylcholine 등에 노출되었을 때 발생해요. 정확한 원인이 알려지진 않았지만, 마취제 흡입으로 근세포 내에 칼슘 수치가 높아지면서 대사율이 올라가고 이에 따라 전신 장기부전이 발생해요. 그러면서 생기는 여러 가지 화학 변화로 인해 악성고열증을 유발한다고 여겨져요.

악성고열증 치료는 어떻게 하나요?

마취 중에 악성고열증이 발생하면 모든 흡입마취제 사용을 중단하고, 100% 산소로 과환기를 시켜줘요. 그리고 체온을 최대한 내려야 해요. Hydration과 피부 냉각, 얼음물, Blanketrol cooling을 하지만 저체온을 예방하기 위해 38.5℃에서는 냉각을 멈춰야 해요(보통 40℃ 이상 상승).

악성고열증이 마취 중에도 발생하는 합병증이라면 PACU에서 발견될 때는 어떤 경우인가요?

특징적 증상인 고열이 빠르게 나타나면서 회복실에서 발견될 수 있어요.

그렇군요. 악성고열증을 치료하는 약물에는 어떤 것이 있는 지 궁금해요.

악성고열증의 유일한 치료 약물로는 Dantrolene이 있어요. 2.5mg/kg으로 5~10분마다 정맥 주사로 증상이 조절될 때까지 반복 투여해요. 10mg/kg까지 사용해요.

Dantrolene이 유일한 치료 약물이군요.

네. 하지만 Dantrolene은 희귀 의약품 센터에서 발주를 해서 사용해야 하는 약품이에요. 그래서 지역 지정 병원에 약품이 구비되어 필요시 언제든 근처 타 병원에서도 사용할 수 있어요. 그렇기에 해당 약품 사용이 필요한 경우에는 먼저 병원 약제팀에 문의하는 것이 좋아요.

악성고열증으로 나타나는 증상을 완화하기 위해 추가로 투여될 수 있는 약물은 없나요?

Sodium bicarbonate(Bivon) 2~4mEq/kg을 사용하여 산증을 교정할 수 있어요. 그리고 인슐린, 글루코스(Glucose)로 고칼륨혈증을 교정해요. 그 외에도 ABGA을 통해 전해질을 측정해서 필요시 교정하고 환자의 상태에 따라 여러 검사를 해요. 만약 신장 손상이 의심된다면 Urine양 측정도 중요하게 해야 하죠.

악성고열증을 예방할 수는 없나요? 유전성으로 나타나는 거라면 미리 예방할 수도 있을 것 같은데요.

안타깝게도 예방할 수 있는 방법은 없어요. 단지 유전적 근골격근 질환자나 소아가 더 많이 발생한다고 알려져 있어 유발 가능성 있는 마취제 사용을 자제하는 것이 좋아요.

그럼 악성고열증을 빨리 발견하고 Dantrolene투여를 빨리 시작하는 것이 중요하겠네요.

빨리 Dantrolene을 투여할수록 영구적 신경학적 후유증과 혼수, 마비 등의 후유증이 적다고 해요. 후유증이 나타날 확률이 악성고열증 증상 발현 후 30분에는 1.6배, 50분 후에 는 2배 증가해요.

■ 간호 기록

간호기록은 병원마다 사람마다 다를 수 있으니 참고로 봐 주세요.

| 기록 시간 | 기록 내용 |
|---|---|
| 11:05 | 마취의 동행 하에 PACU에 입실함. EKG, NIBP, SpO₂ momitoring함. O₂ Simple mask(5L/min)을 적용하고 천천히 깊게 호흡하도록 격려함. |
| 11:10 | 각종 배액관 상태와 피부 상태를 확인함, 기침하여 가래를 제거할 수 있도록 격려함.<br>PCA 사용법을 교육하고 통증이 있을시 추가 진통제 사용이 가능함을 교육함 |
| 11:20 | 통증을 호소함. NRS 5점으로 마취의 홍길동 Order하에 Fentanyl 50ug을 정맥주사함. |
| 11:25 | BP 177/81mmHg 측정되어 마취의 홍길동에게 보고함<br>마취의 홍길동 Order하에 Nicardipine 300mg을 정맥주사함. |
| 11:30 | 구강 건조함을 호소함. I/O를 점검함. Wet gauze를 적용한 후 제거함 |
| 11:35 | 통증을 사정함. NRS 3점으로 견딜만하다고 함 |
| 11:50 | PONV 0점. PAR Score 10점으로 O₂을 제거하고 Room air로 변경함 |
| 12:00 | SpO₂ 98% Check됨. BP 135/90mmHg, PR 78회/분, BT 36.8℃임 |
| 12:50 | 마취의 홍길동 지시로 병동으로 인계함. |

# Case

16년 전에 Kidney transplantation을 시행 후 현재 DM, HTN 있는 64세 남자 환자. 진단명 Bladder cancer로 수술명 Radical cystectomy를 받았다. ASA 3점으로 line, C-line을 가지고 중증회복실로 입실하였다. 중증회복실은 어떤 곳일까?

선생님, 중증회복실에 대해서도 알려주세요.

중증회복실은 수술 후 환자가 생리적으로 불안정하여 지속적으로 관찰이 필요한 경우 입실하게 돼요. 이상 발견 시 적절한 시점에서 고도의 집중된 적절한 치료를 종합적으로 제공하는 공간으로, 마취통증의학과에서 관리하는 부서예요.

지속적 관찰과 집중 치료가 필요하다면 중환자실로 가면 되는 것 아닌가요? 중환자실과 중증회복실은 어떻게 다른가요?

중증회복실은 중환자실과 PACU의 간호를 모두 제공하는 곳이라고 할 수 있어요. 수술을 받는 환자의 중증도가 높아 병동에서 간호하기 어려운 환자를 수술 후 24시간 기준으로 마취 통증의 감독 하에 집중적으로 간호를 하죠.

중증회복실에 있는 환자는 모두 마취통증의가 담당해서 관리하는 건가요?

마취통증의가 자문, 관리역할로서 집도과 담당의사와 협진을 하는 형태로 운영되어요. 중증회복실 간호사는 집도과의 수술 후 처치와 마취통증의의 치료 지시를 동시에 수행하는 시스템이죠.

그렇군요. 그럼 중증회복실에서 근무하는 간호사는 배치되나요?

중증회복실 간호사는 주로 마취에서로부터 각성, 산소 투여 및 기관 삽관, 기계적 환기 등을 포함한 호흡 요법과 혈역학적 감시 장치를 통해 불안정한 활력징후를 관리할 능력이 요구돼요. 그리고 각 장기의 기능 상실을 평가하고 치료할 수 있는 원내에서 실시하는 교육을 이수한 마취회복간호사가 배치돼요.

환자가 중증회복실에 입실하면 모니터부터 적용하고 환자 상태를 빨리 파악해야겠네요.

맞아요. 환자에게 모니터를 적용하고 마취통증의의 지시에 따라 산소를 투여 및 활력징후를 측정해요. 활력징후가 안정될 때까지 Sedation drug(Remifentanil, Precedex)를 투약하기도 해요. 그리고 환자 수술 후 검사와 수술 후 지시(Ex. Post operative order, POD#1 order)를 확인하고 의문이 있으면 반드시 집도과에 환자 자세, 식이, 항생제, 특별 약물(Ex. 항혈전제인 Heparin, 스테로이드인 Methylprednisolone, 혈당 조절을 위한 Insulin), 주의 사항 등을 확인 후 처방을 수행해야 하죠.

마취통증의와 집도과 지시를 동시에 받으면 혼란스러울 것 같아요.

그래서 이런 경우는 중증마취회복실 간호사가 마취통증의학과와 집도과, 두 과의 지시를 잘 조율할 수 있게 중재해야 해요. 최종적으로는 마취통증의에게 확인받아 시행하죠.

병동에서 중증회복실로 보내는 인계물품이 있네요?

 병동에서 회복실에 없는 수액이나 입원약, Inspirometer를 인계해서 수술 후 간호를 제공할 수 있도록 해요.

 환자가 중증회복실에 있는 동안 보호자가 면회는 할 수 있나요?

 입실 후 환자가 정리되면, 보호자에게 연락해서 환자에게 필요한 물품(빨대컵, 치약, 칫솔, 휴지, 필요시 기저귀 등)을 챙겨 오도록 하죠. 보통 보호자 면회는 중증회복실 입실 시, 다음날 아침 총 두 번 정도 시행돼요. 보호자에게 환자 상태를 간략하게 설명하고 중증회복실에서 어떤 처치와 치료를 할 계획인지 정보를 주고 면회를 도우면 돼요.

 중증회복실 간호사는 일반 병동 간호사와 근무형식이 비슷하겠어요.

 일반 병동과 마찬가지로 교대로 환자를 본다는 점에서 공통점이 있지만, 수술 후 24시간 동안만 환자를 본다는 차이점이 있죠. 또한 교대로 근무하기에 인수인계를 명확히 할 수 있도록 해야 해요.

 중증회복실 간호사는 주로 마취 후 회복에 대한 간호를 한다는 점에서 간호 업무의 차이가 있을 것 같아요.

 중증회복실 간호사는 수술 후 환자의 회복과 필요한 처치를 수행하는 것이 주 간호 업무예요. 그리고 환자 상태에 변화가 있다면, 집도과 담당의에게 즉시 보고하고 처방에 따라 간호를 수행한답니다.

 수술 다음날에는 집도과 회진이 있다고하던데, 회진도 중증회복실에서 하나요?

 네. 집도과 회진도 해요. 마취회복간호사는 그전에 지시된 검사와 X-ray 검사를 수행되는지 확인하고 회진 시 집도의에게 간략하게 환자 상태를 설명하기도 해요.

 그 후 병동에서 환자를 인계받을 준비가 되면 병동으로 전동하게 되는 건가요?

 중증회복실 퇴실도 PACU처럼 마취통증의가 최종결정을 하며 병동에 환자의 물품과 약품, 개인 물품 등을 잘 정리하여 인계해요. 만약 환자의 상태가 계속 불안정하면, 중환자실을 배정하여 중환자실로 이송해요.

## Case

67세 남자 환자로 진단명 Cholangiocarcinoma로 수술명 Open pylorus preserving panceraticoduodenectomy을 받고 PACU에서 1시간가량 경과 뒤 PAR Score 10점으로 퇴실을 준비한다. PACU 퇴실 준비는 어떻게 퇴실할까?

PACU 퇴실은 어떻게 결정되나요?

병원마다, 의사의 판단에 따라 다르겠지만, 환자가 수술 전 상태로 회복되어야 해요. 퇴실 기준을 만족하면, 마취통증의가 최종 퇴실 결정(Sign)을 해요. 만약 불안정한 환자 상태로 회복이 지연되어 병동으로 이송이 불가하다 판단되면, 중환자실로 퇴실하도록 결정하기도 해요.

PACU 퇴실기준은 어떻게 되는지 궁금해요.

앞서 말했지만 PAR Score가 9점 이상이어야 해요. 퇴실 기준을 다음 표로 정리해보죠.

■ PACU 퇴실 기준

| | |
|---|---|
| 전반적 상태 | · 사람, 장소, 시간에 대한 지남력이 있음<br>　(Ex. 여기가 어디인지 아세요. 수술 끝났는지 아시겠어요, 제가 누군지 아시겠어요.)<br>· 간단한 지시의 수행 능력이 있음<br>　(Ex. 눈 떠보세요.)<br>· 간단한 자가 처치를 위한 근력과 움직임<br>　(Ex. 고개 들고 3초만 있어보세요. 제 손을 잡아보세요.) |
| 심혈관계 | · 심박수, 혈압이 수술 전 상태의 ± 20% 이내<br>· 적어도 30분간 안정된 심혈관계 유지<br>· 발생된 부정맥이 없고 안정 상태 |
| 기도유지 | · 연하 구토 반사의 회복<br>· 협착음, 호흡기계 폐쇄 징후 없음 |
| 신기능 | · 시간당 30mL 이상의 소변량 유지<br>· 적절한 소변 색깔과 양상<br>· 혈뇨 없음 |
| 환기와 산소화 | · 호흡수가 분당10회 이상, 30회 이하<br>· 기침과 분비물 배출이 적절할 것<br>　(Ex. 기침해서 가래를 뱉으세요. 가래를 입 밖으로 밀어내세요.) |
| 통증 조절 | · 마지막 진통제 투여 후 30분 뒤<br>· 적절한 진통 유지 |

PACU 퇴실 결정이 나면 무엇을 해야 하나요?

마지막 I/O(Intake/Output)를 기록, 환자의 간호 기록을 정리해요. Urine bag을 비우고 각종 배액관 및 드레싱 상태를 다시 점검해요. 마취통증의와 상의해서 불필요한 정맥라인도 제거해요. 마지막으로 환자에게 적용 중인 각종 라인을 정리하고 병동에 인계하죠.

인계는 어떻게 하나요? 유선으로 하는 건가요?

병원마다 다르겠지만, 간단하게 전화로 환자 이송을 알리고 인계사항은 전달해요. 인계사항은 수술 중, PACU에서의 전반적 환자 상태(Ex. 주입된 혈액량과 주입 중인 혈액, 주입 중인약물과 용량, PACU에서 투여된 약물과 그에 다른 변화, 배액관의 종류와 개수, PACU 시행된 진단검사, Total I/O, 투여된 진통제 종류와 용량), 합병증과 특이 변화, 병동으로 인계되는 약품과 물품 등을 인계해요.

환자를 병실로 이송할 때는 의료진이 함께 가나요?

환자에게 병실로 이동할 것이라 설명하고 이송직원이 병동으로 이송해요. 만약 환자의 상태가 계속 관찰해야 하거나, 중환자실로 이동하는 경우는 집도과 담당의가 같이 환자를 이송해요.

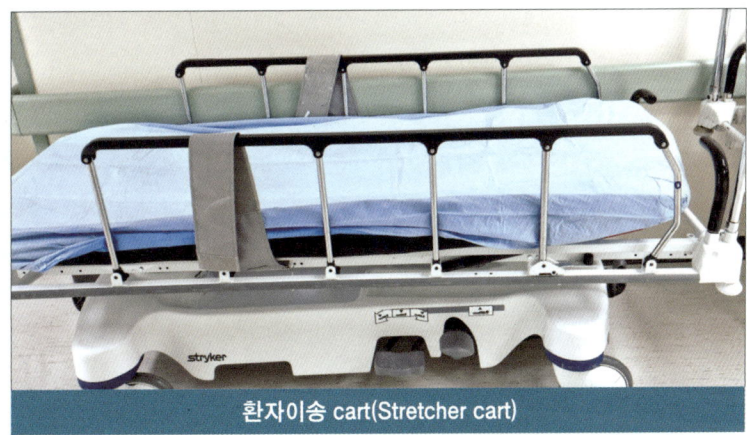
환자이송 cart(Stretcher cart)

# 2 ECT(Elelctro Convulsive Therapy, 전기 경련요법) 간호

## Case

25세 남자 환자가 진단명 Bipolar and related disorder로 시술명 ECT를 받기 위해 정신건강의학과 담당의와 함께 PACU에 입실했다. 어떻게 간호해야 할까?

이 환자는 수술한 것도 아닌데 PACU에 왔어요. PACU에서 시술도 하나요?

ECT는 대부분 전신마취로 시행해요. 하지만 기도 내 삽관을 하지 않고 수분 내로 끝나는 간단한 시술이므로 PACU에서 시행해요.

ECT(Elelctroconvulsive therapy, 전기 경련요법)은 무엇인가요?

처음에는 정신과 조현병(정신분열증)의 치료에 사용되는 요법으로 소개되었어요. 지금은 우울장애, 조현병, 기능성 정신병적 장애, 조증, 산후정신병, 우울 증상이 수반된 강박장애, 신경성 식욕 부진증의 환자의 치료로 사용되고 있어요.

ECT는 정신 질환 치료에 어떻게 사용될 수 있는 건가요?

ECT는 전기경련기기 MECTA 기구를 이용해요. 보통 전극을 일측 또는 양측으로 거치할 수 있으나 일반적으로 양측을 많이 이용하여 전기 자극은 70~150볼트(Volt)로 낮추어서 50~60Hz의 교류를 사용해요. 하지만 최근에는 직류의 단속파를 이용하는 추세이며, 적은 양의 전기로 경련을 유도하는 장점이 있고, 인지기능장애를 현저히 줄일 수 있어서죠. 보통 1분여 정도 적용해요.

그럼 전기로 경련을 일으키는 것이 치료 방법이 되나 보네요.

대발작(Grand mal seizure)을 유발하는 동안 분비된 신경전달물질(Neurotransmitter)의 영향일 것으로 짐작만 해요. 주로 약물치료에 반응하지 않는 경우, 2차적 치료로 선택되어요. 과거 ECT 치료에 반응이 좋았던 환자는 1차적 치료로도 사용되기도 해요.

ECT를 하게 되면 아무래도 전기로 경련을 일으키다보니 환자에게 다른 신체적 변화도 나타날 수 있을 것 같아요.

전기로 유발된 발작은 초기 10~15초 동안 지속되는 강직기(Tonic phase)가 먼저 나타나요. 그리고 30~60초간 지속되는 근간대 경련기(Myoclonic phase)가 나타나죠. 이 기간에 뇌혈류와 뇌압이 높아져요. 처음 강직기 때 부교감 신경을 자극시켜 서맥, 심방심실 조기수축이 발생해요. 이후 부교감신경자극 뒤에 교감신경이 활성화되어 빈맥, 고혈압, 심실조기 수축이 발생되지만 곧(약 2분 뒤) 소실돼요. 이렇게 발생하는 고혈압을 조절하기 위해서는 ECT 후에 주로 혈압강하제인 Brevibloc(Esmolol), Labtalol(Betasine)을 정맥으로 투여하기도 해요.

환자에게 나타나는 변화를 감시하기 위해 모니터도 적용되어야 겠어요.

기본 혈압, 맥박, SpO$_2$, BIS Sensor, TOF를 모니터해요. 그리고 경련 중 환자 안전을 고려하여 환자 동의하에 사지 억제대와 흉부 신체 억제대를 적용해요. 혹시 모를 응급 상황에 대비해서 기도 내 삽관 준비물도 같이 준비해둬야 하죠.

전신마취이므로 ECT도 금식이 필요할 것 같아요.

시술 8시간 전부터 금식하고, 맑은 물과 경구 복용 약물은 시술 2시간 전까지는 섭취할 수 있어요. 마취 전 평가도 일반 전신마취 환자와 같게 하고, 정신 질환으로 환자에게 정보를 습득하기 어려울 때는 보호자를 통해 과거 병력을 청취해요.

ECT 시에 마취는 어떻게 하나요?

ECT 마취는 경련으로 인한 골절이나 근육 손상을 방지하기 위해 근이완을 하고, 전기 자극이 있는 동안 환자를 무의식 상태로 만들기 위해 시행돼요. 그래서 마취 유도 용량의 정맥 마취제와 근이완제로도 충분히 마취를 유지할 수 있죠. 주로 정맥마취제 Etomidate(0.15~0.2mg/kg) 또는 Propofol(1~1.5mg/kg), Pentothal sodium(3mg/kg)을 사용하고 근이완제는 지속 시간이 짧은 Succinylcholine choride(0.75~1.5mg/kg)를 사용해요.

마취제와 근이완제를 투여하면 잠시 동안은 무호흡이 생기지 않을까요? 기관 내 삽관을 하지 않으면, 환자에게 어떤 호흡 보조를 위한 간호를 해줄 수 있을지 궁금해요.

잠깐의 무호흡 기간을 고려해서 100% 산소를 미리 공급해요. 그리고 Mask ventilation으로 산소를 주면서 기도를 유지해주면 되요. 경련 중 혀를 깨물수도 있으니, 근이완 후 Bit block을 각 양쪽 어금니에 삽입하여 Tongue bite를 예방을 하죠.

약물 투여후 근이완이 되고 나면 전기를 적용하는 것인가요?

네. 근이완이 되어 TOF가 0이 되면, 정신건강의학과 의사가 70~100볼트(Volt) 전기를 0.1~0.5초 정도 흘려요. 이때 환자가 경련(Seizure)을 하는데, 환자의 턱을 손으로 받쳐서 턱이 빠지지 않도록 해줘요. 경련이 사라지고 환자의 의식이 회복되어 근이완에 역전될 때까지 Mask ventilation으로 산소를 줘요. 그리고 완전히 근이완이 회복되면 일반 산소마스크(Simple mask)보다 덜 답답한 안면텐트 마스크(Facetent mask)를 적용해줘요.

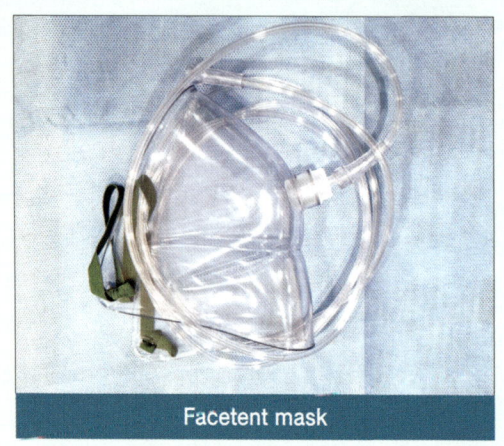
Facetent mask

 ECT 시술 환자에게 나타날 수 있는 부작용은 무엇이 있나요?

 혼미, 흥분, 기억상실, 두통이 대표적 부작용이에요. 드물지만 심혈관계, 신경학적 변화, 비장파열, 폐부종이 나타날 수도 있어요. 그래서 시술 후 적어도 혈역학적 변화와 산소포화도를 30분 이상 감시를 해야 하죠.

 ECT는 한 번만 받으면 되는 시술인가요?

 보통은 1주일에 3회 정도로 총 6~12회를 시행해요. 하지만 심한 조증, 긴장증, 자살 위험이 높은 것과 같이, 정신 상태가 많이 불안한 환자의 경우는 1일 1회를 하기도 해요.

 여러 번 반복해서 시행되는 시술이군요.

 시술 시에 투여된 마취제와 근이완제, 시술 후 반응은 마취 기록지에 자세히 기록해요. 반복되는 시술인 만큼 다음 마취 시에 이전 환자 상태를 참고할 수 있는 중요한 정보가 될 수 있어요.

 ECT 시술 환자가 회복이 끝나면 다시 원래 있던 병실로 이송되는 건가요?

 정신건강의학과 특성상 PACU 내에서도 담당의가 상주하고, 이송 시에도 의사 동반하에 이송 직원과 함께 이송돼요.

MEMO

## UNIT 2 당일수술센터 간호 (수술하고 하루만에 퇴원이라고?)

# 1 당일수술센터 간호
### (수술하고 하루만에 퇴원이라고?)

## Case

이비인후과 35세 남자 환자. 진단명 Scoliotic nose로 수술명 Open rhinoplasty를 받으려 당일수술센터로 방문했다. 당일수술센터에서 수술은 어떻게 진행될까?

당일수술이란 어떤 수술인가요?

외래수술(Outpatient surgery)이라고도 불려요. 입원과 수술 및 회복, 퇴원을 입원당일에 이루어지는 수술을 말해요. 응급수술의 개념이 아닌, 계획된 수술이 이루어져요. 주로 빠른 회복이 가능한 수술을 받은 환자가 병동에 입원하지 않고 당일수술센터로 입원하는데, 이후 수술을 받고 회복해서 퇴원하는 일련의 과정이 하루에 이루어지는 곳이에요.

하루에 수술과 관련된 모든 치료가 이루어지는 곳이라니 정말 특별하네요.

최근에 마취와 치료 기술의 발전으로 당일수술이 많아지고 있어요. 병원은 병상 가동률을 높이고, 환자가 병원에 입원한 기간을 줄일 수 있죠. 환자는 병동에 입원하는 것이 아니므로 병원비와 병원 감염을 줄일 수 있어요. 미국의 한 병원은 수술 건수의 80%까지 당일수술센터를 이용한다고 해요.

당일수술센터 운영은 마취통증의학과에서 하는 건가요?

네. 병원마다 차이는 있겠지만, 보통은 마취통증의학과에서 관리해요. 그리고 당일수술센터 운영위원회에서 중요한 정책과 운영에 대한 결정이 이루어져요. 직접적 센터 운영은 센터 담당 마취통증의와 마취회복간호사가 일임해요.

당일수술센터에 수술실이 따로 있는 건가요?

독립된 수술실을 만들어서 입원 환자와 분리하여 운영하는 곳이 있고, 기존 수술실을 같이 사용하는 곳도 있어요. 주로 후자가 더 많아요.

당일수술의 업무 절차를 더 자세히 알고 싶어요.

환자가 외래 접수하고 외래 진료에서 집도의가 당일수술이 필요하다 판단되면 외래에서 당일 입원결정서와 검사실 수납 및 당일입원절차를 설명하죠. 환자가 수납을 하면, 입원 전 검사실에서 수술에 필요한 기본 검사를 해요. 그리고 검사 결과가 나오는 시점에서 마취상담이 예약되죠. 마취상담을 받고 예약된 수술 날 당일수술센터에 입원해서 수술을 받고 퇴원하는 절차예요.

■ 당일수술 결정 절차

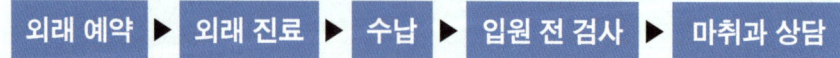

■ 당일수술 진행 절차

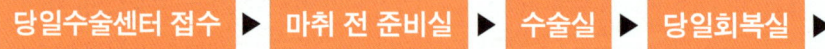

 수술에 필요한 기본적 검사들은 무엇이 있나요?

 흉부 X-ray, 심전도검사, 혈액검사(혈색소, 응고검사, 혈당검사), 소변검사가 있어요.

 마취과 상담에서는 어떤 것을 상담하는지 궁금해요.

 병원마다 다르겠지만, 상담 전에 먼저 마취 전 질의서를 작성하고 신체 계측(신장, 체중, 혈압, 맥박, 체온)을 시행한 뒤 마취 상담이 이루어져요. 마취통증의는 마취 전 상담을 온 환자나 보호자에게 수술 전 검사 결과를 바탕으로 환자의 과거력과 현재 병력을 청취해요. 이후 신체 검진을 하여 추가 검사 여부를 결정해요. 수술에 따른 마취를 선택하여 환자에게 설명하고 동의서를 받아요.

 마취 전 질의서에는 어떤 내용이 포함된 건가요?

 주로 환자의 건강 정보를 문의하는 내용이죠. 환자의 기본 정보, 현재 건강력, 신체활동력, 현재 문제 있다고 생각되는 증상(감기), 치아 상태, 과거력, 현재 복용하는 약물(약 이름, 횟수, 투여 용량), 과거 입원력 등의 내용이에요.

| | | | | | | | |
|---|---|---|---|---|---|---|---|
| **마취 전 질의서 예시** ||||||||

이 질의서는 수술에 앞서 마취 시 환자에 대한 건강 정보를 알기 위해 작성하는 것으로 가능한 완전히 채워주시기 바랍니다.

| 성명 | | 성별/나이 | | 생년월일 | |
|---|---|---|---|---|---|
| 신장 | cm | | 체중 | | kg |
| 활력징후 | 혈압 | | mmHg | 맥박 | 회/분 |
| 수술 날짜 | | 수술명 | |||
| 집도과 | | 수술 의사 | |||

환자의 전체적인 건강 상태는 어떤 편입니까?

□ 매우 좋다    □ 좋다    □ 보통    □ 나쁘다    □ 매우 나쁘다

환자의 건강상태에 최근 변화가 있습니까?

□ 예  (                    )    □ 아니오

환자는 현재 감기증세(기침, 가래, 열, 콧물 등)이 있습니까?

□ 있다  (                    )    □ 없다

흔들리는 치아가 있습니까?

□ 있다  (                    )    □ 없다

다음 기재된 질환을 앓고 있습니까?

□ 심장질환    □ 고혈압    □ 당뇨    □ 간질환    □ 관절염
□ 폐질환    □ 신장질환    □ 종양    □ 중풍    □ 경련, 간질
□ 류마티스질환    □ 출혈성 질환    □ 임신 여부    □ 알레르기

현재 복용 중인 약을 기재해주세요.

| 복용 약 | 하루당 투약 횟수 |
|---|---|
| | |
| | |
| | |

과거 입원력을 기재해주세요.

| 입원 년도 | 질환 | 수술 종류 | 마취 종류 | 비고 |
|---|---|---|---|---|
| | | | | |
| | | | | |
| | | | | |

마취 상담을 하러 온 환자에게는 어떤 설명이 필요한가요?

 마취 상담이 끝난 환자는 당일수술 안내문을 제공하고, 수술 전 주의 사항을 설명해줘요. 만약 추가 검사가 필요한 경우 진료과 외래로 다시 안내를 해서 검사 예약을 할 수 있도록 해요. 또한 수술 전 준비를 위해 수술 예정 시간보다 1시간 전에 당일수술센터에 도착해야하고 혹시 감기, 설사, 발열 등 새로운 전신 상태 변화가 생겼을 때는 의료진에게 꼭 미리 연락해야 함을 설명해요.

 수술 전 주의 사항은 어떤 것이 있을까요?

 입원 시 수술을 할 때와 같아요. 수술 전날 12시간 금식해야 하고(내원 전 2시간까지 물 소량 섭취) 화장이나 손발톱에 매니큐어는 하면 안 돼요. 그리고 내원 시에는 반드시 보호자와 동반해야 하고, 응급수술 등으로 수술 예정 시간보다 대기가 길어질 수 있음을 설명해요.

> ✓ **TIP** 당일수술 시 환자, 보호자 설명하기
>
> 응급수술 등으로 수술 예정 시간보다 대기가 길어질 수 있음을 설명하면서 만약 타지에서 수술하러 온 환자라면 기차, 버스 승차권 예매 시 시간을 넉넉히 두고 하는 것이 좋다고 설명하면 좋겠죠?

 경우에 따라서는 당일 퇴원하지 못하고 병동에 입원할 수도 있음을 미리 설명해서 입원 시 준비물(옷과 신발 등을 병동으로 가져갈 가방, 세면도구 등)을 챙길 수 있도록 해요.

항혈전제나 항응고제와 같이 수술시 출혈에 영향을 줄 수 있는 약은 의사 처방에 따라 일정 기간 복용을 중단해야 함 등을 설명해요. 그리고 수술안내문에도 반복하여 주의 사항을 표시해서 잊지 않도록 해주는 것이 좋아요.

 당일수술이 가능한 환자는 어떻게 결정되는지 궁금해요. 간단한 수술이면 모두 당일수술로 진행되나요?

 병원마다 다르겠지만, 수술의 종류만으로 적합성을 결론지을 수는 없다고 해요. 수술의 침습정도, 출혈량, 수술 후 통증, 생리 기능 회복의 어려움 정도를 고려하죠. 환자 상태가 ASA 1, 2인 환자로 마취와 관련된 문제점이 낮은 경우, 퇴원 후에 발생할 위험이 적은 수술일 때 당일수술이 선택돼요.

최근에는 병원마다 당일수술 대상이 좀 더 확장되고 있어요. 일부 로봇수술과 간단한 흉부 외과 수술까지 다양한 수술이 당일수술로 시행되기도 해요. 집도과에서 당일수술로 의뢰되면, 마취상담을 통해 최종적으로 수술이 결정되죠.

수술의 종류와 환자의 상태를 모두 고려해서 당일수술이 결정될 수 있다는 거군요. 당일수술로 선택되는 조건을 더 자세히 알고 싶어요.

 병원마다 차이는 있지만 보통 당뇨, 고혈압 등과 같은 전신질환이 있으나 그 정도가 심하지 않고 질환 관리가 잘되는 정도라면 가능해요. 수술 전 검사 결과상 이상소견이 없는 상태, 수술 소요 시간이 1~2시간 정도이고 출혈 경향이 적은 수술, 심장질환, 혈액학적 이상(응고 지연 등), 비만이 없는 상태, 수술 전, 후 처치가 없는 수술(Ex. 관장)이면서 반드시 보호자 동반이 가능한 환자여야 해요.

 보호자가 없으면 당일수술을 할 수 없는 건가요?

 환자 혼자서 수술 후 귀가 중 안전상 문제가 생길 수 있어서 보호자 동반이 필수 조건이에요. 귀가 후 수술 당일 하루 이상은 보호자의 간호가 필요해요. 그리고 당일 퇴원 시 환자에게 자가 운전은 절대 안 된다고 꼭 설명해야 해요.

 소아의 당일수술 선택 조건도 성인과 같나요?

 선택 조건은 비슷하지만 미숙아 또는 미숙아 병력이 있었던 소아는 수술 후 무호흡과 체온 조절 이상이 초래될 수 있어요. 관리되지 않은 신생아 또한 합병증의 위험이 있어서 당일수술 대상에서 제외되죠. 또한 부모가 원하지 않거나, 수술에 대해 심하게 불안해하는 부모나 소아는 선택하지 않죠.

 소아는 수술 시에도 부모의 영향이 클 것 같아요.

 네. 그래서 부모도 같이 수술을 준비하도록 해요. 환자와 보호자에게 당일수술센터 시설과 수술 과정을 자세히 설명하여 불안감을 낮추도록 해요. 취학 전 아동은 부모 중 1인과 함께 마취 준비실로 입실해요. 또한 부모도 환아와 함께 수술실로 이동할 수 있으므로 보호자도 탈의실에서 수술실 입장이 가능한 옷으로 환복할 것을 안내해야 해요.

 모든 당일수술 환자가 집으로 귀가를 하지는 않는다고 하셨죠?

 앞서 얘기한 것처럼 대부분 수술 당일 퇴원하게 되죠. 그렇지만 당일수술센터에 입원하여 수술을 받고, 이후 병동 입원이 필요하기도 해요(Ex. 수술 후 출혈이 있거나, 지혈이 잘 되지 않거나, 활력징후가 불안정한 경우 등). 이런 경우를 Same day surgery라 하는데, 병실을 배정받아 입원하게 되죠. Same day surgery인 경우도 One day surgery와 마찬가지로 수술 전 병동에 입원하지 않기에 입원 기간을 단축할 수 있다는 장점이 있어요.

> **! 잠깐** Same day? One day?

Same day surgery는 당일수술센터로 입원하여 당일수술을 받고 하루 이틀 입원하여 회복하고 퇴원을 하는 경우를 말해요. One day surgery는 당일수술센터에 입원하여 당일수술 받고 당일 회복하여 귀가하는 경우를 말해요.

> **✓ TIP** 당일수술 소아환자 보호자 설명하기

소아 환자의 경우 당일수술 후 퇴원 시 보호자가 자가운전해서 귀가한다면, 운전하는 동안은 소아 환자를 돌볼 다른 보호자가 필요하다고 미리 설명해 두는 것이 좋아요.

 당일수술센터 내부는 어떻게 구성되는지 궁금해요.

 당일수술센터의 세부 구조는 병원마다 다를 수 있지만, 주로 다음과 같이 구성되어요. 우선 환자가 수술 전 마취통증의와 만나 마취상담이 이루어지는 마취상담실, 수술당일 환자의 등록이 이루어지는 접수, 탈의실, 예진실, 마취 전 준비실, 회복실, 안정실로 구성되어요. 보호자가 대기하는 보호자 대기실이 있어요. 보통 소아 수술 전 준비실, 소아회복실, 소아 안정실이 따로 있어요.

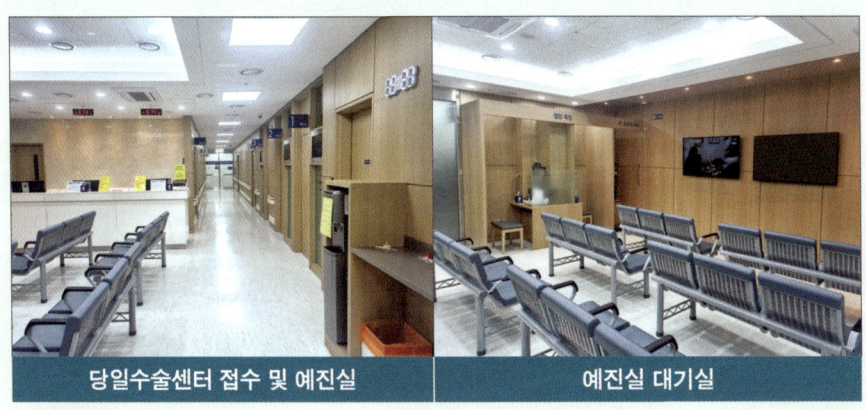

| 당일수술센터 접수 및 예진실 | 예진실 대기실 |

 당일수술센터에 입원 접수할 때는 어떤 것을 설명해야 할까요?

 접수도 병원마다 다르겠지만 보통 당일수술센터 마취회복간호사는 출근 후 가장 먼저 오늘 예약된 환자의 입원장을 확인해요. 환자가 내원하면 진료카드와 개방형 질문으로 환자 확인(성함, 생년월일)을 하고, 환자 인식 팔찌를 수술 부위와 혈관 보호 등을 고려하여 적용해요. 이어 환자를 탈의실로 안내하고, 탈의 방법을 설명하죠. 그런 다음 환자의 탈의가 적절하게 됐는지 확인해요. 당일 신체 계측과 자동 혈압 측정을 하도록 하고 예진을 받도록 안내해요.

탈의하는 것도 환자에게 정확히 설명을 해야 할 것 같아요. 어떻게 안내하는 것이 좋을까요?

 환자 탈의 시 속옷 및 모든 액세서리, 화장, 의치, 보청기, 렌즈, 안경을 제거하라 안내해요. 그리고 수술 부위를 고려한 환의(Ex. 하지정맥류 수술 환자는 수술용 부직포 팬티를 착용, 산부인과 원피스 가운 등)를 착용하도록 하면 돼요. 탈의하기에 움직임이 불편한 소아 환자는 보호자가 탈의를 도울 수 있도록 하죠.

 탈의 후 환자가 시계를 보관해달라고 하는 것을 본 적이 있어요.

 탈의실 사물함 키(Key)와 귀중품은 반드시 보호자가 보관하도록 설명해요. 그리고 본인 부주의로 분실하게 될 경우, 병원에서는 이에 대한 책임을 지지 않음을 반드시 안내해요.

 환자가 탈의를 하고 예진실 앞에서 대기 중이에요. 예진실 간호사는 어떤 역할을 하나요?

 예진실에서는 마취회복실 간호사가 환자의 수술 전 처치 상태를 확인해요. 주로 동의서 확인, 환자의 금식 상태, 복용 중인 약물, 알레르기 유무, 체온 측정, 감기 증상 확인, 매니큐어나 젤 제거, 화장 제거, 틀니, 보청기, 금속 부착 가방, 장신구, 렌즈 제거 등을 확인하고 마취준비실로 안내를 하죠. 만약 동의서가 분실되거나 수술 부위가 잘못 기재된 경우, 동의서의 Sign이 누락되었다면 집도과 주치의에게 연락해서 수정할 수 있도록 해야 하죠. 집도과에 따라 수술 당일 동의서를 받을 수 있으니, 정확히 동의서가 작성되었는지 확인해요.

 예진실에서 수술 전 처치 상태를 확인하는군요.

 또한 간단한 수술 전 처치(Ex. 안과 환자의 산동약 투약, 하지 정맥류 수술 환자의 Standing time 확인, 당뇨 환자의 혈당 검사)와 여자 환자는 임신 가능성, 모유 수유 여부 등을 확인해야 하죠.

 환자가 마취 전 준비실로 입실하면, 보호자는 수술이 끝날 때까지 기다리면 되는 건가요?

 네. 보호자는 보호자 대기실에서 대기하고 혹시 자리를 옮길 경우 간호사에게 연락처를 남겨둘 수 있도록 안내해요. 보통은 보호자 대기실에 수술 현황 전광판이 있어서 보호자가 환자의 수술 진행 상황을 알 수 있어요.

 마취 전 준비실에서는 어떤 준비를 하는지 궁금해요.

마취회복실 간호사가 환자 확인을 하고 IV를 확보해요. 그리고 환자의 처방을 확인하여 수액과 항생제, Premedication 투약을 하죠. 또한 수술 중 사용할 약물(항생제, 진통제)을 준비해요. 그리고 나면 수술 부위 표지를 확인하고 환자를 Stretcher cart나 Wheel chair를 이용해 수술실로 이동시켜요.

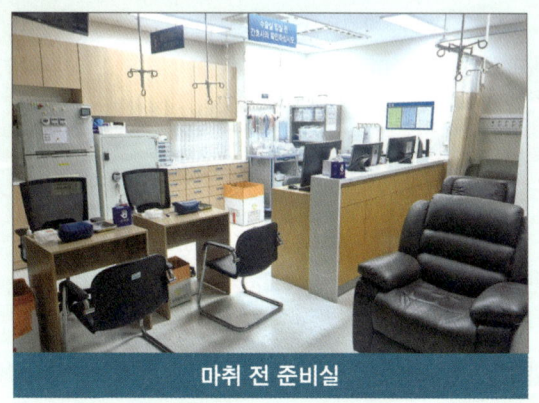

마취 전 준비실

 모든 과의 수술 준비가 같지는 않을 것 같아요.

 맞아요. 과마다 조금씩 달라요. 심지어 과는 같아도 집도의마다 수술 준비가 다르기도 해요. 예를 들어 유방내분비외과와 혈관외과 AVF Ligration 수술 환자는 수술 부위 반대편 팔에 IV를 잡아야 해요. 그리고 치과, 비뇨기과, 성형외과는 수술 부위 표지를 직접 수술 부위에 하지 않고, 외과 담당의 Sign이 있는 환자 인식표에 수술 부위를 기입해요. 과별 차이는 조금씩 익혀나가면 돼요.

 수술 준비 과정에서 특히 주의할 부분이 있나요?

 예를 들어 유방내분비외과에서 여자 환자 유방(Breast)에 디자인을 할 때는 환자 Privacy 관리에 신경을 쓰고, 여자 간호사가 함께 참여하기도 해요. 그리고 페니실계 항생제 투여시 Skin test를 해야 하는 것도 유의해야 하죠. 뿐만 아니라 수술 전 대기 중이라 많이 불안할 수 있으므로 충분한 수술 과정과 준비를 설명해주어 불안감을 덜도록 도와줘요.

수술 대기 중 불안을 완화하고 진정하기 위해 효과가 빠르고 반감기도 짧은 Midazolam을 투여하기도 해요. 환자가 추워한다면 담요나 이불을 적용해주고, 수술 부위 표시도 맞게 되었는지 확인해야 하죠.

 수술 부위 표지도 맞게 되었는지 확인해야 한다고 하였는데, 무엇을 보면서 맞게 표지되었는지 확인할 수 있을까요?

보통 수술 부위가 양측(오른쪽, 왼쪽)이고 다기관(손가락, 발가락)일 때 수술 집도의 또는 환자 진료나 수술에 참여하는 의사가 수술실에 입실하기 전까지 수술 스케줄, 영상 검사, 의무 기록 등을 확인하여 표지해야 해요. 수술할 때, 소독포로 덮은 후에도 보이도록 절개 부위 가까운데 표지하도록 해요. 비뇨기과나 산부인과처럼 표지가 어렵거나(Ex. Urethra), 환자가 거부하면, 환자 팔찌(환자 인식용 팔찌와 다른 색으로 구성)를 이용하여 수술 부위를 기록하고 전공의가 확인 후 Sign하면 그것으로 확인하고 대체하죠.

항생제는 Skin test를 해야 한다고 하셨는데 어떻게 하면 되나요?

모든 항생제를 Skin test해야 하는 것은 아니라, 천연 페니실린, 합성 페니실린계 항생제만 하면 돼요. Skin test용 항생제 희석 방법은 1cc Syringe에 항생제 용액 0.1mL + NS 0.9mL = 1.0mL으로 만든 것(1:10)에서 0.1mL 빼서 NS 0.9mL에 희석해요.(1:100) 병원마다 항생제 Skin test를 하는 방법이나 약물이 다를 수 있어요. 그래도 주로 사용하는 페니실린계 항생제를 익혀두는 것이 좋아요.

이렇게 희석한 항생제 용액으로 이제 주사를 하는 것이 군요. 간호학과 실습 시간에 항생제 피부반응검사는 피내주사로 한다고 배웠어요.

맞아요. 1:100으로 희석된 항생제 0.02mL을 환자의 피내에 주사하고 15~20분 후 관찰하면 돼요. 결과 판정은 발적을 동반한 4mm 이상의 팽진이 생기면 양성이고, 발적은 없고 4mm 이상의 팽진만 있으면 판정이 불가하여 재검사를 실시하죠. 발적과 무관하게 팽진 4mm 이하를 음성으로 판독해요. 음성인 경우만 해당 항생제를 투여할 수 있어요.

페니실린 계열 항생제가 아닌 다른 항생제는 왜 Skin test를 하지 않나요?

세팔로스포린(Cefalosporine) 계열 항생제는 Skin test 검사법의 유효성이 검증되지 않아서 모든 환자에게 적용하는 것은 근거가 부족하다고 해요. 만약 과거에 세팔로스포린(Cefalosporine) 계열 항생제 부작용이 있었다면, 페니실린계 항생제 사용을 권고해요. 세팔로스포린계열 항생제 투약이 필요하면, 알레르기 전문의에게 진료 후 투약이 결정돼요.

마취준비실에서 약품은 어떻게 관리되나요? 아무래도 마취에 관련된 마약이나 향정이 많을 것 같아요.

병원마다 다르겠지만 투약 지시(Order)를 보면서 약이 맞게 입고되었는지 확인해야 해요. 사용하고 남은 약은 반납도 확실히 해줘야 해요. 특히 마약과 향정은 불출과 처방, 사용과 반납을 관리 장부에 정확히 기록해야 해요. Same day surgery 환자에게 처방된 약은 진료과 병동별 분류해서 안정실로 보낸 뒤, 수술이 끝나고 환자가 병동으로 이송할 때 같이 보내요.

마취준비실에서 수술할 준비가 되면 환자가 수술실로 이동하겠네요.

 네. 보통 집도과 담당의나 인턴이 환자를 확인하고 수술실로 이동하죠. 마취준비실 마취회복 간호사는 이동 중 준비 약물과 비품을 분실하거나 손상되지 않도록 잘 인계해야 해요.

 소아 마취준비실은 성인이 이용하는 마취준비실과 많이 다른가요?

 소아에서 수술에 따른 정서적 고통과 심한 불안감은 40~60%에서 나타나요. 이는 악몽(Nightmare), 분리불안, 섭식장애, 의사와 병원에 대한 공포감을 유발해요. 그러므로 각별히 신경써야 해요. 병원에 따라 소아 마취준비실이 따로 있는 경우는 소아에게 친근감을 주는 환경(장난감, 그림책과 놀이 도구 등)을 만들고 숙련된 의료진이 배치되도록 해요. 그리고 기구나 기구들은 소아의 안전을 고려해서 설치해야 해요. 부모도 정신적 압박감을 많이 느끼고 불안해하므로 대비하게 정보를 주고 지지해줘야 해요.

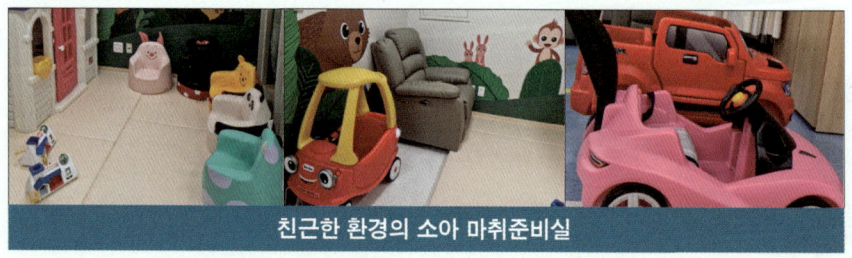

친근한 환경의 소아 마취준비실

 소아 환자는 정맥로 확보하는 것이 어려울 것 같아요.

 대다수의 소아는 주삿바늘에 공포감을 느껴 거부를 하죠. 숙련된 간호사가 배치되어야 하는 이유죠. 너무 심한 공포를 느끼는 소아는 마취통증의에게 연락해서 IV를 확보하지 않고, 마취 유도 후 확보하도록 조정하기도 해요.

 정맥로가 확보되지 않은 소아는 어떻게 마취를 하나요?

 흡입마취제로 소아를 재우고 IV를 확보해서 마취 유도를 하거나, Ketamine(2~4mg/kg)을 근육주사로 마취를 유도할 수 있어요.

 마취 유도를 위해서는 소아에게도 진정제가 투여되겠군요.

 담당 마취통증의가 직접 마취준비실로 나와 소아 상태를 점검하고 투약을 지시할 수 있어요. 보통 진정제로 경구용 Midazolam(0.5mg/kg)를 가장 많이 투여해요.

 당일수술 마취는 일반마취와 다른가요?

대개 마취의 발현이 신속하고, 수술 중 문제 발현이 없으며, 회복 시간이 빠르고, 부작용이 없는 마취 방법이 신중하게 선택돼요. 주로 정맥마취제 Propofol(1.5~2.5mg/kg), Remifentanil이 많이 선택되고, 흡입마취제(Sevoflurane)가 선택적으로 사용되죠.

당일수술에서도 부위마취를 할 수 있을 것 같아요.

수술에 따라 척추마취나 경막외마취, 말초신경차단술이 적용하여 부위마취를 하기도 해요. 하지만 부위마취로 인한 환자의 불편과 불안을 줄여주는 소량의 Midazolam(1~3mg)이나 Propofol(25~75㎍/kg/min)을 지속 정주하는 방법으로 환자를 편안을 도모하는 방법을 같이 사용해요.

## Case

성형외과 67세 남자 환자로 진단명 Mandible fracture로, 수술명 Plate removal을 받고 당일수술센터로 입원했다. 이후 수술을 받고 당일수술센터 회복실로 왔다. 당일수술센터에서 회복은 어떻게 이루어질까?

당일수술을 받는 환자는 마취 방법 선택을 어떻게 하나요?

전신마취 시 마취 유도는 앞서 말한 것처럼 정맥마취제인 Propofol을 가장 많이 사용해요. 마취유지는 흡입마취제인 Sevoflurane과 Desflurane을 사용해요. 최근에는 정맥마취제 위주로 마취 유도 및 유지를 가능하게 하는 TIVA(Total IntraVenous Anesthesia, 완전정맥마취)를 사용해요. Propofol과 Remifentanil, 근이완제를 사용하여 마취 깊이를 빠르게 조절하고 부작용이 적어서 많이 사용되어요.

당일수술에도 기관 내 삽관을 하나요?

수술에 따라 다르지만, 당일수술은 주로 근이완제가 반드시 필요하지 않은 기관 내 삽관 LMA(Laryngeal Mask Airway, 후두마스크)와 I-gel을 사용하는 빈도가 많아져요. LMA가 혈역학적 변화를 적게 일으키고, 삽입 방법이 간단하며, 근이완제의 사용을 하지 않아도 되는 이점이 있어 많이 사용돼요.

당일수술센터 회복실은 PACU와 업무가 다른지 궁금해요.

거의 같아요. 환자를 마취와 진정에서 회복시키고 산소를 투여하면서 환자 상태를 모니터하고, 과별로 지시된 Post op order(투약, 검사 등)를 수행하면 돼요.

당일수술센터 소아 회복실은 보호자를 호출해서 환아와 같이 있게 하더라고요.

보통 소아는 회복실 입실과 동시에 보호자를 호출해서 환아와 보호자를 안심시켜요. 보호자가 들어오면 마취회복 중인 환아 상태, 모니터를 설명하고 낙상 예방을 위한 교육을 해야하죠.

국소마취한 환자는 어떻게 관리하나요?

의사의 지시에 따라 활력징후를 측정한 후 안정실로 보내면 안정실에서 퇴원 절차를 안내해요. 필요하면 퇴원 교육, 퇴원약 처방을 확인해서 수납한 후 다음 외래 일정에 대해 안내후 귀가할 것을 설명해요.

당일수술 후 통증관리도 중요하겠어요.

네. 수술 후 통증관리가 잘되어야 당일퇴원이 가능해요. 수술 부위 신경차단이나 진통제로 적극적 통증관리를 해줘야 해요. 주로 빠른 효과가 나오고 지속 시간이 짧은 Opioid인 Fentanyl(0.5~2.0mg/kg)을 사용해서 회복을 지연하지 않고 통증도 효과적으로 조절을 해주죠. 그리고 비마약성 진통제로는 NSAIDs(비스테로이드성 소염진통제)는 Ketolorac(Tarasyn)을 가장 많이 사용해요. 퇴원 후 통증조절은 경구용 진통제로 NSAIDs인 Acetaminophen, Ibuprofen, Celebrex 등을 처방하죠.

수술 부위 신경차단은 어떻게 하나요?

수술 부위를 국소마취제(주로 Ropivacaine)로 침윤(Infiltration)하거나, 수술 부위 차단(Field block)을 해요. 수술 부위 신경 차단은 가장 간단하고 효과적으로 수술 후 통증을 조절하는 방법이죠.

회복실에서 안정실로 이동이 결정될 때는 환자 상태를 고려하겠군요.

환자의 회복 정도를 파악하여 회복실 퇴실평가를 만족하면, 마취통증의가 안정실로 이동을 결정해요. 더 이상 정맥투여가 필요 없다고 판단하면 IV를 제거해요. 보행이 가능하면 수술을 위해 삽관된 Foley catheter도 제거하죠. 그런 다음 마취회복간호사가 환자를 도와 걸어서 안정실로 이동하도록 해요.

안정실의 기능은 무엇인가요?

회복실에서 1시간가량 회복한 환자는 안정실로 이동해요. 그리고 환자가 귀가 가능한 상태로 회복하게 돕고, 퇴원 교육 및 절차가 이루어져요. 보통 3시간 이상 머물다 퇴원해요.

안정실에는 보호자와 함께 계시는 환자를 본 적이 있어요.

 눈이 잘 보이지 않는 안과 환자 같이 보호자 도움이 필요한 경우는 회복실에서 안정실로 이동하는 시점에서 보호자 호출을 해요. 안정실에 같이 머물 수 있게 해줘요.

 안정실에는 따로 환자 상태를 모니터하지는 않네요.

 네. 회복실에서 회복했다고 판단해 이동한 환자이므로, 산소나 모니터 처치 없이 퇴원 준비가 이루어져요. 주로 안정실 이동 후 누락된 처방이 없는지 확인, 반납할 약물과 퇴원 약물을 확인하고 의사 판단에 따라 퇴원이 결정되면 환자에게 퇴원을 안내해요. 등을 기댈 수 있는 의자에 앉아 간호를 받으면서 보행, 수분 섭취, 배뇨 등을 점차 해보게 하고 있어요.

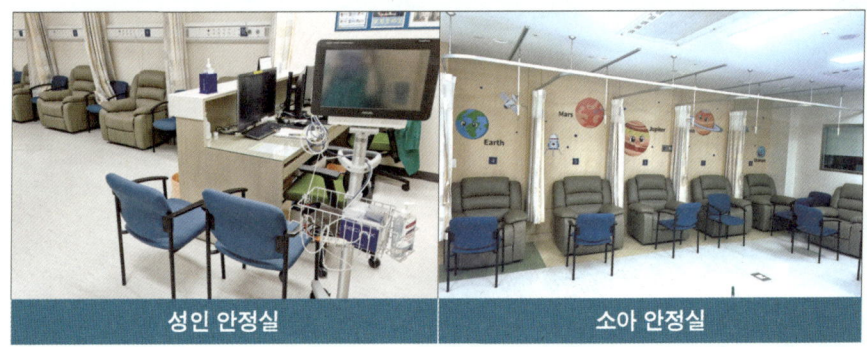

| 성인 안정실 | 소아 안정실 |

 안정실에서 보통 3시간 정도를 머무른다고 하였는데, 시간이 꽤 긴 것 같아요.

 수술 후 환자의 활력징후가 안정되고, 지남력이 있으며, 어지러움 없이 걸어서 안전히 귀가할 수 있어야 하죠. 물을 먹고 이상 증상(복통, 구토)이 없는지, 수술에 따라 스스로 배뇨(Self voiding)를 할 수 있는지 확인이 꼭 필요해요. 그래서 완전한 회복을 위해 머무는 시간이 3시간 이상이 돼요. 그러나 Same day surgery 환자는 병동으로 이송되므로 당일수술센터 간호사의 퇴원 절차 업무가 끝나면, 곧바로 환자와 함께 환자의 소지품과 약품을 같이 병동으로 이송하죠.

 그럼 당일수술 환자의 식이는 어떻게 진행되는지 궁금해요. 물을 먹고 나면 그 다음 식이는 어떻게 진행하라고 설명할까요?

 환자의 수술 종류 및 상태에 따라 다를 수는 있겠지만, 보통 성인은 수술 후 3시간이 지나면 물을 먹도록 해요(Sips Of Water, SOW). 이상이 없으면 물과 이온음료만 마시다 이후 3시간 뒤부터 미음이나 죽을 먹어요. 그리고 다음날부터 밥을 먹도록 설명해요. 소아는 수술 2시간 30분부터 물, 모유나 묽게 탄 분유를 마시고, 2시간 30분부터 미음(이유식)을, 그 다음날부터 고형식을 먹도록 설명해요.

안정실에서도 집도의가 회진을 하더라고요.

 보통 집도의는 회진을 해서 수술 과정 및 경과를 환자와 보호자에게 설명하기도 해요. 환자 귀가는 집도의 회진 여부를 확인 후 해야겠죠.

 퇴원약은 언제 수령되나요?

 대개 당일수술센터에 입원한 후, 집도과 담당 의사가 퇴원약 처방을 입력해요. 그러면 간호보조 인력이 약국에서 퇴원약을 불출해오면 간호사가 확인 후 환자, 보호자에게 약의 효과, 복용 방법을 교육해요. 이후 퇴원안내서를 출력해서 환자에게 퇴원교육을 해요.

 퇴원안내서는 어떤 내용이 적혔는지 궁금해요.

 과별, 수술별 주의 사항이 상세히 적혔어요. 과별 차이가 있지만 주로 샤워 가능 시기, 식사 안내, 봉합실 관리, 정상 활동 가능 시기, 복용할 약, 주의 사항, 수술 후 합병증 등을 안내하죠.

 퇴원안내서는 환자에게 잊지 말고 꼭 줘야겠어요.

 퇴원안내서는 과별로 주의 사항, 퇴원절차, 투약설명서, 다음 외래 일정이 기록되어 중요하죠. 보통 해당되는 퇴원안내서를 출력하여 직접 보여주면서 간호사가 주의 사항을 항목별로 읽으면서 자세히 설명을 하죠. 그리고 보호자가 수납을 하고 오면, 다음 외래 일정이 맞게 예약되었는지 확인하고 귀가시켜요. 과별, 수술별로 주의 사항이 다르기에 이런 부분들은 차차 알아 가면 돼요.

| 당일수술센터 퇴원 수속 안내 예시 ||||
|---|---|---|---|
| 등록번호 | | 병동/병실 | |
| 성명 | 성별/나이 | 생년월일 | |

### 1. 퇴원 수속 절차

**1) 정규 퇴원**

| | |
|---|---|
| 수납 및 외래 예약<br>⇩<br>당일 수술 센터 | ・08시 ~ 17시 00분 : 2층 수납 창구<br>・17시 00분 ~ 22시 00분 : 1층 통합 창구<br>・퇴원사항 안내 및 수령 |

**2) 가 퇴원**

예상 퇴원금액을 수납 후 차후 정산이 됩니다.
- 정규 시간 외(평일, 토/일요일, 공휴일 17시 30분 이후)
  : 1층 응급실 창구에서 수속하십시오.

### 2. 추가 조직 검사 안내 (조직 검사를 시행한 환자분에 한함)

- 시행한 조직검사의 진단을 위하여 추가 검사가 시행될 수 있습니다.
- 퇴원 후 검사 과정에 따라 추가 비용 납부 및 외래 일정의 변경이 있을 수 있으니 참고부탁드립니다.

■ 외래 방문 일시

| 방문 일시 | | 진료과 | 진료장소 특이사항 |
|---|---|---|---|
| 외래 | 0000-00-00 | 안과 | 2층 안과 외래 |

| 퇴원 후 주의사항 예시 ||||||
|---|---|---|---|---|---|
| 등록번호 | | | 병동/병실 | | |
| 성명 | | 성별/나이 | | 생년월일 | |
| 입원일 | | 진료과 | 안과 | 주치의/담당의 | |

문의처 : 병동 간호사실 전화 123-4567

1) 퇴원 후에도 필요시 도움을 받을 수 있습니다.

| | |
|---|---|
| 식사 | |
| 활동 | |
| 위생 | |
| 건강 관리 | |
| 기타 | |

2) 퇴원 후 추후 관리

1. 수술 후 부종 및 멍이 발생할 수 있으며 수술 수 냉찜질 2~3일 적용 후 온찜질로 바꿔서 해주시면 부기 제거에 도움이 돼서 빠른 회복에 도움이 됩니다.
2. 처방된 연고는 하루 4회 수술 부위에 깨끗한 면봉으로 도포하시면 됩니다.
3. 수술 부위에 출혈이 있는 경우 빨리 외래 혹은 응급실에 내원하셔야 합니다.
4. 수술 후 외래 방문시까지 세수는 물로 하시면 안 되며, 물티슈나 깨끗한 물수건으로 수술 부위를 제외하고 닦아주십시오.
5. 수술에 사용한 봉합사(실)는 수술 후 외래 방문시 제거 예정입니다.
6. 각막에 상처가 생기지 않도록 처방 안연고 및 인공눈물(안약)을 잘 넣어주십시오.

3) 주의사항 및 병원에 문의를 요하는 증상

수술 후에 있는 상처는 어떻게 관리하라고 설명하는 것이 좋을까요?

 수술 부위 상처는 과별, 수술별, 집도의별 차이가 많으므로 교육 받은 기간까지(1일~다음 외래까지) 물에 닿지 않도록 해야 해요. 배액관(J-P drain)이나 Foley catheter를 가지고 퇴원하는 경우, 다음 외래 내원 시 배액관이 제거됨을 설명해요. 상처나 몸에 무리가 가지 않도록 자전거 타기, 등산 등 과도한 활동은 주의해야 한다고 안내해요.

 다음 외래 일정은 어떻게 확인하나요?

 수술 후 처방에 지시 처방으로 기재되었거나, 집도과 회진 시 외래 일정을 담당의가 알려주기도 해요. 외래 방문 일정이 없거나, 조정이 필요할 때는 꼭 집도과 담당의에게 확인하고, 외래 일정을 안내할 수 있도록 해요.

 수술 진단서나 필요한 서류를 어떻게 하나요?

 보통 다음 외래 방문 시 발급 가능하다고 안내해요. 만약 서류가 급하게 필요한 경우(법원, 군대, 학교 제출용)는 주치의에게 진단서 작성을 요청해요. 작성이 확인되면 원무과에서 서류를 발급받도록 해요.

 수납과 퇴원교육이 끝나면 환자는 옷을 갈아입고 가면 되겠어요.

 네. 탈의실에서 사복으로 환복하고, 잊어버린 물건이 없는지 확인 후 귀가하도록 하죠.

 퇴원 후 환자 관리는 어떻게 하나요?

 퇴원 후 문의 사항이나 문제 발생(Ex. 심한 통증, 부종, 출혈) 시 당일수술센터 전화로 상담 할 수 있게 연락처를 알려주어요.

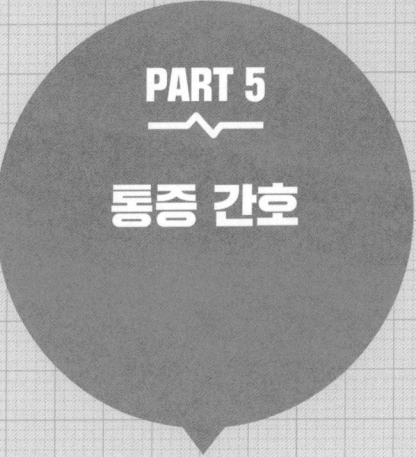

# PART 5
## 통증 간호

**UNIT 1** **수술 후 통증 간호** •309
(마취간호만큼 중요한 통증 간호!)

**UNIT 1** 수술 후 통증 간호(마취간호만큼 중요한 통증 간호!)

# 1 수술 후 통증 간호
(마취간호만큼 중요한 통증 간호!)

## Case

수술 후 통증은 APS(Acute Pain Service team)팀에 관리한다고 한다. 어떻게 관리하고 있을까?

아픈 것이 통증 아닌가요? 통증은 정확한 정의는 어떻게 되나요?

통증은 실제적 또는 잠재적인 조직손상과 관련되거나 이와 유사한 불쾌한 감각 및 감정적 경험(IASP: International Association for the Study of Pain, 2020)을 말해요. 그 중 수술 후 통증은 수술과 연관되어 발생하는 통증입니다.

그렇군요. 수술 후 통증만의 특징이 있나요?

수술 후 통증의 정도는 일정하지 않고 조금씩 바뀌어요. 운동, 정서적 긴장 등으로 증가해요. 수술 직후가 가장 아프고, 5~7일이 지나면 조금씩 감소된답니다. 그렇기에 가장 힘든, 수술 후 48시간에는 집중적으로 통증을 적절하게 조절해줘야 해요.

수술 후 통증이 조절되지 않으면 수술로 인한 불편감과 더불어 정말 힘들 것 같아요.

적절한 통증 조절이 되지 않으면, 고통과 관련한 여러 생리학적 부작용이 생겨요. 우선 교감신경이 항진되면서 혈압 상승, 빈맥, 심근산소 소모량이 높아져요. 그리고 통증으로 제대로 심호흡도 할 수 없기에 폐활량 및 기능적 잔기량 감소, 무기폐, 기도 분비물 제거 억제가 생겨요. 그리고 신체 활동량이 감소하면서 장운동 억제, 장폐쇄증, 심부정맥 혈전증, 뇨저류(Urinary retention)가 생기고 면역력도 억제되는 것으로 보고되어요.

수술 후 통증을 조절하지 않으면 만성 통증으로 진행된다고 들었어요.

네, CPSP(Chronic Post Surgical Pain, 만성 수술 후 통증)이라 하는데, 수술에 따라 10~65%까지 발생된다고 해요. 그러니 수술 후 통증은 단순 고통 완화뿐만 아니라, 정상적 생리 기능 상태로의 회복을 촉진하기 위해 적절히 치료해줘야 해요.

APS(Acute Pain Service team)팀 에서는 어떤 일을 하나요?

주로 수술 환자의 수술 후 통증을 관리하는 팀이에요. 미국은 마취통증의사 중심으로 APS를 운영해요. 국내에서는 비용 문제를 고려하여 간호사 중심의 APS 운영을 많이 선택해요. 효과도 좋다고 인정되어요. 병원마다 다를 수 있지만, 간호사 중심의 APS팀은 마취통증의학과 교수가 지도, 감독해요. 마취전문 간호사와 마취과 인턴이 팀으로 24시간 교대근무하면서 관리되어요.

APS(Acute Pain Service) 팀에서 간호사의 역할은 무엇인지 궁금해요.

APS팀 간호사는 수술 환자가 주로 있는 모든 외과 병동을 정기적으로 순회하면서 병동 간호사에게 통증 간호에 대해 집중 교육해요. 그리고 매일 정기 방문을 통해 환자의 통증 및 Opioids와 관련된 부작용을 사정하고 처치 효과를 확인하죠. 뿐만 아니라 각종 통증관련 Catheter 삽입 상태와 관련된 운동신경차단 및 부작용을 사정해요. 이렇게 APS팀 간호사는 환자와 가족, 의료진을 교육하며 약물 및 PCA(Patient Controlled Analgesia)관련된 오류 등을 확인해요. 기계나 기구 문제를 파악하여 대안을 제시하고, 문제점을 해결하기 위한 활동을 적극적으로 하죠. 또한 PCA 관련 환자의 진통제 부작용을 마취통증의에게 보고하고 지시받아 처치가 적절히 이뤄질 수 있도록 한답니다.

APS팀 간호사가 주로 수술 후 통증을 관리하는군요.

네. 그밖에도 병동 간호사의 수술 후 통증관련 교육 자료나 알고리즘을 만들고 최신 간호 경향을 임상에 적용하도록 해요. 그리고 그 효과를 연구하고 각종 관련 회의에 참석하여 필요한 자료를 제공해요. 또한 APS팀 간호사는 처방을 내리는 마취통증의와 실무를 수행하는 병동 간호사 사이에서 보다 효과적 통증관리를 할 수 있게 하는 중재를 적극적으로 해요.

수술 후 통증을 조절하기 위해 PCA(Patient Controlled Analgesia)는 대다수의 환자가 사용하는 것 같아요.

환자에 따라 통증의 강도 및 진통제에 대한 반응 정도가 달라요. PCA는 환자가 직접 통증을 조절하는 방법이기에 많이 사용되어요.

PCA를 무통주사, 무통기라고 부르던데, PCA를 사용하면 하나도 안 아픈가요?

무통은 아니고 환자가 스스로 견딜 만큼 통증을 조절하는 장치예요. PCA는 자가 통증조절기라 하고 무통주사, 무통기는 잘못된 표현이죠.

그렇군요. PCA는 환자가 직접 버튼을 눌러 진통제가 투여됨으로써 환자가 직접 통증을 조절할 수 있는 방법이라고 들었어요.

PCA에는 기구나 기계에 일정한 희석 비율로 Mix된 진통제가 들어있어요. 수술 후 변화하는 통증 정도에 따라 환자가 통증을 느낄 때마다 Bolus 버튼을 눌러서 스스로 일정량의 진통제를 주입하는 방식이죠. PCA는 정주(IV) 또는 경막외(Epidural)로 투여되어요. 그래서 IV PCA와 PCEA(Patient Controlled Epidural Analgesia)로 구분하여 생각할 수 있죠.

그런데 환자가 직접 버튼을 조절하면 진통제를 과다 투여할 수도 있지 않을까요?

PCA는 일시 투여량(Bolus), 지속 주입(Basal), 시간 폐쇄 간격(Lockout time)이 설정되어요. 환자가 버튼을 누르는 대로 무조건 진통제가 주입되지는 않아서 과다 투여에 대한 부분에서는 안전하다고 할 수 있죠. 하지만 기계 오류로 문제가 발생할 수도 있으니 투여된 진통제량과 진통제 부작용, 통증 조절 정도를 항상 점검해야 해요.

PCA 사용 중에도 환자가 통증이 잘 조절되지 않는다고 하면 추가로 진통제를 투여할 수도 있는지 궁금해요.

PCA 사용으로 통증이 조절되지 않는다고 해서 진통제 투여부터 고려하는 것이 아니에요. 먼저 기계나 기구의 정상 작동 여부를 확인해야겠죠. 그리고 환자가 교육이 불충분하여 PCA를 부적절하게 사용 중인지 여부, 투여 중인 정맥라인의 Patency는 원활한지도 확인해야 해요. 이상이 발견되지 않는다면, 다른 추가 진통제도 처방을 고려해 주어야 해요.

PCA 투여를 위해 수술 전에 PCA 동의서도 함께 받는 것을 본 적이 있어요.

담당의가 비용, 부작용 등을 자세히 설명하고 PCA 동의서를 받아요. 그리고 환자가 수술실로 오면 마취통증의가 적용·적합성을 고려하여 진통제 약물 용량을 결정해요. 결정된 처방에 따라 약물을 조제해주면, 수술 끝나기 30분 전이나 직후에 정주(IV) 또는 경막외(Epidural)에 연결해서 적용하죠.

PCA는 병동에서도 관리할 수 있던데요.

기본적으로 병동 간호사도 PCA를 관리해요. 그리고 앞서 말한 것처럼 APS팀(Acute pain service team) 간호사는 병동을 순회하면서 병동 간호사에게 관리법에 대해 교육하고, 감독하죠.

PCA 사용 시 회복이 늦어진다고 들었어요.

아플 때 사용되는 진통제 때문에 수술 부위 상처 회복이 느려지는 경우는 없어요. 오히려 진통제 사용으로 인한 통증 감소로 심호흡, 기침, 수술 후 운동하기가 편해져서 오히려 더 빨리 회복되어요. 수술 후 합병증 예방에 도움이 되겠죠.

 수술 후 통증은 언제까지 지속되나요?

 사람마다 수술 종류, 성별, 나이, 과거 수술 경험이나 통증에 대한 경험, 통증을 참아내는 정도, 문화 차이 등에 따라 통증 감소 정도 및 기간이 매우 달라요. 수술 직후 24시간 동안의 통증이 가장 심하며, 그 이후 통증은 많이 경감돼요.

 PCA 사용 기간은 어떻게 결정하나요?

 지속적 통증에서 간헐적 통증으로 바뀌게 될 때 사용 중단을 고려해요. PCA는 수술 후 보통 2~3일, 최대 3~4일간 급성으로 통증을 조절하기 위한 장치예요. 통증의 변화가 완화되면, 통증사정을 통해 PCA 제거 시기를 결정하죠. 경구용 진통제를 사용할 수 있거나 필요시 투여되는 진통제로 수술 후 통증이 조절된다면, PCA를 제거해요.

 수술 후 추후관리는 다른 병원에서 하고자 할 때 PCA를 가지고 전원해도 되나요?

 병원마다 다르겠지만, 마약관리 차원에서 원칙적으로 타 병원 이송 시 PCA를 반납하고 전원되어요. 그렇지만 꼭 필요한 환자는 PCA 반출 동의서를 받고 가져갈 수 있어요.

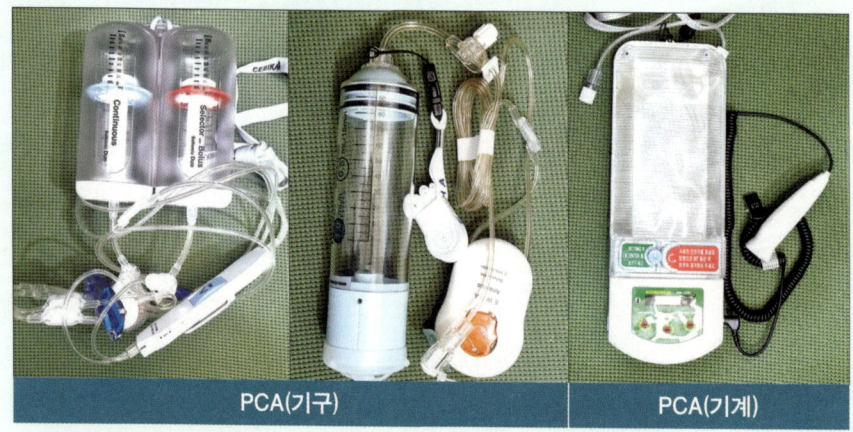

PCA(기구)　　　　PCA(기계)

 PCA 약물 조제는 마취통증의가 한다고 하셨는데, 간호사도 알고 있어야 하는 부분인가요?

 약물 조제에 Opioids가 사용되므로, 안정성을 확보하기 위해 의사, 간호사 두 명 이상이 조제해요. 이들이 Setting, 연결 과정까지 같이 수행하고 감시하도록 되어있죠. 수혈 시 혈액을 확인하는 것과 마찬가지이죠.

PCA 조제 시 어떤 것을 준비해야 하나요?

 소독용 솜, 조제할 약물, 희석용 NS, 10cc Syringe, 50cc Syringe, 조제한 약물을 담을 PCA 기구나 기계가 필요해요. 그리고 기계가 작동할 수 있도록 건전지도 준비해야 해요. 그리고 여러 가지 라벨(환자 인적 사항, PCA 종류, 총용량, 기본 setting, 조제자 서명 등)들이 필요해요.

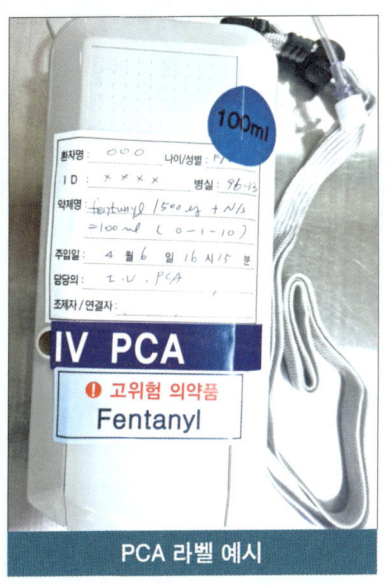

PCA 라벨 예시

 PCA는 주로 어떤 약물을 사용하는지 궁금해요.

 정맥용 PCA(IV PCA)에는 Opioid와 항구토제(때론 NSAIDS)를 같이 사용해요. 그리고 PCEA(Patient Controlled Epidural Analgesia에는 Opioid)와 국소마취제를, Nerve block에 연결해서 사용하는 PCA에는 국소마취제를 사용하죠.

 혹시 PCA 투여로 환자가 Opioid 중독되지는 않나요?

 의료 목적을 두고 수술 후 통증을 위해 단기간 사용한다면, 통증만 조절될 뿐 중독될 우려는 없어요. 일반적으로 Opioid 중독이라 함은 오랜 사용 후 갑자기 중단하였을 때 발한, 빈맥, 설사 등을 나타내는 신체 의존 상태와 감정 변화의 결과예요. 강박적 약물 추구 행동을 보이는 정신적 의존을 말하죠.

 IV PCA로는 어떤 진통제 약물이 어느 정도의 양이 투여되는지 궁금해요.

보통 Opioid 중 Morphine, Fentanyl을 많이 사용해요. PCA 설정값은 각 약물에 다르게 설정되어 있답니다.

| Opioid | 일시 투여량(Bolus) | 지속 주입(Basal) | Lockout time |
|---|---|---|---|
| Fentanyl | 10~20μg/hr | 10~20μg/hr | 5~6min |
| Morphine | 0.5~1.5mg | 0.5~1.5mg | 6~8min |

PCA 처방 시 조제 약물과 함께 이런 Setting값도 확인이 필요한 부분이겠어요.

네. 마취통증의가 처방한 약물과 희석 내용은 PCA 의사 지시기록지에 기록돼요. 그리고 이 기록을 보면 약물 종류, Bolus, Basal, Lockout time, Total volume을 확인할 수 있어요.

IV PCA를 사용 중인 환자가 오심과 구토를 호소하는 것은 자주 보았어요.

PCA로 조제된 약물에 대한 부작용이에요. Opioid 부작용인 오심과 구토(Nausea & Vomiting), 호흡 곤란(Respiratory depression), 진정(Sedation), 뇨저류(Urinary retention), 가려움증(Pruritus)이 있어요. PCA 장기 사용 환자는 변비(Constipation)가 생기기도 해요.

PCA에 부작용이 생기면 어떻게 하나요?

환자의 증상이 PCA 부작용과 관련 있는지 사정(Assessment)해 보고 관련 있는지 확인해요. 관련있다고 판단되면 담당 마취통증의에게 보고 후 의사의 처방에 따라 투여되는 Basal, Bolus 용량 조절 등의 처치를 수행하고 기록하면 돼요.

### ✓ TIP  PCA 부작용

호흡 곤란(Respiratory depression)과 심한 진정(Sedation)은 위험성이 높은 부작용이므로, PCA를 우선 끄고 기도를 유지해주어요. 그러면서 의사에게 보고를 하고 지시를 받아야 해요.

PCEA(Patient Controlled Epidural Analgesia)일 때도 IV PCA처럼 약물 종류에 따른 투여량과 함께 Setting 값도 확인해야겠어요.

보통 Opioid 중 Morphine, Fentanyl, Sufentanil을 사용해요. 그리고 부분마취제 Ropivacaine, Bupivacaine도 함께 사용해요. 수술의 종류에 따라 혼합되어지는 부분마취제 농도가 다르니 주의해야 해요. PCEA에 각 약물에 따라 설정되는 Setting을 다음 표로 정리해두었어요.

| Opioid | 일시 투여량(Bolus) | 지속 주입(Basal) | Lockout time |
|---|---|---|---|
| Fentanyl | 10~15㎍/hr | 25~75㎍/hr | 5~15min |
| Morphine | 0.1~0.2mg | 0.3~0.6mg | 5~15min |
| Sufentanil | 10~50㎍/hr | 10~20㎍/hr | 5~15min |

PCEA 적용하는 Epidural Level은 어떻게 결정되는지 궁금해요.

보통 수술에 따라 다르게 결정돼요. 개흉술(Thoracotomy) Level은 *T4~6*, 상복부 수술(Upper abdominal surgery)은 *T8~9*, 하복부 수술(Lower abdominal surgery)은 *T10~12*, 하지/골반(Lower extremity/pelvis)은 *L2~4*를 적용 Level로 정해요.

주로 어떤 수술에서 PCEA을 적용하나요?

PCEA는 IV PCA보다 통증 조절에 효과적이에요. 그래서 통증이 심한 상, 하복부 수술이나 흉부 수술에 적용돼요. 그리고 마취를 Epidural Anesthesia를 한 경우인 제왕절개나 정형외과 수술에 많이 쓰여요.

PCEA를 사용할 때도 약물에 대한 부작용이 있나요?

그럼요. Opioid 약제의 부작용은 IV PCA와 같아요. 그리고 PCEA는 Epidural catheter를 가지므로 Catheter 삽입 부위의 감염, 혈종이 생길 수 있어서 삽입 부위를 잘 관찰해야 해요. 또한 Lower extremity/pelvis level일 때는 다리에 저림(Leg Numbness)이 있을 수 있어요. 이때는 Epidural catheter의 삽입 깊이를 살펴서 깊이가 깊으면 1cm 정도 Tip을 빼서 재조정해주어야 해요. 그뿐만 아니라 PCEA는 Catheter가 꺾이거나 빠지는 경우가 있어 고정과 관리를 잘 해줘야 하죠.

Nerve block PCA는 Nerve block을 시술받은 환자들에게 사용할 수 있는 것인가요?

네. 수술에 필요한 Nerve block 시술을 하고 나면 수술 후 통증 조절을 목적으로 PCA을 연결해줘요. PCEA는 Epidural site로 Catheter를 삽입하는 것이고, Nerve block은 차단하고자 하는 신경(Nerve) 주위에 Catheter를 삽입하고 약물을 투여하여 통증 조절 효과를 얻고자 하는 것이죠.

Nerve block PCA catheter도 PCEA처럼 빠지거나 꺾이지 않도록 주의해야겠어요. 어떻게 관리하나요?

 Nerve block PCA catheter는 드레싱으로만 유지하기 힘들어요. 그래서 주로 의료용 본드나 Suture를 이용해 봉합되어요. 제거 시에는 Kelly로 Catheter를 잡고 있지 않으면 Catheter가 조직 내로 밀려들어 갈 수 있어요. 그러므로 조심해서 제거해야 해요.

 PCEA, Nerve block PCA catheter 드레싱은 어떻게 하는지 궁금해요.

 거즈로 드레싱한 경우에는 48시간에 한 번씩 해줘요. 소독약제가 포함된 Tegaderm CHG과 같은 필름을 적용했을 시, 특별한 문제가 없으면 별도의 드레싱 없이 수술 후 6일까지 사용해요. 단, 수술 후 통증 조절을 위해 사용하는 Catheter는 감염 위험성 때문에 96시간을 초과해서 사용하지는 않아요.

 PCEA, Nerve block PCA는 삽관 후 96시간 전에 제거한다는 거군요. 그럼 PCA 제거는 어떻게 하나요?

 우선 IV PCA는 사용이 종료되면 병동 간호사가 연결을 제거하여 일회용은 폐기해요. 영구형 PCA 기계는 병원마다 다르겠지만, 병동에서 보관하면 업체 직원이 수거해서 점검하고 다시 마취통증의학과로 인계돼요. PCEA나 Nerve block PCA는 마취과에서 Catheter를 제거해요. 만약 사용하고 약물이 중단되어 남았다면, 반드시 마약은 절차에 따라 약국에 반납해야 해요.

# Reference

- A. Ashwirth and A.A.Klein, Cell salvage as part of a blood conservation strategy in anesthesia(2010), British Journal of Anesthesia
- PACU(회복실) 간호표준 실무지침(2019). 서울아산병원 수술간호팀
- PACU 간호사를 위한 핸드북(2018). 서울아산병원 수술간호팀
- Pamela E Macintyre& Stephan A Schug, Acute pain management(2007), Saunders
- Prakash P Punjabi, K M Tayor, The science and practice of cardiopulmonary bypass: From cross circulation to ECMO and SIRS(2013), Global cardiology science & practice
- Richard A Harvey, Lippincott 약리학(2015), 신일북스
- Richard D. Urman, Jesse M. Ehrenfeld(이평복역자). 마취통증의학 핸드북(2018). 메디안북
- 간호사 보수교육, 마취환자간호(2021), 서울아산병원 아카데미운영팀
- 간호사 보수교육, 통증 간호(2021), 서울아산병원 아카데미운영팀
- 김형석, 고대현, ABO부적합 고형장기 이식에서의 수혈(2020), 대한수혈학회지
- 당일수술센터 업무매뉴얼(2021). 서울아산병원 수술간호팀
- 대한마취과학회. 마취과학Ⅰ, Ⅱ(2010). 헬스비어코리나
- 대한마취통증의학회. 마취통증의학(2014). 여문각
- 대한통증학회, 통증의학(2018), 신원의학서적
- 박선영, 수혈감소전략을 위한 점탄성 응고 검사법의 유용성(2018), Korean J blood transfusion
- 서울아산병원 실무지침서(2021). 서울아산병원 수술간호팀
- 수술간호팀 매뉴얼(2020), 서울아산병원 수술간호팀
- 신입간호사를 위한 투약지침서(2021). 서울아산병원 아카데미운영팀
- 양홍석, 당일수술에서 마취와진통(2010). 군자출판사
- 최흥식, 민경진, 특발성 척추 측만증이 있는 초등학생을 대상으로 한 조기 운동요법의 효과(2000), 한국전문물리치료학회지
- 드림널스 편집부, 프셉마음-신규 간호사를 위한 진짜 실무팁 입문편(2020). 드림널스
- 유미옥, 프셉마음-신규 간호사를 위한 진짜 실무팁 혈액종양내과 입문편(2020), 드림널스
- Srinivasa N. Raja 외 15인, The Revised IASP definition of pain: concepts, challenges, and compromises(2020), HHS Public Acess.

**프셉마음** 신규 간호사를 위한 진짜 실무 팁 [마취회복실편]

초판 1쇄 발행 : 2021년 9월 19일

초판 5쇄 발행: 2025년 6월 12일

발행처 : 드림널스

저자 : 서울아산병원 마취전문간호사 김명희

편집 : 제갈성희, 고은희, 드림널스 편집부

자문 및 감수 : 울산대학교 의과대학 서울아산병원 마취통증의학과 교수 박종연
　　　　　　 삼성서울병원 마취통증의학과 전문간호사 이서현
　　　　　　 서울아산병원 마취회복간호사 류정옥
　　　　　　 연세의료원 신촌세브란스 마취회복실 간호사 정수아
　　　　　　 대전 을지대학교병원 마취과 간호사 이겨레

교정·교열 : 임기환

디자인 : 민혜빈, 정지영

일러스트 : 민혜빈, 김명희, 윤, 차정은

· 드림널스 도서, 굿즈, 온라인강의
　www.dreamnurse.co.kr

· 카카오톡 플러스친구 : 드림널스　　　· 인스타그램 : dreamnurse7　　　· 유튜브 : 드림널스

- 이 책의 저작권은 드림널스에 있으며, 저작권법에 따라 무단 전재와 복제를 금합니다.
- 실무 기반 도서로 병원별 지침 및 특성에 따라 차이가 있을 수 있습니다.
- 판쇄에 따라 내용 차이가 발생할 수 있으며 이는 드림널스 홈페이지를 통해 공지하겠습니다.

> 드림널스는 여러분의 간호 업무 중에 어려우셨던 부분과 도서에 대한 아이디어를 기다리고 있습니다.
> 드림널스 출판사를 통해 책 출간을 원하시는 분들은 아래의 메일주소로 출간제안서를 보내주시기 바랍니다.
> 드림널스 메일주소: dreamnurse7@naver.com

## 🗨 간호사, 간호학생을 위한 임상 실무서 프셉마음

드림널스에선 오늘도 성장통을 겪고 있을 간호사분들을 위해 각 분야의 전문가인 선배 간호사들이 먼저 경험한 실무 노하우를 모았습니다. 후배의 성장을 응원하는 프리셉터의 따뜻하고 진심어린 마음을 담아 탄생한 도서, '프셉마음'을 여러분께 전합니다.

- · 감염관리실편
- · 감염환자 간호편
- · 기초편
- · 내과 환자파악편
- · 내분비계 간호편
- · 내시경실편
- · 마취회복실편
- · 비뇨의학과편(핸드북)
- · 산부인과편
- · 상처·장루편
- · 소화기 간호편
- · 수술실편
- · 신경과편

- · 신경외과편
- · 신생아 간호편
- · 신생아중환자실편
- · 심혈관계편
- · 아동간호편
- · 약물계산편(핸드북)
- · 약물편(핸드북)
- · 영상의학과편
- · 외과편
- · 응급실편
- · 의학용어편Ⅰ: 외과계(핸드북)
- · 의학용어편Ⅱ: 내과계(핸드북)
- · 이비인후과편(핸드북)

- · 인공신장실 실무편
- · 인공신장실 이론편
- · 입문편
- · 정맥주사편(핸드북)
- · 정신건강 간호편
- · 정형외과편
- · 중심정맥관편
- · 중환자 Ventilator편
- · 중환자 환자파악편
- · 중환자간호 입문편
- · 혈액검사 해석 및 간호편
- · 혈액종양내과 입문편
- · 호흡기간호 입문편

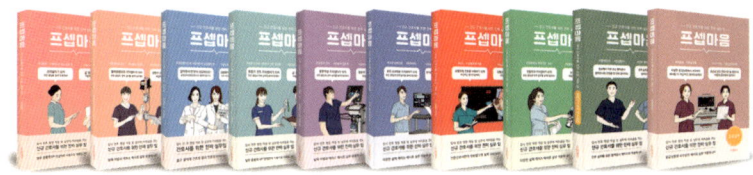
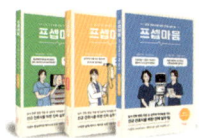

## 🗨 핵심을 모은 드림널스 도서 패키지

**신규 간호사 입사 패키지** | **중환자 간호 패키지** | **약물 마스터 패키지**

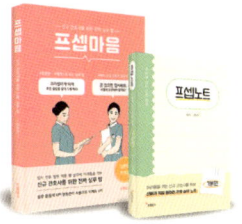
입문편    프셉노트-기본편

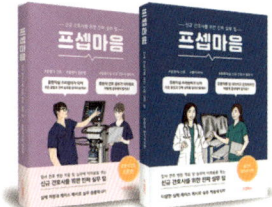
중환자 간호 입문편    중환자 환자파악편

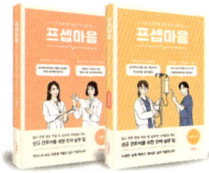
약물편    약물계산편

드림널스 도서, 굿즈, 온라인강의
www.dreamnurse.co.kr
바로가기

드림널스 도서 콘텐츠는 온라인, 오프라인 서점과 드림널스 홈페이지에서 만나볼 수 있습니다.